高等教育经济管理类专业系列教材

现代医院财务管理

主　编　高　山　王静梅
副主编　史为业　王静静
参　编　（以姓氏笔画为序）
　　　　卫　晨　王　丽　王　莉
　　　　石建伟　吕建黎　肖　凯
　　　　张昕男　徐　州　徐　佩
　　　　高凯丽　廖　佳

东南大学出版社
·南京·

内 容 提 要

　　医院财务管理是医院经营管理活动的重要组成部分。全书共分 13 章,阐述了现代医院财务管理的基本概念和内容、医院财务管理重要的价值观念、医院财务管理的内外环境、医院筹资决策、医院投资决策、医院资产管理、医院成本管理、医院预算管理、医院财务报告与财务分析等。

　　市场经济存在竞争、优胜劣汰的规律,现代医院财务管理应增强风险意识、注重发展战略,为此,本书对现代医院的并购重组、人力资本财务管理等内容专门进行了论述。本书体系新颖,理论与实践紧密结合,实务与案例相结合,注重实用性。通过学习,能使医院财务工作者掌握一定的财务管理理论,掌握医院实际财务管理工作方法,成为一个有效的管理者。

　　本书不仅可作为卫生管理专业本科生和研究生的教材,也可作为医院管理者和医院财务人员理想的培训用书。

图书在版编目(CIP)数据

现代医院财务管理 / 高山,王静梅主编.
—南京:东南大学出版社,2010.9(2022.1重印)
　ISBN　978 - 7 - 5641 - 2409 - 0

　Ⅰ.①现…　Ⅱ.①高…　②王…　Ⅲ.①医院—
财务管理　Ⅳ.①R197.322

中国版本图书馆 CIP 数据核字(2010)第 169592 号

东南大学出版社出版发行
(南京市四牌楼 2 号　邮编 210096)
出版人:江建中
江苏省新华书店经销　　　江苏凤凰数码印务有限公司
开本:787mm×1 092mm　1/16　印张:17.5　字数:437 千字
2010 年 11 月第 1 版　2022 年 1 月第 5 次印刷
ISBN　978 - 7 - 5641 - 2409 - 0
印数:6 501—6 800　定价:29.00 元
(凡因印装质量问题,可与读者服务部联系,电话:025 - 83791830)

出　版　说　明

　　为了进一步推动高等院校经济管理类专业教学建设,研讨理论教学与实验实训系统应用方式,商定本系列教材编写和出版计划,在征求了一批院校的意见后,高等院校经济管理类专业建设协作网、高等院校经济管理类专业教材编委会、南京商友资讯商务电子化研究院和东南大学出版社先后于 2005 年 11 月和 2007 年 6 月在南京召开了高等院校经济管理类专业"理论教学、课程实验、综合实训"三位一体的教材建设研讨会。

　　会议就经济管理相关专业的实验环境建设、理论教学、配套的教材建设等问题进行研讨和交流。

　　与会代表认为,经济管理类专业实验实训环境的形成不仅仅是实验实训方式的创新,而且必将推进理论教学方式的创新和改革。可以断言,一个以理论教学与实验实训环境教学相结合的教学方式已经出现,传统的本科教学方式将会发展为课堂教学与实验实训环境教学并重的教学模式。因此,经济管理类专业需要构建理论与实验实训并重的课程体系。

　　参与研讨和教材编写的单位有:

南京农业大学	南京航空航天大学	北京化工大学
上海财经大学	重庆交通大学	南京信息工程大学
南京中医药大学	安徽滁州学院	浙江林学院
扬州大学	黄石理工学院	北京农学院
山东财政学院	西南民族大学	厦门大学
长春税务学院	浙江工业大学	西北师范大学
安徽农业大学	安徽科技学院	山东省贸易职工大学
厦门理工学院	西南政法大学	河北师范大学
嘉兴学院经济学院	西安邮电学院	福建省三明学院
南京理工大学紫金学院	上海商学院	郑州中州大学
东南大学成贤学院	重庆师范学院	东北农业大学
广西经济管理干部学院	南京工程学院	南京航空航天大学金城学院
江苏科技大学	长春职业技术学院	浙江金融职业学院
广东轻工职业技术学院	江苏经贸职业技术学院	上海医疗器械高等专科学校
河南新乡师专	南京交通职业技术学院	安徽电子信息职业技术学院
湖州职业技术学院	东南大学出版社	南京商友资讯商务电子化研究院

高等院校经济管理类专业建设协作网
高等院校经济管理类专业教材编委会
2016 年 7 月

修 订 前 言

实践是理论创新的助力器。财务管理理论的发展更是与经济活动密不可分，这就决定了财务管理的教材必须与时俱进，吐故纳新。现代市场经济的深度发展和新的医疗卫生体制改革方案的出台，对当前医院管理工作提出了新的要求和挑战。改革公立医院管理体制，运行监管机制，推进公立医院补偿机制，加快形成多元化办医格局，是医疗卫生体制改革的重要内容之一。为了适应医院管理工作的新要求，培养具有现代医院管理水平的医院管理人员，我们特编写了本书。

医院财务管理是医院经营管理活动的重要组成部分。在本书写作过程中，作者充分考虑市场经济的客观环境和我国医院的公益性特征，以现代医院财务管理目标为理论研究的起点，以医院财务决策为核心方法，围绕医院财务活动的基本内容，运用时间价值原理和风险报酬原理，全面阐述了医院财务预测和财务计划、财务决策与财务控制、财务分析与财务评价等方法的应用，以此形成本书的主要框架和内容。本书将企业财务管理的理念和方法与现代医院管理的实际相结合，按照《医院财务制度》的框架，立足医院的行业特点，按照市场经济对医院财务活动的要求，全面系统地阐述了医院财务管理的知识和技能。结合医院实际案例讲授财务管理的理论与方法，注重实用性，在理论与案例的相互渗透学习中使读者逐步掌握医院财务管理的精髓。

参加本书编写的人员，既有综合性大学、专业财经院校长期从事财务管理专业课程教学的教师，也有部分院校、医院财务处长。本书由高山、王静梅任主编，设计提纲并最终统稿；史为业、王静静任副主编。各章编写分工为：第1章由高山、高凯丽、张昕男编写；第2章由肖凯编写；第3章和第4章由王丽、王静梅编写；第5章由吕建黎、史为业编写；第6章由高山、王静静编写；第7章由王静静、史为业编写；第8章由徐州、王静梅编写；第9章由卫晨、高山编写；第10章由肖凯、高山编写；第11章由石建伟、王静梅编写；第12章由廖佳、王静梅编写；第13章由徐佩编写。同时，感谢我的学生石建伟、朱湘婷、张玲、罗家莹为编写本书所做的大量前期准备工作。

2016年8月对原书进行了局部修订。

由于作者水平有限，书中错误之处在所难免，敬请读者批评指正！

主编

2016 年 8 月于南京

目　　录

上篇　医院财务管理理论基础

中篇　医院财务管理运作

下篇　医院特殊财务管理

上篇 医院财务管理理论基础

1 医院财务管理总论

【学习目标】

本章主要介绍医院财务管理的基本概念、职能、原则、目标、方法和体制等。通过本章学习,应当掌握以下内容:

(1) 掌握医院财务管理的概念和职能。

(2) 熟悉医院财务管理的原则。

(3) 掌握医院财务管理的主要方法。

(4) 理解医院财务管理的体制。

1.1 医院财务管理概述

医院要进行医疗服务活动,就必须有人力、物资等各项经营要素,并开展有关的活动,这些活动就构成了医院的财务活动;同时,医院进行财务活动时,必然集中反映一定的财务关系。为此,要了解什么是财务管理,首先必须分析医院的财务活动和财务关系。

1.1.1 医院财务的概念

1) 财务

财务是一个古老的范畴,一般而言,财务是钱财事务的通称。在商品货币经济中,经济活动表现为货币运动,经济关系体现为货币关系,只要存在货币资金运动和货币经济关系,就必然存在财务。因此,财务泛指财务活动和财务关系。前者指社会再生产过程中涉及资金的活动,表明财务的形式特征;后者指财务活动中涉及各方面的经济关系,揭示财务的内容本质。

财务首先是一个经济范畴,经济活动的规模和内容决定财务的规模和内容,经济体制的性质决定财务货币关系的性质及理财主体的目标。财务也是一个历史范畴,商品货币关系是经济发展到一定历史阶段的产物,财务的内涵、方法和工具也随着历史的发展而发展。财务虽然作为一种经济范畴历史久远,但其作为一种独立的管理体制和方法,形成的时间并不长,只是 19 世纪中后期的事情。

2) 医院财务

医院财务是指医院在提供医疗卫生服务过程中的各种财务活动以及由此而形成的各种财务关系的总称。简单地说,医院财务是指涉及医院钱、财、物的经济业务。它客观地存在于医院的经营活动中。

在现实生活中,财务总是通过各项货币收入和支出活动表现出来的。这些财务活动从形式上看,是货币的收支活动,表现为资金的量的变化。从实质上看,这些财务活动体现着医院与各方面的一定的经济关系,这种关系便成为价值——资金运动的质的规定性。因此,医院财务就其本质上讲,是医院在经营过程中资金运动及其所体现的经济关系。

(1) 医院的财务活动　在社会主义市场经济条件下,社会经济各方面都围绕着商品生产、交换、分配和消费等展开活动,通过市场调配资金,促进整个社会的价值运转。医院在提供医疗服务过程中,要消耗一定数量的人力、物力、财力资源,随着医疗服务活动的不断进行,资金的收支活动不断发生。医院资金方面的活动,构成了医院经济活动的一个独立方面,即医院的财务活动。

由医院自身特点所决定,医院的资金运动主要体现为以下三个方面:

① 医疗服务经营过程中的资金运动:医疗服务活动过程中的资金运动表现为通过国家经常性财政补助、上级补助和经营收入取得货币资金,再用货币资金购买材料、物资形成储备资金。经过领用在医疗服务过程中消耗后,形成新的货币资金,参加下一次的资金周转。

② 药品销售过程中的资金运动:先用货币资金购买药品形成储备资金,然后根据病人病情需要,开方销售药品,取得按国家规定增多的货币资金,不断地进行资金周转。

③ 制剂生产过程中的资金运动:首先从货币资金形态到储备资金形态及其相应的供应过程。其次是从储备资金形态到生产资金形态及其相应的生产过程。再次从成品资金形态回到货币资金形态及其相应的销售过程,制剂通过销售过程又取得了货币资金,以满足病人的需要,取得货币收入继续进行下一次生产储备,使制剂连续地生产。

医院的资金运动从货币资金开始,经过若干阶段,又回到货币资金形态的运动过程,叫做医院资金的循环。医院资金周而复始不断重复地循环,叫做医院资金的周转。医院资金的循环、周转体现着医院资金运动的形态变化。具体说来,医院的资金运动包括资金筹集、资金使用和资金分配三个方面:

① 资金筹集:资金指社会再生产过程中能够以货币表现的,用于生产周转和创造物质财富的价值。任何一个经济组织进行生产经营活动,必须筹集一定数量的资金。资金筹集是医院医疗服务活动的起点和基本环节,是医院存在和发展的首要条件。

随着社会主义市场经济的进一步完善,资金筹集渠道日益多元化,筹资方式日益多样化。总体而言,资金来源包括两大部分,一部分是所有者投资,这部分投资形成医院的自有资金;另一部分是通过不同筹资渠道所形成的借入资金。筹资方式既可以发行股票、债券,也可以吸收直接投资或从金融机构借入资金。无论从何种形式获得的资金,都需要付出筹资代价,如定期支付股息、红利以及借入资金支付利息等。

我国医院分为非营利性医院和营利性医院。非营利性医院多为政府主办,国家是医院的所有者,其筹集资金的渠道包括国家财政补助、主管部门补助、银行信贷、社会捐赠、医院内部积累、其他负债等。营利性医院的资金主要来源于投资者投入和银行信贷,以及社会捐赠、医院内部积累、其他负债等。

② 资金运用:资金运用是指医院通过各种资金渠道及具体筹资方式获得必要的资金后,将其用于医疗服务活动的各个过程中,主要表现为购买劳动资料和劳动对象,以及向医疗技术人员和管理人员支付的工资,以补偿物化劳动和活劳动的消耗。例如,设备购置使医院获得劳动资料,同时形成固定资产;材料、物资、药品的采购,使医院获得劳动对象,为劳动手段提供条件;无形资产的研究和开发,使医院也会有一部分用于无形资产投放的资金,此

外,医院也会将闲置资金对外投放,以获取投资收益。总体上,医院资金主要占用在流动资产、固定资产和无形资产三方面。

③ 资金分配:医院在提供医疗服务过程中会产生结余,这表明医院资金使用效益的增加或取得了经营收益。医院有了收支结余,就要进行分配,首先要按照规定计提职工福利基金,剩余部分转入事业基金,作为医院积累用于医院发展。

(2) 医院的财务关系　医院的财务关系是指医院在财务活动过程中与各有关经济利益集团之间的关系。医院在提供医疗服务的过程中与各方利益集团有着广泛而密切的联系,这些联系主要表现在以下几个方面:

① 医院与所有者之间的财务关系:所有者即是投资人。医院的投资人主要有国家、法人单位、个人和外商。

我国医院以公立医院为主,政府是公立医院的唯一所有者,医院与所有者之间的财务关系,其实质是政府与医院的资金分配关系。一方面,政府为了保证医院开展医疗业务活动和完成工作任务的资金需要,通过财政预算,对医院实行拨款。政府对医院财政拨款,有经常性事业补助和专项补助。此外,医院还可从财政部门取得财政周转金,定期使用,到期还本并支付占用费等。另一方面,医院在遵守国家有关方针、政策、法规和制度的前提下,独立经营,对国有资产拥有使用权,并接受有关部门的管理和监督。

随着社会主义市场经济体制的确立,我国民营医院得以发展。民营医院的投资者主要包括法人单位、个人,还有外商。民营医院的所有者按照投资合同、协议、章程的约定履行出资义务,形成民营医院的资本金。民营医院利用资本金进行经营,并按照出资比例或合同、协议、章程的规定,向其所有者分配利润。

医院与所有者之间的财务关系,体现着所有权的性质,反映着经营权和所有权的关系。

② 医院与金融单位之间的财务关系:医院除利用所有者投入的资金开展医疗活动外,还要借入一定数量的资金,以满足经营中的资金需求。医院与金融单位之间的财务关系,主要是指医院与银行之间的存款、贷款和结算关系。医院为了业务需要有时向银行借款,按规定还本付息;同时,医院将资金周转过程中暂时闲置的货币资金存入银行,可随时提用,并定期取得利息;医院对外的一切结算,除按规定使用现金外,都应通过银行转账结算。

③ 医院与主管部门、主办单位、社会保障部门之间的财务关系:医院与主管部门、主办单位之间的财务关系,主要是指主管部门或主办单位拨给医院补助,医院因药品超收上缴给主管部门或主办单位应缴超收款。医院与社会保障部门之间的财务关系,主要是指医院交给社会保障部门职工的医疗保险金、失业保险金、养老保险金等保障费。

④ 医院与其他单位之间的财务关系:医院与其他单位之间的财务关系,主要是指医院从市场购买有关商品以及接受有关技术和劳务,需要支付相应的款项;医院向其他单位提供劳务服务,按规定应向这些单位收取相应的款项,形成医院与其他单位之间的资金收付的财务关系。

⑤ 医院与病人之间的财务关系:医院与病人之间的财务关系,主要是指医院向病人提供医疗服务而收取一定的费用,病人因接受医院提供的服务或产品而应支付相应的费用,形成医院与病人之间的财务关系。

⑥ 医院内部各部门、各科室之间的财务关系:医院内部各部门、各科室的财务关系,主要是指医院内部各单位之间在提供医疗服务过程中相互提供产品或劳务所形成的经济利益关系。医院为了保证开展业务工作的资金需要,按照预算将资金在内部各部门、各科室之间

进行分解,并对其经济活动进行管理和监督。在实行内部经济核算的条件下,医院内部各部门、各科室之间相互提供产品或劳务要进行计价结算,产生了资金使用的内部结算与利益分配关系等。

⑦ 医院与职工之间的财务关系:医院与职工之间的财务关系,主要是指医院向职工支付劳动报酬的过程中所形成的经济利益关系。医院按照职工提供的劳动数量和质量而支付工资、补助工资、其他工资,以及办理各种欠款的结算。

1.1.2 医院财务管理的特点

财务管理是随着商品生产和商品交换的发展而不断发展起来的,最初萌芽于 15、16 世纪,伴随着地中海沿岸的城市商业而出现;形成于 19 世纪中后期,股份公司的发展使得财务管理从企业管理中分离出来,成为一种独立的管理职能;发展于 20 世纪,尤其二战后,随着企业生产经营规模的不断扩大,生产经营活动日益复杂,使人们越来越感觉到财务管理的重要性,其理论与方法也得到了令人瞩目的发展和完善。任何一个社会组织开展经济活动时都必须组织财务活动、处理财务关系,因此财务管理已成为包括企业、事业单位、政府机构以及其他社会团体和组织实施管理的一项重要经济管理工作。

医院财务管理是根据医院业务经营目标的需要,按照医院资金运动规律,组织医院财务活动、处理医院同各方面财务关系的一项经济管理工作,是医院管理的重要组成部分。

医院财务管理区别于医院的其他管理,其特点在于:

首先它是一种价值管理。财务管理是对医院医疗服务过程中的价值运动所进行的管理,它利用收入、支出、结余等价值指标,来组织医院医疗服务过程中价值的形成、实现和分配,并处理这种价值运动中的经济关系。

其次它是一项综合管理。医院各项医疗服务活动的进行均伴随着医院资金的收支,财务管理的触角必然就要伸向医院医疗活动的各个角落。每个部门都会通过资金的收付,与财务管理部门发生联系。每个部门也都要在合理使用资金和组织收入方面接受财务管理部门的指导,受到财务管理制度的约束。即医院所有医疗活动都反映为资金运动,财务管理是对资金运动的管理,因此其管理范围涉及医院的人、财、物各个方面,是一项综合性管理工作。

医院财务管理是按照医院资金的运动过程,对资金的筹措、运用、回收和分配,进行科学的有效的计划、组织与控制。根据现行《医院财务制度》的精神,医院财务管理的基本内容包括筹资管理、流动资产管理、固定资产与无形资产管理、对外投资管理、成本费用管理、收入管理、结余及其分配管理、财务分析、财务预算管理等。随着理财环境的变化,医院财务管理的内容也会随之发生改变,医院重组财务管理、医院人力资本财务管理等问题已经引发了理论界和实务界的探索与思考,必将纳入到医院财务管理的内容中来。

1.2 医院财务管理的目标

系统论认为,正确的目标是系统良性循环的前提条件。目标是系统所希望实现的结果,根据不同的系统所要研究和解决的问题,可以确定不同的目标。财务管理目标制约着财务运行的基本特征和发展方向,是财务运行的一种驱动力。不同的财务管理目标,会产生不同的财务管理运行机制,科学地设置财务管理目标,对优化理财行为,实现财务管理的良性循环具有重要意义。

1.2.1　财务管理目标理论

所谓财务管理的目标(Coals of Financial Management)又称理财目标,是指一个经济主体进行财务活动所要达到的根本目的。任何一种财务管理目标的出现,都是一定的政治、经济环境的产物,随着环境因素的变化,财务管理目标也必然发展变化。在现代西方财务理论中,对于财务管理目标的研究,多以企业为对象,不同的理财环境下,企业追求的理财目标也不尽相同。

1) 利润最大化目标

利润最大化(Profit Maximization)目标兴起于 19 世纪,在西方经济理论中曾是流传甚广的一种观点,对业界尤有重大的影响。当初企业组织的特征是单个业主,单个业主的唯一目的是增加个人财富,这是可以简单地通过利润最大化目标得以满足的。利润反映了当期经营活动中投入与产出对比的结果,在一定程度上体现了企业的经济效益,因此,在实践中往往以利润的高低来分析、评价企业的业绩。而且利润这个指标在实际应用方面比较简便,利润额直观、明确,容易计算,便于分解落实。

我国企业在告别高度集中的计划经济体制以后,经营方式由单纯生产型向生产经营型转变。在市场经济条件下,企业自主经营,这使得企业不得不关心市场、关心利润。利润的多少体现为企业对国家的贡献,而且国家也把利润作为考核企业经营情况的首要指标,把企业职工的经济利益同企业实现利润的多少紧密地联系起来。利润最大化对于企业投资者、债权人、经营者和职工都是有利的。

但是,利润最大化这一财务管理目标中,利润的计算没有考虑利润发生的时间和资金的时间价值,而且也没有有效地反映风险问题,往往导致企业财务行为的短期化,而不顾企业的长远发展。因此,将利润最大化作为理财目标,存在一定的片面性。

2) 股东财富最大化目标

按照现代委托代理学说,企业经营者应最大限度地谋求股东或委托人的利益,而股东或委托人的利益则是提高资本报酬,增加股东财富。因此,股东财富(Stockholder Wealth)最大化这一理财目标受到人们的普遍关注。

在股份公司中,股东财富是由其拥有的股票数量和股票市场价格两方面决定的。在股票数量一定时,当股票价格达到最高时,股东财富也达到最大。所以,股东财富最大化,就演变为股票价格最大化。许多人认为,股票市场价格的高低体现着投资大众对公司价值所做的客观评价。股票价格反映着资本和利润之间的关系;它受预期每股盈余的影响,反映着每股盈余的大小和取得的时间;受企业风险大小的影响,可以反映每股盈余的风险。但是,以股票价格最大化作为理财目标实际上很难实行,因为股票市价要受到多种因素包括经济因素和非经济因素的影响,股票价格并不是总能反映企业的经营业绩,也难以准确体现股东财富;而且这一指标只有上市公司才能使用,对于大量的非上市企业是不适用的。

3) 企业价值最大化

企业价值(Company Value)是指企业全部资产的市场价值(股票与负债市场价值之和)。利益相关者理论认为,企业存在着众多的利益相关者,是各种利益集团共同作用的组织。企业理财的目标是协调各个利益集团的利益。在一定时期和一定环境下,某一利益集团(如股东)可能会起主导作用,但从企业长远发展来看,不可能只强调某一利益集团的利益而忽视其他利益集团(如债权人、政府、员工、顾客等)的利益。虽然各利益集团追求的目标不同,但从理论上讲,都可以通过企业长期稳定发展和企业总价值的不断增长来实现。因此,以企业价值最大化作为理财目标较之股东财富最大化目标更为科学。

以企业价值最大化作为理财目标,充分考虑了资金的时间价值和投资的风险价值;将企业的长期发展放在首位,克服企业经营中的短期行为;不仅考虑了所有者的利益,而且考虑了债权人等各方利益关系者的利益。但是,这一目标在可操作性方面却存在着难以克服的缺陷,企业价值的目标值是通过预测方法来确定的,采用何种预测方法、如何选取预测值,将会使预测结果大不相同,因而很难作为对各部门要求的目标和考核的依据。

随着现代财务理论的发展,理财环境以及企业制度和治理结构不断发展与更新,财务目标也在发生着变化。无论是利润最大化目标,还是股东财富最大化目标和企业价值最大化目标,这些财务目标都是相关的,但没有一个单一的目标能够涵盖所有其他的财务目标。实践中,上述财务目标都曾经是甚至现在还是企业进行财务活动的基础。

1.2.2　医院财务管理目标

医院不同于企业,医院不是营利部门,不以营利为目的。作为卫生服务体系的一个重要组成部分,医院一方面要服从国家卫生事业管理的要求,为社会提供公益服务;另一方面在提供医疗服务的过程中,又要追求其医疗服务的效率。随着我国公立医院改革的进一步深化,明确了"坚持公立医院的公益性质,把维护人民健康权益放在第一位"为公立医院的根本目标。公立医院不以营利为目的,并不意味着不需要开展财务管理。我国公立医院的现状是投入不足与浪费并存,资金成本高而使用效率低下,这些问题正是需要通过医院的财务管理加以改善的。

医院的目标决定了医院财务管理的目标。现行《医院财务制度》的适用对象是中华人民共和国境内各级各类独立核算的公立医疗机构,这也成为我们研究医院财务管理目标的财务主体。公立医院是承担一定福利职能的社会公益事业单位,履行社会责任,追求社会价值最大化是其最高目标;在医疗服务过程中,提高公立医院运行效率是其直接目标。即便是非公立医院,也同样承担着救死扶伤的社会责任,医院的特殊性质决定了其生存要依赖于它所承担的社会责任,医院只有首先承担其社会责任,才有资格谈及其经济责任和利益。因此,我们认为,医院的社会责任目标优先于经济责任目标,医院财务管理不能以经济利益最大化为目标,在努力提高医院运行效率的前提下,追求社会价值的最大化是其最终目标。

1.3　医院财务管理的职能和原则

1.3.1　医院财务管理的职能

任何事物都有一定的职能(功能)。由事物本身的特征所决定的固有的职能称为基本职能,随着事物的发展,人们为了更有效地实现预期目的,基本职能就派生出一些新的职能。就财务管理而言,职能是指财务管理所具有的职责与功能,由财务管理的对象和内容决定。财务管理的基本职能是组织。随着财务活动的日益复杂,一些新的职能逐渐从组织职能中派生出来。从而,财务管理的职能主要包括了:财务预测、财务决策、财务计划、财务组织、财务领导、财务控制及财务分析、财务评价与考核等。医院通过这些职能的有效运用,来实现财务管理的目标。

1）财务预测

财务预测就是在认识财务活动的过去和现状的基础上，发现财务活动的客观规律，并据此推断财务活动的未来状况和发展趋势。预测表现在正确掌握未来财务活动的不确定因素和未知因素，为决策提供信息，形成可行性方案，以建立恰当的财务管理目标。财务预测既是财务管理的一项重要职能，也是决策、编制执行计划的前提和重要手段。医院财务预测要根据医院内部和外部的各种财务信息，对医院财务活动的趋势进行科学的预测与估计，包括医院事业发展的各种内外因素、医院市场需求、医疗价格调整趋势的预算等。财务预测不能脱离各项业务预测，但也绝非是各项业务预测结果的简单拼凑，而是根据业务活动对资金活动的作用与反作用关系，将业务预测结果进行合乎逻辑的综合。

2）财务决策

财务管理效果的优劣，很大程度上取决于财务决策的成败。决策建立在预测的基础之上。根据财务预测的结果，采用一定的决策方法，就可以在若干备选方案中选取一个最优财务活动方案，这就是财务决策。财务决策是财务管理的核心。财务预测是为财务决策服务的，财务计划是财务决策的具体化。简言之，财务决策是正确掌握和动用财务管理权的过程。医院的财务决策包括财务活动的组织与管理、资金的筹措与安排、资金流向的审查与控制、财务成果考核与分配等的选择与决定。

3）财务计划

财务决策仅仅解决了财务活动方案的选择问题，但并不能保证财务目标的实现。为了实现既定的财务目标，财务活动就必须按照一定的财务计划来组织实施。当通过财务决策选定了财务活动方案后，就应该针对所选方案编制具体的财务计划，如果完成了计划，也就实现了财务目标。正确地编制财务计划，可以提高财务管理的预见性。医院财务计划大体上包括投资决策计划、流动资金计划、固定资金计划、业务收支计划等。它们是医院筹集、使用、分配资金的具体执行计划。在实际工作中，这些计划往往将分别编制为年度计划和季度计划，以便更好地组织实施。

4）财务组织

财务组织职能，是指为了完成财务计划目标，合理组织财务管理活动中的各个要素、各个环节和各个方面，从上下左右的相互关系上，进行合理的分工与协作，科学合理地组织成一个整体，对财务活动协调有序进行管理。财务组织职能主要表现在以下一些方面：

（1）建立合理的组织机构，设置财务处、科、室等。

（2）按照医院财务管理的需要进行分工，确定各部门、科室的职责范围，建立责任制，明确各部门或有关岗位成员所肩负的任务与相应的权力，使责、权、利紧密结合。

（3）建立财务信息沟通渠道。

（4）确定财务管理方式，如统一领导、分级核算、归口管理等。

（5）正确地选择和配备财务管理人员，搞好培训、调配、考评、奖惩，以保证财务管理组织的需要并充分调动财务管理组织和人员的积极性。

5）财务领导

财务领导职能，也称财务指挥职能。它是指财务领导者与财务管理人员根据财务管理目标和财务决策的要求，运用组织权力和适当手段，指导和监督下属财务管理机构和人员实现决策目标的一种管理职能，主要包括财务指挥与财务协调职能。财务指挥职能是指按计划的要求领导人们完成所分配任务的一种管理功能。指挥职能能保证计划得以执行,组织得以运转。财务指挥职能发挥的过程,实际上就是财务管理人员在一定组织形式下领导人们具体地执行财务计划的过程。财务协调职能是指消除医疗服务过程及财务管理过程中各部门之间的不和谐现象,以加强相互间的配合能力,达到按财务总目标的轨道同步发展的一种管理功能。

6) 财务控制

财务控制职能,是指按照财务计划目标和确定的标准,对医院任何活动进行监督、检查,并将财务活动的实际成果与财务计划目标对照,发现差异,找出原因,采取措施纠正财务计划执行中的偏差,以确保财务计划目标的实现。在财务计划组织实施的过程中,由于主客观两方面的原因,财务活动的实际进展与计划要求可能会发生差异,对于这种差异,如果不加以控制,财务计划的最终完成就不能保证。从广义上讲,财务控制包括事前控制(预测)、事中控制和事后控制(分析);从狭义上讲,财务控制是指事中控制。这里,我们采用的是狭义概念。医院财务控制系统由确定财务控制目标、建立财务控制系统、财务信息传递与反馈、纠正偏差四个方面组成。

从一般意义上来说,管理职能的目的就是为了使管理对象成为和谐的有机体,无论是计划、组织、领导还是控制都应体现协调。这是由管理对象的客观要求决定的。

7) 财务分析、评价与考核

财务分析是事后的财务控制。财务分析是将医院财务活动的实际结果与财务计划或历史实绩等进行比较,分析存在的差异及其产生的原因,从而为编制医院下期财务计划和以后的财务管理提供一定的参考依据。

财务评价以财务分析为基础,是为了说明财务绩效的优劣及其程度。通常财务评价以财务计划或财务实绩、同行业平均先进水平为评价依据。

财务考核,就是对一定责任主体(部门或个人)的财务责任完成情况进行考察和核定。财务考核的目的是为了贯彻责任与利益的统一,从而促进各部门和个人更好地完成所承担的财务责任。

1.3.2 医院财务管理的原则

恩格斯曾指出,"原则不是研究的出发点,而是它的最终结果;这些原则不是被应用于自然界和人类历史,而是从它们中抽象出来的;不是自然界和人类去适应原则,而是原则只有在符合自然界和历史的情况下才是正确的。"财务管理的原则也是如此,它是从理财实践中抽象出来的并在实践中证明是正确的行为规范,是财务管理必须遵循的准则。医院财务管理的原则,是由医院的性质及其组织管理的要求所决定的,是组织医院经济活动、处理财务关系的准则。医院财务管理应遵循以下几项原则:

1) 资金合理配置原则

所谓资金合理配置原则,就是要通过资金活动的组织和调节,来保证各项物质资源具有最优化的结构比例关系。医院财务管理是对医院全部资金的管理,而资金运用的结果则形成医院各种各样的物质资源。按照系统论的观点,组成系统的各个要素的构成比例,是决定一个系统功能状况的最基本的条件。系统的组成要素之间存在着一定的内在联系,系统的结构一旦形成就会对环境产生整体效应,或是有效地改变环境,或是产生不利的影响。医院的各项财务活动也构成一个系统,财务活动开展需要占用资金,资金配置合理,物质资源构成比例适当,就能保证医疗服务活动顺畅运行,否则就会危及医院财务活动的协调,甚至影响医院的兴衰。

医院财务管理从筹资开始,到资金收回为止,经历了资金筹集、投放、收回、分配等几个阶段。只有把资金按合理的比例配置在医院医疗服务的各个过程中,也就是从财务角度合理地安排医院各种资金结构问题,才能实现医院物质资源的优化配置。因此,资金合理配置是医院持续、高效发展的必不可少的条件。

2) 收支积极平衡原则

所谓收支积极平衡,就是要求资金收支不仅在一定期间总量上求得平衡,而且在每一个时点上协调平衡。资金收支在每一时点上的平衡性,是资金循环过程得以周而复始进行的条件。财务管理的过程就是追求平衡的过程,如果不需要平衡,也就不需要财务管理。只有实现了财务收支的动态平衡,才能更好地实现财务管理的目标。

资金收支平衡不能采用消极的办法来实现,而是要积极地坚持量力而行和尽力而为相结合的原则。量力而行,就是要尊重客观经济规律,从医院经济状况的实际出发,充分考虑财力可能,把有限的资金投入到急需的地方,而不能不顾医院的实际情况,凭主观意志办事,违反客观经济规律,勉强去办一些超出医院经济承受能力的事。尽力而为,就是在财力许可的范围内,充分发挥人的主观能动性,分清轻重缓急,统筹安排资金,合理使用各项资金,努力挖掘各方面的潜力,发挥有限资金的最大效益。尽力而为与量力而行是辩证统一的,医院事业的发展,既要量力而行又要尽力而为。

3) 利益关系协调原则

医院财务管理在组织资金运动过程中,同各有关方面发生密切的经济联系。利益关系协调原则就是在财务管理中利用经济手段协调国家、医院、员工、病人、往来单位、内部各部门等的利益关系,维护各方的合法权益。

公立医院是承担一定政府福利职能的公益性事业单位,是非营利性经济组织,根本目的是不断提高全民族健康素质,保障国民经济和社会事业的发展,是以社会效益为最高原则。医院财务管理要在法制轨道上运行,要自觉维护国家的利益,顾全大局。但在讲求社会效益的同时,医院财务管理还要兼顾单位经济利益,讲求经济效果,要充分利用医院现有的人力资源、物力资源、财力资源,最大限度地满足社会医疗需求。在处理医院与职工之间的关系时,要坚持社会主义按劳分配制度,多劳多得,优劳优得,效率优先,兼顾公平,既要防止片面强调单位和个人的利益,忽视国家利益的现象,又要防止单纯强调国家利益,忽视单位和个人利益的现象。医院对债权人要按期还本付息,与其他单位之间要实行等价交换,医院内部各部门之间要划清责、权、利。总之,医院在处理各种财务关系时要遵守国家法律,认真执行政策,保障有关各方应得的利益。在经济生活中,个人利益和集体利益、局部利益和全局利益、眼前利益和长远利益也会发生矛盾,而这些矛盾往往是不可能完全靠经济利益的调节来解决的。在处理物质利益关系的时候,一定要加强思想政治工作,提倡照顾全局利益,防止本位主义、极端个人主义。

4) 实行预算计划管理的原则

医院的全部财务活动(包括一切收支),都要编制预算计划,实行计划管理。正确编制单位预算计划,可以有计划地组织单位的财务活动,保证各项业务的顺利进行。医院预算计划的编制,既要参照前期的执行情况,又要考虑计划期内的各种有利和不利因素,使预算计划具有先进性、科学性和可行性。在执行过程中发生重大变化时,要对原预算计划按规定的程序进行调整，以正确指导单位的业务活动和资金运动。

1.4 医院财务管理的方法

财务管理方法是指为了实现财务管理目标、完成财务管理任务，在进行理财活动时所采用的各种技术和手段。具体而言，医院财务管理的方法是财务管理人员针对医院经营目标，借助经济数学和电子计算机的手段，结合医院财务管理活动的具体情况，对医院资金的筹集、医疗资金的投入、成本费用的形成等医院业务经营活动进行事前、事中、事后管理所采用的专门方法。它是财务人员完成既定财务管理任务的主要手段。

财务管理方法一般可分为定性方法和定量方法两大类。所谓定性方法，是指依靠人的主观经验、逻辑思维和直观材料进行分析、判断，开展管理活动的方法。所谓定量方法，是指依据财务信息和其他有关经济信息，运用一定数量的方法或借助于数学模型进行计算，从而求得管理方式、措施的答案。二者在财务管理过程中都不可缺少、不可偏颇。下面主要对医院财务管理的定量方法作简要介绍。

1.4.1 财务预测方法

财务预测是根据有关财务活动的历史资料，依据有关条件和未来发展趋势，运用数学模型，对未来财务活动状况可能达到的数额和发展趋势所进行的预计和测算。医院进行财务预测首先要明确预测的对象和目的，然后通过收集和整理有关信息资料，进而选择适合的预测方法进行预测。医院定量财务预测的方法一般包括趋势预测法和因果预测法。

1）趋势预测法

趋势预测法，又称时间序列法，是指按照时间顺序排列历史资料，根据事物发展的连续性，预测今后一段时间发展趋向和可能达到的水平的一种方法。这种方法较为简单，具体包括算术平均法、移动平均法、指数平滑法、直线回归趋势法、曲线回归趋势法等。

2）因果预测法

因果预测法是根据历史资料，并通过足够的分析，找出要预测的因素与其他因素之间明确的因果关系，建立数学模型进行预测的一种方法。这种方法的关键在于只有合理地找出变量之间的因果关系，才能科学地进行预测。因果预测法中的因果关系可能是简单因果关系，也可能是复杂因果关系。如挂号费收入与门诊人次呈简单因果关系，而药品收入则与就医人次、药品价格等呈复杂因果关系。

1.4.2 财务决策方法

财务决策是为实现财务管理总体目标，在医院内部条件和外部环境分析的基础上，根据预测结果，在众多可供选择的方案中选择一个最理想方案的过程。常用的财务决策方法包括优选对比法、数学微分法、概率决策法等。

1）优选对比法

优选对比法是把各种不同的方案排列在一起，按照一定标准进行优选对比，进而作出决策的方法。如医院在进行长期投资决策时，可把不同投资方案的净现值、内含报酬率、现值指数等指标进行排列对比，从而选择出最优方案。

2）数学微分法

数学微分法是根据边际分析原理,运用数学上的微分方法,对具有曲线联系的极值问题进行求解,进而确定最优方案的一种决策方法。如医院在进行最优资本结构决策、现金最佳余额决策、存货经济批量决策等时都需运用数学微分法。

3）概率决策法

概率决策法是进行风险决策的一种方法,在未来情况虽不十分明了,但与决策相关的各因素的未来状况及其概率可以预知时,采用的一种决策方法。医院的许多财务决策都存在着风险性,因而,必须用概率的方法来计算各个方案的期望值和标准差,进而作出决策。

1.4.3 财务计划方法

财务计划是以财务决策为依据,具体落实一定时期财务总目标和指导财务活动的行动纲领。医院财务计划就是医院对其一定计划期内以货币形式反映的各项业务活动所需资金及其来源、财务收入与支出、财务结余及分配进行的安排。常用的财务计划编制方法包括平衡法、比例法和定额法等。

1）平衡法

平衡法是指在编制财务计划时,利用指标客观存在的内在平衡关系计算确定指标计划数的一种方法。如医院在确定一定计划期期末现金余额时,可利用公式:

期末现金余额＝期初现金余额＋本期增加额－本期减少额

平衡法的优点是便于分析计算,工作量不大,结果比较准确明了。但平衡法只适用于具有平衡关系的计划指标的确定,并且不能遗漏每一因素指标,计算口径要一致。

2）比例法

比例法又称比例分析法,是指在编制财务计划时,根据医院历史已经形成而又比较稳定的各项指标之间的比例关系,来计算计划指标的方法。如在推算医院某部门一定时期的资金占有量时,可根据该部门以前各期资金量占业务收入的平均比例和计划期业务收入的预测数加以确定。这种方法计算简便,但所使用的比例必须恰当,否则计算结果容易出现偏差。

3）定额法

定额法又称预算包干法,是指在编制财务计划时,以定额作为计划指标的一种方法。在定额基础比较好的医院,采用定额法确定的计划指标不仅切合实际,而且有利于定额管理和计划管理相结合。但应注意要根据实际情况的变化及时修订定额,才能使定额切实可行。

1.4.4 财务控制方法

财务控制是指在财务管理中,利用有关信息和特定手段,对财务活动施加影响或调节,以实现财务计划所规定的财务目标。

医院财务控制包括以下几项工作:一是制定控制标准,将标准分解到各科室或个人,便于日常控制。二是执行标准,确定控制方法,主要采用实耗指标、限额领用、限额支票等。三是对计划指标同实际完成情况及时对比并分析原因,调整实际财务活动或调整财务计划,以消除差异或避免再出现类似差异。前馈性财务控制的方法主要有计划控制法、目标控制法、定额控制法、ABC 分析法等。反馈性财务控制的方法主要有差异分析法、敏感性分析法等。

1.4.5　财务分析方法

财务分析,是指对一定时期内财务系统运行状况作较全面的分析研究,了解财务计划的完成情况,评价财务状况,研究和掌握财务活动的规律性,改善财务预测、决策、计划和控制,以提高医院管理效率的一项工作。财务分析的方法有比较分析法、因素分析法、动态分析法、平衡分析法、图表分析法等。

财务分析还可以采用综合分析法。综合分析法就是把有关财务指标和影响医院财务状况的各种因素都有序地排列在一起,综合分析医院财务状况和经营成果的一种方法。任何单一指标、单一因素都不能全面评价医院的财务状况及其发展趋势,只有进行综合分析,才能对医院财务状况作出全面、系统的评价。其计算公式如下:

$$P = \sum [K_i(a_i-1)]/\sum K_i$$

式中:K_i——第 i 指标的权数;a_i——第 i 个指标计划完成程度;P——计划指标综合完成系数。$P < 0$,表示没有完成计划;$P = 0$,说明正好完成计划;$P > 0$,说明超额完成计划。P 值越大,计划完成情况越佳。

1.5　医院财务管理的体制

财务管理是财务活动组织和财务关系协调的总和,它必须通过一定的组织机构和一定的制度安排来实现财务管理的职能与目标。财务管理体制就是规范财务行为、协调各方面财务关系的制度。建立科学的财务管理体制是组织财务活动、协调财务关系的基本前提和合法依据。医院财务管理体制包括医院的财务组织体制和财务管理制度两大部分。

1.5.1　医院的财务组织体制

现行《医院财务制度》第一章总则第七条明确规定:"医院实行统一领导、集中管理的财务管理体制"。医院财务活动在负责人及总会计师领导下,由医院财务部门集中管理。

"统一领导、集中管理"是要在医院统一领导下,根据事业发展的需要统筹安排和使用医院的各项经费和资源,对财经工作和财务活动进行集中管理。统一领导的主要内容包括统一财经方针政策、统一财务收支计划、统一财务规章制度、统一资金集中调配和统一财会业务领导;集中管理的主要内容包括财权的集中管理权、财务规章制度制定和执行的集中管理权、会计核算和会计事务的集中管理权。"统一领导、集中管理"的优点是权力集中,便于直接管理;缺点是由于财权及财经工作的管理权过于集中,不利于调动医院内部各单位增收节支的积极性。

《医院财务制度》在强调医院应实行"统一领导、集中管理"体制的同时,也结合我国目前医院的实际情况和管理需要,规定规模较大的医院可以实行"统一领导、分级管理"的财务管理体制。分级管理是指医院财经工作和财务收支在建立健全规章制度、明确院内各级各单位权责关系和统一领导的基础上,根据财权划分、事权与财权相结合的原则,由医院和院内各级各单位(即二级单位)进行分级管理。这种财务管理体制的优点是可以充分调动院内各单位当家理财和增收节支的积极性,理顺财务关系,加强经济责任制。但须注意的是,医院应在建立健全各项财经政策和财务规章制度,机构设置完善,人员配备齐全,财务关系清楚,权、责、利明确,并保证院级宏观调控能力的情况下,才能实行分级管理。

1.5.2 医院的财务管理制度

医院财务管理制度是组织财务活动、处理财务关系的基本规则。财政部和卫生部于2010年12月28日共同发布了《医院财务制度》,并从2012年1月1日起实施。这一法规全面而完整地界定了医院的财务管理制度,并对以前的相关规定进行了重大改革。

1)制度的适用范围

《医院财务制度》适用于中华人民共和国境内各级各类独立核算的公立医院(以下简称医院),包括综合医院、中医院、专科医院、门诊部(所)、疗养院等,不包括城市社区卫生服务中心(站)、乡镇卫生院等基层医疗卫生机构。这样做有利于实现公立医院的统一管理,规范会计口径,实施区域卫生规划等。

2)医院预算管理方式

根据医院的特点、收支状况和发展方向以及国家财政和财力水平,《医院财务制度》明确国家对医院实行"核定收支,定项补助,超支不补,结余按规定使用"的预算管理制度。所有收支全部纳入预算管理,分别编制收入预算和支出预算,以全面反映医院财务收支活动。该制度规定地方可结合实际,对有条件的医院开展"核定收支、以收抵支、超收上缴、差额补助、奖惩分明"等多种管理办法的试点。新制度对医院预算的编制、执行、决算等各个环节所遵循的方法、原则、程序等做出了详细规定,并明确了主管部门、财政部门以及医院等主体在预算管理各环节中的职责。

3)医院成本管理

医改实施方案明确提出,要加强公立医院成本核算与控制,定期开展医疗服务成本测算,科学考评医疗服务效率。《医院财务制度》重点强化了对成本管理的要求,对成本管理的目标、成本核算的对象、成本分摊的流程、成本范围、成本分析和成本控制等作出了明确规定,细化了医疗成本归集核算体系,为医疗成本的分摊与核算提供口径一致、可供验证的基础数据。这些规定,对于医院加强自身的运行管理、全面提升成本核算与控制水平提供了有力的数据支持,并为今后管理部门制定合理的医疗服务价格提供了参考依据。

4)资产负债管理

全面、真实反映医院资产负债情况,为严格规范医院筹资和投资行为提供有力的政策依据。新制度规定,医院要完整核算所拥有的资产和负债,全面披露资产负债信息,客观反映资产的使用消耗和实际价值。同时强化管控手段,限制非流动负债的借入,严格大型设备购置、对外投资论证报批程序。

5)收支管理

新制度规定,根据收入按来源、支出按用途划分的原则,合理调整医院收支分类,配合推进医药分开改革进程,弱化药品加成对医院的补偿作用,将药品收支纳入医疗收支统一核算,根据业务活动需要,收支分类中单独核算科研、教学项目收支。这些规定既体现了医院的公益性质和业务特点,又规范了医院的各项收支核算与管理。

6)有关会计科目和财务报告体系

新制度对科目体系进行了全面梳理和完善,充实了各科目的确认、计量等核算内容,使医院的日常核算依据更为明确。同时,改进完善了医院财务报告体系,新增了现金流量表、财政补助收支情况表及报表附注,改进了各报表的项目及其排列方式,还提供了作为财务情况说明书附表的成本报表的参考格式。这一方面使医院的财务报表体系与国际惯例和企业会计更为协调,增强了通用性;另一方面也兼顾了医院的实际情况,使医院的财务报表体系更为完整,以满足财务管理、预算管理、成本管理等多方面的信息需求。

思考题

1. 简述医院财务管理的概念和原则。
2. 试述医院财务管理的任务和意义。
3. 什么是医院财务管理体制? 财务管理体制的内容有哪些?
4. 医院财务管理的方法有哪些?

【案例】

医院"1 院 n 区"总—分管理模式研究
——以河南科技大学第一附属医院为例

河南科技大学第一附属医院(以下简称河科大一附院)位于河南省洛阳市,1956 年建院,是一所老牌的三级甲等医院,拥有 1 600 张床位、2 301 名职工。

由于河科大一附院是一所河南西部的区域性中心医院,床位占用率常年在 110% 以上,部分科室高达 150% 以上,且由于医院占地面积较小自身已无太大的发展空间,而新区医院占地 240 亩,拥有巨大的发展潜力,因此,经营好新区医院,可以为医院以后的发展提供巨大的空间,如果经营不好,则可能成为河科大一附院一个巨大的"包袱"。因此,对于河科大一附院的管理层来说,新区医院的投用,机遇与挑战并存。

1) 组织模式建立的指导思想

(1) 管理模式是基础 为适应组织模式变革的要求,河科大一附院决定建立"一个医院,两个院区;一体管理,独立经营"的"总—分"管理模式。

所谓"一个医院,两个院区;一体管理,独立经营"模式就是依托医院本部,分工协作,资源共享,错位竞争,共同发展。两院一套领导班子,传出来是一个音,一套决策方案;考核是一把尺,提高了执行力。而两个院区采用各自独立经营、独立核算的管理模式。

(2) 业务管理是核心 即一切围绕医疗业务运行为核心进行管理,管理体制必须确保医疗质量与安全,确保医疗业务运行的效率,尽可能提升病人满意度。

(3) 集团化管理体制是未来 即新区医院的管理体制要为未来逐步过渡到集团管理体制作初步探索,但近期 2~3 年内不必专门成立集团管理架构,如出现第三家医院,则有必要成立医疗集团。

2) 管理体制设计原则

新区医院作为一家新建医院,在品牌上必须依托在河南西部有着近 60 年历史的"河科大一附院"品牌,在专科技术上必须由河科大一附院作为支撑,在业务运行上需要分工合作。本质上,两个医院是一家,是"一个医院,两个院区"的关系,必须是"一体化管理"体制,才有利于两个医院的发展。

(1) 以医院发展"十二五"规划为指导,统筹规划、科学决策。(2) 一体化管理,相互支持,提高管理效能。(3) 避免重复建设,控制运营成本。(4) 应最大限度保障医疗质量和安全。

3) 管理组织模式具体方案

(1) 设计遵循"大部制" 在院领导层面,由院长指定专门的副职负责新区医院日常工作。在职能科室设计方面,按照职能相似性、任务相似性或关系紧密性的原则把组织中的专业技能人员集合在一个部门。通过推行事业部制,进一步降低管理重心,规范管理权责,降低管理成本,提升管理执行力。

(2)部门设置　医务部(含医务、药事、控感、医患办等)负责全院医疗质量、药品管理、医患沟通等。护理部(含护理部、患者服务中心)负责全院护理管理工作,完善客户服务系统。综合部(含院办、监察科、车队、总机班等)负责医院日常事务管理。资产财务部(含财务科、设备科、信息科等)负责医院经济管理、资产管理、信息管理工作等。后勤保障部(含后勤科、保卫科)负责全院后勤保障系统的管理、安全保卫的管理和后勤物资采购等工作。门诊部(含门诊部、预防保健科、体检中心、医保、新农合等),负责门急诊的日常管理,预防保健工作管理,医保、新农合,体检工作等。

(3)管理方式　医院领导通过对新院组织结构和部门的职责、管理岗位设计并公布,完善新区医院管理层定位。新区医院各部由部主任统一协调、统一管理,并直接对院领导班子负责。部内职能与院本部职能科室相同或类似的,接受院本部职能科室协助开展工作,对新区医院履行管理责任,并负责做好本业务范畴和条线内相关工作,在此基础上,按照部主任统一领导,协同做好部内工作

(4)人员设置　各部设部长 1 名,副部长 1~2 名,内部实行统一管理、统一调配,按照科学合理、精简效能的原则进行岗位设置,坚持按需设岗、竞聘上岗、按岗聘用、合同管理。

(5)其他职能一体化管理　科研、教学、党务、基建由两个院区一体化管理。财务、人事采取统分结合的管理模式。两个院区财务独立运行,但由总会计师统一管理;编制、聘用资格标准等统一管理。

4)组织管理模式实施成效

(1)新区医院运行良好　通过一年时间的运行,运行效果良好,见表1.1。

表 1.1　2012 年本部与新区医院主要指标对比

院部	职能科室人员	开放床位数量	收治病人数量	平均住院日	床位使用率	出院患者人均费用	业务总收入
院本部	342 人	1 564 张	52 315 人	11.60	109.90%	10 796.85 元	6.95 亿元
新区医院	88 人	700 张	21 010 人	10.92	89.07%	9 665.29 元	1.92 亿元

(注:职能科室人员含药房、收费处及后勤系统人员)

(2)机构设置得到精简　河科大一附院有 31 个职能科室。新区医院设置了 6 大部,实行院部—事业部—职能科室扁平化管理,专业管理线有所加强。

(3)人力资源得到优化　组建事业部后,新区医院机构编制结构合理。人员分工具体,同时也有交叉,工作中能互相协同,互相顶替,注重培养个人多方面的业务能力,使个人能充分发挥工作能力。

(4)管理架构得到完善　管理层级的管理幅度变宽,管理层级适度减少,提高了工作执行力,管理架构更显合理化、科学化。

(5)管理效率得到提高。

点评:河科大一附院"一院二区"总—分管理模式既是新形势下医院对原有组织模式的变革,又是单纯的采取直线职能制或者事业部制的管理组织模式,它在组织变革的过程中,坚持从实际出发,通过将不同管理职能采取"总—分"管理,形成了行之有效的管理组织模式,充分调动了各方的积极性,促进了医院的良性发展。

2 现代医院财务管理的价值观念

【学习目标】

本章主要介绍时间价值、风险价值和现金流量等有关内容。通过本章学习,应当掌握以下内容:

(1)理解资金时间价值的概念、本质,掌握一次性收付款项和年金的现值与终值的相关计算。

(2)理解投资风险价值的内涵,明确风险价值的计量,熟悉风险管理的程序和策略。

(3)明确现金流量管理的意义,了解医院现金流量管理的现状及改进措施。

2.1 资金的时间价值观念

2.1.1 资金时间价值的内涵

资金时间价值的计算是财务管理的基础内容。医院所有财务活动的管理都是以它为基础的。要理解资金的时间价值观念,需要深入地分析时间价值的内涵。

1)资金时间价值的概念

在经济生活中有这样一种经济现象:一定量的资金在不同时间上具有不同的价值。即使在没有风险和没有通货膨胀的条件下,今天1元钱的价值也会大于1年以后1元钱的价值。通俗地讲,资金时间价值是指货币随着时间的推移而发生的增值,也称为货币的时间价值。

资金时间价值的概念来源于西方。西方经济学者普遍把资金的时间价值作为财务管理的一项基本概念,但是对于资金时间价值是如何产生的,其来源是什么,应该如何合理计量等问题,他们并未正确地加以解释,其中最有代表性的就是英国经济学家凯恩斯的观点。凯恩斯从资本家和消费者心理出发,高估现在货币的价值,低估未来货币的价值,从而认为时间价值主要取决于流动偏好、消费倾向、边际效用等心理因素。在这种思想指导下,"时间利息论"者认为,时间价值是价值时差的贴水;"流动偏好论"者认为,时间价值是放弃流动偏好的报酬;"节欲论"者则认为,时间价值是货币所有者不将货币用于生活消费所得的报酬。

西方关于时间价值的概念虽众说纷纭,但大致可归纳如下:资金所有者要进行投资就必须牺牲现时的消费,因此他要求对推迟消费时间的耐心给予报酬,这种报酬的量应与推迟的时间成正比。

2)资金时间价值的本质

西方经济学者的这些观点只是说明了一些表面现象,并没有揭示出资金时间价值的本质,既不全面,又不确切。国内学者对资金时间价值的解释主要是基于马克思的理论分析,马克思对时间价值的产生、来源及计量标准等本质问题都做出了科学的解释。

（1）关于资金时间价值的形成原因　西方经济学者认为时间价值"是对投资者推迟消费的耐心的一种报酬"，这显然是不科学的。马克思则明确地指出了这种所谓的"耐心报酬"就是剩余价值。马克思指出："作为资本的货币的流通本身就是目的，因为只是在这个不断更新的运动中才有价值的增值"。因此，并不是所有的货币都有时间价值，只有把货币作为资金投入生产和流通后才能产生时间价值。

（2）关于资金时间价值的真正来源　　马克思指出，在发达的商品经济条件下，商品流通的变化形式是 $G—W—G'$，最后从流通中取出的货币多于起初投入的货币，即 $G'=G+\Delta G$。马克思把这个增值额或超过原价值的余额叫做剩余价值。因此，原预付价值不仅在流通中保存下来，而且在流通中改变了自己的数量，加上了一个剩余价值，或者说增值了。如果把生产过程和流通过程结合起来加以分析，资金运动的全过程是：$G—W…P…W'—G'$。可以看出，处于终点的 G' 是由 W' 实现的结果，而 W' 是形成于生产过程的全部价值，其中增值部分是劳动者创造的剩余价值。因此，时间价值的真正来源就是劳动者创造的剩余价值。

（3）关于资金时间价值的计量标准　　以凯恩斯为代表的西方经济学者认为，时间价值在很大程度上取决于流动偏好、消费倾向等心理因素，这些很明显都是无法计量的。马克思不仅正确地说明了时间价值的形成原因和真正来源，而且揭示了时间价值的计量依据。在《资本论》中，马克思精辟地论述了剩余价值是如何转化为利润、利润又是如何转化为平均利润的，并指出到最后投资于不同行业的资金，将获得大体上相当于社会平均资金利润率的投资报酬率。因此，在确定时间价值时，应以社会平均资金利润率为基础。当然，投资都或多或少的带有风险，通货膨胀又是客观存在的经济现象，因此，资金利润率除包含时间价值以外，还包括风险报酬和通货膨胀贴水，在计算时间价值时后两部分应予扣除。它可以用两种形式表现：一是相对数表示，可以用时间价值率（又称折现率）来表示，一般可以以没有风险和没有通货膨胀条件下的社会平均资金利润率来度量；二是绝对数表示，可以用时间价值额来表示，一般可以用资金的价值增值额来表示，即一定数额的资金与时间价值率的乘积。

综上所述，我们认为，资金的时间价值是指在没有风险和没有通货膨胀条件下的社会平均资金利润率或平均利润额。从本质上看，资金时间价值是在生产经营过程中产生的，来源于劳动者在生产过程中创造的剩余价值。

3）资金时间价值的计算方法

（1）单利和复利　资金时间价值的计算方法和有关利息的计算方法相类似，因此资金时间价值的计算涉及利息计算方式的选择。目前有两种利息计算方式：单利（simple interest）和复利（compound interest）。单利计息方式下，每期都按初始本金计算利息，当期利息即使不取出也不计入下期的计息基础，每期的计息基础不变。现行的银行存款利息、国库券利息、债券利息主要采用的就是单利计息法。

复利计息方式下，每期都按上期期末的本利和作为当期的计息基础，即通常说的"利上加利"，不仅要对初始本金计息还要对上期已经产生的利息再计息，每期的计息基础都在变化。目前我国的银行贷款利息主要按复利计息。

不同的计息方法使资金时间价值的计算结果截然不同，下面举例说明两种计息方法的差别。

【例2-1】　某医院存入银行50 000元，3年定期，银行存款利率为5%。试分别用单利和复利计算3年后到期日的本利和。

按单利计息，每年的利息为：50 000×5% = 2 500（元）

3 年后的本利和为:50 000＋2 500×3＝57 500(元)

按复利计息,第 1 年本利和为:50 000×(1＋5％)＝52 500(元)

第 2 年本利和为:52 500×(1＋5％)＝55 125(元)

第 3 年本利和为:55 125×(1＋5％)＝57 881.25(元)

通过计算,可以发现复利计息比单利计息的利息多了 381.25 元,这个差额是由于在复利计算中利息重复计息所导致的。

通过本例题,我们也可以总结出单利和复利计息的计算公式如下:

$$单利本利和＝本金×(1＋利率×计息期) \qquad (公式 2.1)$$

$$复利本利和＝本金×(1＋利率)^{计息期} \qquad (公式 2.2)$$

虽然复利计息法同单利计息法相比较,计算过程更复杂、计算难度更大。但它不仅考虑了初始资金的时间价值,而且考虑了由初始资金产生的时间价值的时间价值,能更好地诠释资金的时间价值。马克思也认为,在利润不断资本化的条件下,资本将按几何级数增长,计算资本的积累有必要采用复利计算方法。因此,没有特殊说明,财务管理中资金时间价值的计算一般都用复利计息法进行计算。

(2) 名义利率与实际利率　在实际经济活动中,复利的计息期不一定是 1 年,还可能是半年、季度、月甚至日。当利息在 1 年内要复利几次时,给出的年利率称为名义利率。

【例 2－2】　本金 10 000 元,投资 5 年,年利率 8％,每季度复利一次,则 5 年后所得的利息是多少?

$$每季度利率＝8％÷4＝2％ \qquad 复利次数＝4×5＝20$$

5 年后的终值为:$F＝10\ 000×(1＋2％)^{20}＝10\ 000×1.485\ 9＝14\ 859$(元)

5 年后的利息为:$I＝F－P＝14\ 859－10\ 000＝4\ 859$(元)

我们可以计算出本例中的年实际利率,计算过程如下:

$$14\ 859＝10\ 000×(1＋i)^5$$

$$(1＋i)^5＝1.485\ 9$$

查表得:$(F/P,8％,5)＝1.469\ 3$,$(F/P,9％,5)＝1.538\ 6$

由插补法可得年实际利率:

$$\frac{i－8％}{9％－8％}＝\frac{1.485\ 9－1.469\ 3}{1.538\ 6－1.469\ 3}$$

$$i＝8.25％$$

实际利率与名义利率之间的关系是:

$$(1＋i)＝\left(1＋\frac{r}{n}\right)^n$$

$$i＝\left(1＋\frac{r}{n}\right)^n－1 \qquad (公式 2.3)$$

式中:r ——年名义利率;

　　　n ——每年的复利次数;

　　　i ——年实际利率。

很明显,当利息在 1 年内复利几次时,年实际利率要大于给定的年名义利率。

2.1.2 资金时间价值的计算

资金时间价值的计算是财务管理的基础。在时间价值的计算中首先应区分现值(present value)与终值(future value)。所谓现值是指若干期后的一笔资金在现在的金额,或者通俗地讲就是指的"本金"。所谓终值是指目前的一笔资金在若干期终了时的金额,即"本利和"。现值和终值是相对的概念,现值不一定就是现在的时点,终值也不一定是项目终结时的终点。通常以 F 代表终值,P 代表现值,i 代表利率,n 代表计息期数。如无特殊说明,在时间价值的计算中,利率一般为年利率,计息期一般以年为单位,并且主要是以复利计息为基础,考虑现值和终值计算的区别。

要掌握资金时间价值的计算方法和计算技巧,还要学会区分资金收付的两种基本类型:一次性收付款项和年金,这是掌握资金时间价值计算的关键所在。因为只要判断准确资金收付类型,我们就可以利用系数表快速、无误地计算出相应的时间价值。各种时间价值的系数表参见本书附录。

1) 一次性收付款项的终值和现值计算

在某一特定时点上发生的某项一次性付款(或收款)业务,经过一段时间后再发生与此相关的一次性收款(或付款)业务,称为一次性收付款项。一次性收付款项的特点是资金的收入或付出都是一次性发生的。

【例 2 - 3】 某医院将 100 万元投资一项目,年报酬率为 10%,期限 3 年,到期本利和为多少?

第一年:$F = P + P \times i = P \times (1+i) = 100 \times (1+10\%) = 110$(万元)

第二年:$F = [P \times (1+i)] \times (1+i) = P \times (1+i)^2 = 100 \times (1+10\%)^2 = 100 \times 1.21 = 121$(万元)

第三年:$F = [P \times (1+i)^2] \times (1+i) = P \times (1+i)^3 = 100 \times (1+10\%)^3 = 133.1$(万元)

同理,若 n 年的终值则为:

$$F = P(1+i)^n \qquad (公式 2.4)$$

上式是一次性收付款的复利终值公式,其中的 $(1+i)^n$ 被称为复利终值系数或 1 元的复利终值,简记为 $(F/P, i, n)$。

通过复利终值公式 $F = P \times (1+i)^n$ 可推导出:

$$P = F/(1+i)^n = F(1+i)^{-n} \qquad (公式 2.5)$$

上式中的 $(1+i)^{-n}$ 是把终值折算为现值的系数,称复利现值系数或 1 元的复利现值,简记为 $(P/F, i, n)$。可见,复利终值系数与复利现值系数互为倒数。

【例 2 - 4】 某人拟在 8 年后获得 20 000 元,假定投资报酬率为 8%,他现在应该投入多少元?

$$P = F(1+i)^{-n} = 20\,000 \times (P/F, 8\%, 8) = 20\,000 \times 0.540\,3 = 10\,806(元)$$

即现在应一次性投入 10 806 元。

【例 2 - 5】 某医院现有 10 万元,欲投资某项目 10 年,在投资报酬率为多少情况下,才能使本金增加 1 倍?

$$P = F(1+i)^{-10}$$
$$10 = 10 \times 2 \times (P / F, i, 10)$$
$$(P / F, i, 10) = 0.5$$

查"复利现值系数表"

$$(1+7\%)^{-10} = 0.508\ 3$$

所以 $i = 7\%$ 时，约能使现有资金增加 1 倍。

【例 2 - 6】 某医院有 10 000 元，欲在 10 年后使其达到原来的 4 倍，选择投资机会时最低可接受的报酬率为多少？

$$F = P(1+i)^n$$
$$40\ 000 = 10\ 000 \times (1+i)^{10}$$
$$(1+i)^{10} = 4$$
$$(F / P, i, 10) = 4$$

查"复利终值系数表"，在 $n = 10$ 的行中找到与 4 最接近的值为 3.707 2 和 4.045 6，对应的值分别为 14% 和 15%，即：

$$(F / P, 14\%, 10) = 3.707\ 2; \quad (F / P, 15\%, 10) = 4.045\ 6$$

由插值法可得：

$$\frac{i - 14\%}{15\% - 14\%} = \frac{4 - 3.707\ 2}{4.045\ 6 - 3.707\ 2}$$

计算得：$i = 14.87\%$。所以，$i = 14.87\%$ 时，即最低投资报酬率为 14.87%，才可以使现有的 10 000 元在 10 年后达到 40 000 元。例 2 - 5 也可以采用插值法，则计算出来的期限会更加准确。

结合前面介绍的单利与复利，可知这些概念之间的关联，如表 2.1 所示。

表 2.1 单利、复利的终值与现值计算公式和系数

项　　目	公　　式	系 数 符 号	系 数 名 称
单利终值	$F = P(1+in)$	$(1+in)$	单利终值系数
单利现值	$P = F/(1+in)$	$1/(1+in)$	单利现值系数
复利终值	$F = P(1+i)^n$	$(1+i)^n = (F/P, i, n)$	复利终值系数
复利现值	$P = F(1+i)^{-n}$	$(1+i)^{-n} = (P/F, i, n)$	复利现值系数

2）年金的终值和现值计算

如果在一定时期内每隔相同时间（如一年、半年等）就发生相同数额的收款（或付款），则该等额收付的系列款项称为年金。每期收付的款项记作 A。年金的特点是资金的收入或付出不是一次性发生的，而是分次等额发生，并且每次发生的间隔期都是相等的。在现实经济生活中，分期等额形成的各种偿债基金、折旧费、保险金、租金、养老金、零存整取、分期付息的债券利息、优先股股息、分期支付工程款等，都属于年金的范畴。按照每次收付款发生的具体时点不同，又可以把年金分为普通年金、即付年金、递延年金和永续年金，其中普通年金和即付年金是年金的两种基本类型。

（1）普通年金终值和现值的计算

① 普通年金终值：普通年金是指从第一期开始，在一定时期内每期期末等额收付的系列款项，又称为后付年金。

普通年金终值计算的原理如图 2.1 所示。

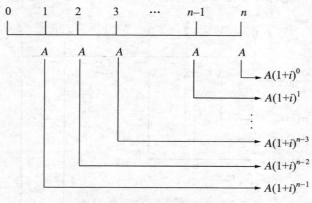

图 2.1 普通年金终值计算原理

由图 2.1 可得：

$$F=A(1+i)^0+A(1+i)^1+A(1+i)^2+\cdots+A(1+i)^{n-1}$$

上式经过推导,可转化为：

$$F=A\frac{(1+i)^n-1}{i} \qquad \text{(公式 2.6)}$$

上式中 $\frac{(1+i)^n-1}{i}$ 称为年金终值系数,也称 1 元年金终值或年金终值因子,简记为 $(F/A,i,n)$。可通过查阅本书附录中的"年金终值系数表"得到相应值。

【例 2-7】 假定每年年末存入 100 万元,利率为 10%,3 年后本息和为多少?

设年金终值仍为 F,则上例表示为：

$$F=100\times(1+10\%)^0+100\times(1+10\%)^1+100\times(1+10\%)^2$$
$$=331(万元)$$

② 偿债基金:偿债基金是指为使年金终值达到既定金额,每年年末应支付的年金数额,即 A。

根据普通年金终值公式：

$$F=A\frac{(1+i)^n-1}{i},可得：A=F\frac{i}{(1+i)^n-1} \qquad \text{(公式 2.7)}$$

上式中 $\frac{i}{(1+i)^n-1}$ 称为偿债基金系数,简记为 $(A/F,i,n)$。它是年金终值系数的倒数。

【例 2-8】 某医院有一笔 10 年后到期的借款,偿还金额为 100 万元,为此设立偿债基金。如果年利率为 5%,问从现在起每年年末需存入银行多少元,才能到期用本利和偿清借款?

$$A=100\times\frac{5\%}{(1+5\%)^{10}-1}=100\times0.079\ 5=7.95(万元)$$

即每年年末需存入银行 7.95 万元,才能到期用本利和偿清借款。

③ 普通年金现值：普通年金的现值是指一定时期内每期期末收付款项的复利现值之和。普通年金现值计算的原理如图 2.2 所示。

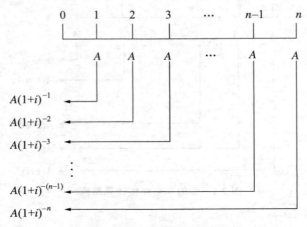

图 2.2　普通年金现值计算原理

由图 2.2 可得：

$$P = A(1+i)^{-1} + A(1+i)^{-2} + A(1+i)^{-3} \cdots + A(1+i)^{-(n-1)} + A(1+i)^{-n}$$

整理得：

$$P = A \frac{1-(1+i)^{-n}}{i} \qquad \text{（公式 2.8）}$$

同理，$\dfrac{1-(1+i)^{-n}}{i}$ 被称作为年金现值系数，或称 1 元年金现值、年金现值因子，简记为 $(P/A, i, n)$。可通过查阅本书附录中的"年金现值系数表"得到相应值。

【例 2-9】 假定每年年末等额取得 100 万元，求年利率为 10％，期限 3 年的年金现值。

$$P = 100 \times (1+10\%)^{-1} + 100 \times (1+10\%)^{-2} + 100 \times (1+10\%)^{-3} = 248.6（万元）$$

④ 投资基金：投资基金是指为使年金现值达到既定金额，每年年末应收付的年金数额。它是年金现值的逆运算。

根据年金现值公式可知：

$$A = P \frac{i}{1-(1+i)^{-n}} \qquad \text{（公式 2.9）}$$

【例 2-10】 某银行向某项目贷款 100 万元，期限 5 年，年利率 10％，要求每年等额还本付息，问每年应等额回收多少金额？

$$A = 100 \times \frac{10\%}{1-(1+10\%)^{-5}} = 26.38（万元）$$

因此，银行每年至少应收回 26.38 万元，才能收回本息。

上述计算中 $\dfrac{i}{1-(1+i)^{-n}}$ 称为投资回收系数，记为 $(A/P, i, n)$。它是年金现值系数的倒数。

普通年金终值和现值的计算公式和系数如表 2.2 所示。

表 2.2　普通年金计算公式和系数

项　　目	公　　式	系 数 符 号	系 数 名 称
普通年金终值	$F = A \dfrac{(1+i)^n - 1}{i}$	$\dfrac{(1+i)^n - 1}{i} = (F/A, i, n)$	普通年金终值系数
偿债基金	$A = F \dfrac{i}{(1+i)^n - 1}$	$\dfrac{i}{(1+i)^n - 1} = (A/F, i, n)$	偿债基金系数
普通年金现值	$P = A \dfrac{1-(1+i)^{-n}}{i}$	$\dfrac{1-(1+i)^{-n}}{i} = (P/A, i, n)$	普通年金现值系数
投资基金	$A = P \dfrac{i}{1-(1+i)^{-n}}$	$\dfrac{i}{1-(1+i)^{-n}} = (A/P, i, n)$	投资回收系数

注:普通年金终值和偿债基金互为逆运算;普通年金现值和投资基金互为逆运算。

(2) 即付年金终值和现值的计算　即付年金是指从第一期开始,在一定时期内每期期初等额收付的系列款项,又称为先付年金。它与普通年金的区别在于付款时间不同。由于"年金终值系数表"和"年金现值系数表"是按常见的普通年金编制的,在利用这种普通年金系数表计算先付年金的终值和现值时,可在计算普通年金的基础上加以适当调整。

① 即付年金终值:按照即付年金的定义,即付年金终值可表示为:

$$F = A(1+i) + A(1+i)^2 + \cdots + A(1+i)^n$$

通过整理可得:

$$F = A\left[\frac{(1+i)^n - 1}{i}\right](1+i) = A\left[\frac{(1+i)^{n+1} - 1}{i} - 1\right] \qquad (公式 2.10)$$

上式中方括号内的部分称作"即付年金终值系数",记作 $[(F/A, i, n+1) - 1]$,和 n 期普通年金终值系数 $(F/A, i, n)$ 相比,它是"期数加 1,系数减 1"所得的结果。同样可通过查"年金终值系数表"来获得其数值。不过查表前要把期数先加 1,得到 $(n+1)$ 期的值,然后减去 1 后就得出 1 元的即付年金终值。

【例 2-11】　某医院每年初存入银行 5 000 元,年利率 6%,10 年后的本利和是多少?

$$F = A\left[\frac{(1+i)^{n+1} - 1}{i} - 1\right]$$
$$= 5\,000 \times (14.972 - 1) = 69\,860(元)$$

即 10 年后本利和为 69 860 元。

② 即付年金现值:按照即付年金的定义,即付年金现值可表示为:

$$P = A + A(1+i)^{-1} + A(1+i)^{-2} + A(1+i)^{-3} \cdots + A(1+i)^{-(n-1)}$$

通过整理可得:

$$P = A\left[\frac{1-(1+i)^{-n}}{i}\right](1+i) = A\left[\frac{1-(1+i)^{-(n-1)}}{i} + 1\right] \qquad (公式 2.11)$$

上式中方括号内的内容称作"即付年金现值系数",记作 $[(P/A, i, n-1) + 1]$。它与 n 期普通年金现值系数 $(P/A, i, n)$ 相比是"期数减 1,系数加 1",可利用"年金现值系数表"查得其数值。具体的计算方法与先付年金终值系数的方法相同。不过查表前要把期数先减

1,得到$(n-1)$期的值,然后加上1后就得出1元的即付年金现值。

【例2-12】 某医院分期购买医疗设备一套,每年初支付20 000元,期限8年,利率为7%。问若一次性付款应付多少元?

$$P = A\left[\frac{1-(1+i)^{-(n-1)}}{i}+1\right] = 20\,000 \times \left[\frac{1-(1+7\%)^{-7}}{7\%}+1\right]$$
$$= 20\,000 \times (5.389+1) = 127\,786(\text{元})$$

若一次性付款只需127 786元。

即付年金终值和现值的计算公式和系数如表2.3所示。

表 2.3　即付年金计算公式和系数

项　目	公　式	系　数　符　号	系数名称
即付年金终值	$F = A\left[\frac{(1+i)^{n+1}-1}{i}-1\right]$	$\frac{(1+i)^{n+1}-1}{i}-1 = [(F/A,i,n+1)-1]$	即付年金终值系数
即付年金现值	$P = A\left[\frac{1-(1+i)^{-(n-1)}}{i}+1\right]$	$\frac{1-(1+i)^{-(n-1)}}{i}+1 = [(P/A,i,n-1)+1)]$	即付年金现值系数

注:即付年金终值系数与普通年金终值系数相比,期数加1,系数减1;即付年金现值系数与普通年金现值系数相比,期数减1,系数加1。

(3)递延年金终值和现值的计算　递延年金是指从第一期以后才开始的,在一定时期内每期期末等额收付的系列款项。它是普通年金的特殊形式。凡不是从第一期开始的普通年金都是递延年金。递延年金的收付形式如图2.3所示。

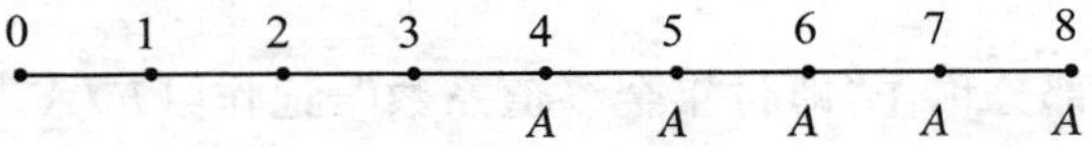

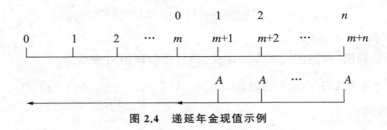

图 2.3　递延年金示例

从图2.3中可以看出,前3期没有发生收付,一般以m表示递延数,本例中$m=3$,第一次收付发生在第4期末,连续支付5次,即$n=5$。

显然,递延年金终值与递延期数无关,递延年金终值的计算方法和普通年金相同。递延年金现值的计算则受到递延期的影响。

图 2.4　递延年金现值示例

递延年金现值的计算有3种方法。

① 第一种方法:假设递延期也有年金收支,先求出$(m+n)$期的年金现值,再减去递延期m的年金现值。计算公式为:

$$P = A(P/A,i,m+n) - A(P/A,i,m) = A[(P/A,i,m+n) - (P/A,i,m)]$$

② 第二种方法:先把递延年金视为普通年金,求出其至递延期末的现值,再将此现值换算成第一期期初的现值。计算公式为:

$$P = A(P/A, i, n) \cdot (P/F, i, m)$$

③ 第三种方法:先把递延年金视为普通年金,求出其终值,再将该终值换算成第一期期初的现值。计算公式为:

$$P = A(F/A, i, n) \cdot (P/F, i, m+n)$$

【例 2-13】 某医院向银行借入一笔资金,银行规定前 5 年不用还本付息,但从第 6 年到第 10 年每年年末偿付本息 10 000 元,年利率为 5%,问该笔贷款的现值是多少?

第一种方法:

$$
\begin{aligned}
P &= 10\ 000 \times [(P/A, 5\%, 10) - (P/A, 5\%, 5)] \\
&= 10\ 000 \times (7.721\ 7 - 4.329\ 5) \\
&= 33\ 922(元)
\end{aligned}
$$

第二种方法:

$$
\begin{aligned}
P &= 10\ 000 \times (P/A, 5\%, 5) \times (P/F, 5\%, 5) \\
&= 10\ 000 \times 4.329\ 5 \times 0.783\ 5 \\
&= 33\ 922(元)
\end{aligned}
$$

第三种方法:

$$
\begin{aligned}
P &= 10\ 000 \times (F/A, 5\%, 5) \times (P/F, 5\%, 10) \\
&= 10\ 000 \times 5.525\ 6 \times 0.613\ 9 \\
&= 33\ 922(元)
\end{aligned}
$$

用 3 种方法计算出来的结果完全一致。在计算递延年金时,可以选择不同的途径来计算其现值,但应注意递延期和收付期的时间,避免出现错误。

(4)永续年金终值和现值的计算　永续年金是指从第一期开始,无限期每期期末等额收付的系列款项。它也是普通年金的特殊形式。永续年金的特点是没有终止时间,即没有终值,因此,只能求其年金现值。其公式可根据普通年金现值的计算公式推导出来:

$$P = A \frac{1 - (1+i)^{-n}}{i}$$

当 $n \to \infty$ 时,$(1+i)^{-n}$ 的极限值为零,故上式可改写成:

$$P = \frac{A}{i} \qquad\qquad (公式 2.12)$$

【例 2-14】 某医院每年从其他公司取得优先股股利 50 000 元,假设利率为 10%,现在需要投资多少元购买该股票?

$$P = \frac{A}{i} = 50\ 000 \div 10\% = 500\ 000(元)$$

因此,该医院目前需投资 500 000 元购买该优先股。

2.2 风险价值观念

医院的财务管理活动始终存在着风险和不确定性。在上一节阐述时间价值时,我们认为资金时间价值是在没有风险和通货膨胀条件下的社会平均资金利润率,也即时间价值本身是不包含风险因素的。但是,风险是客观存在的,离开了风险因素就无法正确评价医院财务管理水平的高低。风险价值观念正确地揭示了风险与报酬之间的权衡关系,是财务决策的基本依据。医院财务管理人员有必要理解和掌握风险价值的概念及其计算方法。

2.2.1 风险价值的内涵

财务管理理论认为,"风险从财务管理的角度来说,就是无法达到预期报酬的可能性",因此,风险不仅仅是人们通常认为的破坏性的可能性,如果事物向好的方向发展,偏离了原来的预期,那么也可以认为是一种风险。因此应该客观对待风险,不能片面地说风险是不好的,应该意识到风险有好与坏两个方面,即风险具有客观性。

风险与危险、不确定性等概念是有区别的。危险本身可理解为一种可能性,即遭遇损失或失败的可能性,是一种不好的负面效应。风险与不确定性也是有区别的。风险是对可能结果的描述,即决策者一般能预测各种可能出现的结果,风险是能用数学方法来度量的。不确定性则意味着决策者对未来的情况不能完全确定,因而从理论上讲,也就不可能对不确定性做出计量。但在财务管理中为了便于进行定量分析,通常会为不确定性决策规定一些主观概率,这样不确定性与风险就十分相近了。因此,在财务管理中,对风险和不确定性不再加以严格区分。

1) 风险价值的概念

风险总是无法回避和忽视的,但决策者是否愿意去冒风险以及冒多大风险是可以选择的。从理论上讲,人们对待风险有三种态度:喜欢风险,厌恶风险,对风险既不喜欢也不厌恶。但实践证明,一般而言,投资者都讨厌风险,并力求回避风险,风险厌恶是普遍成立的。那么为什么还有人进行风险投资呢? 这就是因为承担风险可以获得风险价值。

所谓风险价值,是指投资者因冒风险进行投资而获得的超过时间价值的那部分额外报酬,又可称为风险报酬或风险溢价,是对投资者甘冒风险的一种价值补偿。风险贯穿于整个财务活动中,要求财务活动中的各种决策必须考虑风险与收益的价值对称性,这就是风险价值观念。西方财务理论认为,风险厌恶的假设是财务学中运用许多决策模型的基础。在风险厌恶的假设下,人们选择高风险项目的基本条件是:它必须有足够高的预期投资报酬率。而且风险程度越大,要求的报酬率也越高。

2) 风险价值的表现方法

风险价值有两种表示方法:风险价值额和风险价值率,一般用风险价值率表示。所谓风险价值率是指投资者因冒风险进行投资而获得的超过时间价值率的那部分额外报酬率。我们可以用公式来体现期望报酬率和风险的关系:

期望投资报酬率＝无风险报酬率＋风险报酬率

即:
$$K = R_F + bQ \qquad \text{(公式 2.13)}$$

式中:K——期望投资报酬率;

R_F——无风险报酬率；

b——风险报酬系数；

Q——风险程度。

通过上式可以看出期望投资报酬率包括两部分：一部分是无风险报酬率，也就是时间价值率。另一部分是风险报酬率，它与风险大小有关，是风险的函数，风险越大，所要求的报酬率越高。它们之间的关系如图 2.5 所示。

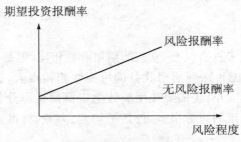

图 2.5　风险程度与期望投资报酬率之间的关系

可见，风险报酬率与风险程度成正比，即：风险报酬率＝风险报酬系数×风险程度。在不考虑通货膨胀的情况下，投资报酬率等于时间价值率与风险价值率之和。因此，时间价值和风险价值便成为现代财务管理中的两大基本价值观念。

2.2.2　风险价值的计量

风险价值的计量是一个比较复杂的过程。计算风险价值的前提是要对风险进行衡量。在财务管理实践中，概率分布法是最常用的风险衡量方法。

概率分布法的计算步骤如下：

1）确定概率分布

在经济活动中，某一事件在相同的条件下可能发生也可能不发生，这类事件称为随机事件。概率就是用来表示随机事件发生可能性大小的数值。通常把必然发生事件的概率定为 1，把不可能发生事件的概率定为 0，而一般随机事件的概率介于 0 与 1 之间，所有可能结果的概率之和等于 1，即 $\sum_{i=1}^{n} P_i = 1$，这里的 n 表示可能结果出现的个数。

将随机事件的各种可能结果都列示出来，并列出各种结果的相应概率，这一完整的描述称为概率分布。如果随机变量只取有限个值，并且对应于这些值有确定的概率，则称随机变量是离散型分布，反之称之为连续性分布。在进行投资分析时，为了简化计算，我们通常假设经济情况的个数是有限的，并为每一种经济情况赋予一定的概率。

2）计算期望报酬率

随机变量的各个取值以相应的概率为权数的加权平均数，叫做随机变量的期望值（或均值），它是反映随机变量取值的平均化或集中趋势的一种量度。在投资活动中，我们以各种经济情况出现的概率（即各种收益率出现的概率）为权数计算收益率的加权平均数，即期望报酬（率）或期望收益（率）。在期望值相同的情况下，投资的风险程度同收益的概率分布有着密切的联系。概率分布越集中，实际可能的结果就会越接近预期收益，实际收益率低于预期收益率的可能性就越小，投资的风险就越小；反之则投资风险越大。对于离散型概率分布

来说,其计算公式是:

$$\overline{K} = \sum_{i=1}^{n} K_i P_i \qquad \text{(公式 2.14)}$$

式中:$\overline{K}$——期望报酬率;

K_i——第 i 种可能结果的报酬率;

P_i——第 i 种可能结果的概率;

n——可能结果的个数。

3) 计算标准离差

实际生活中存在着很多投资机会,它们的期望收益相同,但是它们的收益率的概率分布差别很大,也就是说它们能否达到期望收益的可能性相差很大,这就是我们所说的投资风险。为了定量地衡量风险大小,还需要使用统计学中衡量概率分布离散程度的指标。统计学中表示随机变量离散程度的指标很多,包括平均差、方差、标准差和全距等。风险衡量中通常使用标准(离)差。

标准离差是由各种可能值(随机变量)与期望值之间的差距决定的,差距越大,说明随机变量的可变性越大,就意味着风险越大;反之风险越小。所以,标准离差的大小可以用来衡量投资风险的大小。财务管理中的标准离差指的是各种可能的报酬率偏离期望报酬率的综合差异,是反映离散程度的一种量度。标准离差可按下列公式计算:

$$\delta = \sqrt{\sum_{i=1}^{n} (K_i - \overline{K})^2 P_i} \qquad \text{(公式 2.15)}$$

式中:δ——期望报酬率的标准离差。

4) 确定标准离差率

标准离差是反映随机变量离散程度的一个指标。但它是一个绝对值,只能用来比较期望报酬率相同的各项投资的风险程度,而不能用来比较期望报酬率不同的各项投资的风险程度。要对比期望报酬率不同的各项投资的风险程度,应该采用标准离差同期望报酬率的比值,即标准离差率。该指标是一个相对值,标准离差率越高,表明风险程度越大;反之,标准离差率越低,表明风险程度越小。其计算公式为:

$$Q = \frac{\delta}{\overline{K}} \times 100\% \qquad \text{(公式 2.16)}$$

式中:Q——标准离差率。

5) 计算风险报酬率

投资项目的收益标准离差率可以代表投资者所冒风险的大小,反映投资者所冒风险的程度,但它并不是收益率。标准离差率变成收益率的基本要求是:所冒风险程度越大,得到的收益率也应该越大,投资风险报酬应该与反映风险程度的标准离差率成正比。收益标准离差率要转换成投资收益率,其间还需要借助于一个参数——风险报酬系数,也称风险变异系数或风险价值系数(b),即:

$$R_r = bQ \qquad \text{(公式 2.17)}$$

式中:R_r——风险报酬率;

b——风险报酬斜率,也称风险报酬系数。

至于风险报酬系数的确定,有如下几种方法:

(1) 根据以往同类项目的有关数据确定 根据以往同类项目的投资收益率、无风险收益率和收益标准离差率等历史资料,可以求得风险价值系数。

【例 2-15】 假设某医院进行某项投资,其同类项目的投资收益率为 10%,无风险收益率为 6%,收益标准离差率为 50%。根据公式 $K=R_F+bQ$,可计算如下:

$$b=\frac{K-R_F}{Q}=\frac{10\%-6\%}{50\%}=8\%$$

(2) 由单位领导或有关专家确定 如果现在进行的投资项目缺乏同类项目的历史资料,则可由单位领导根据主观的经验加以确定,也可由单位组织有关专家确定。这时,风险价值系数的确定在很大程度上取决于决策者对风险的态度。敢于承担风险的决策者往往把 b 值定得低些,而比较稳健的决策者则倾向于把 b 值定得高些。

(3) 由国家有关部门组织专家确定 国家财政、银行、证券等管理部门可组织有关方面的专家,根据各行业的条件和有关因素,确定各行业的风险价值系数。这种风险价值系数的国家参数由有关部门定期颁布,供投资者参考。

在求出期望的风险报酬率后,与应得的风险报酬率进行比较,即可对投资方案进行比较。

【例 2-16】 某医院现面临两个投资项目 M 方案和 N 方案,两个方案的报酬率和概率分布如表 2.4 所示,试计算两个方案的期望报酬率。

表 2.4　两个方案的报酬率和概率

经济状况	M 方案		N 方案	
	报酬率	概 率	报酬率	概 率
衰　退	10%	0.20	0	0.20
正　常	30%	0.60	30%	0.60
繁　荣	50%	0.20	60%	0.20

① 计算不同方案的期望报酬率。

M 方案的期望报酬率为:

$$\overline{K}_M=10\%\times0.20+30\%\times0.60+50\%\times0.20=30\%$$

N 方案的期望报酬率为:

$$\overline{K}_N=0\times0.20+30\%\times0.60+60\%\times0.20=30\%$$

② 计算不同方案的标准差。

M 方案的标准差为:

$$\delta_M=\sqrt{\sum_{i=1}^{n}(K_i-\overline{K}_M)^2P_i}$$

$$=\sqrt{(10\%-30\%)^2\times0.2+(30\%-30\%)^2\times0.6+(50\%-30\%)^2\times0.2}$$

$$=12.65\%$$

同理,N 方案的标准差为:

$$\delta_N = \sqrt{\sum_{i=1}^{n} (K_i - \overline{K}_N)^2 P_i}$$
$$= \sqrt{(0-30\%)^2 \times 0.2 + (30\%-30\%)^2 \times 0.6 + (60\%-30\%)^2 \times 0.2}$$
$$= 18.97\%$$

例题分析:两个方案的期望报酬率是相等的。但 M 方案的投资报酬率的变化范围为 10%~50%,而 N 方案的投资报酬率的变化范围为 0~60%。这就说明 M 方案的投资报酬率相对于 N 方案的投资报酬率是集中的,所以 M 方案的投资风险较小,而 N 方案的投资风险较大。

③ 计算不同方案的标准离差率。

M 方案的标准离差率为:

$$Q_M = \frac{\delta_M}{\overline{K}_M} \times 100\% = \frac{12.65\%}{30\%} \times 100\% = 42.17\%$$

N 方案的标准离差率为:

$$Q_N = \frac{\delta_N}{\overline{K}_N} \times 100\% = \frac{18.97\%}{30\%} \times 100\% = 63.23\%$$

例题分析:无论是标准差还是标准离差率都反映了 N 方案的风险大于 M 方案的风险。

④ 计算不同方案的风险报酬率。

假设 M 方案的风险报酬斜率为 10%,N 方案的风险报酬斜率为 12%,计算两方案的风险报酬率。

M 方案的风险报酬率为:

$$R_r = 10\% \times 42.17\% = 4.22\%$$

N 方案的风险报酬率为:

$$R_r = 12\% \times 63.23\% = 7.59\%$$

2.2.3 风险管理

风险管理是预先确定一系列的政策、措施,将那些可能导致利润减少的可能性降低到最小的程度,从而保证组织的经营活动按预计的目标进行。由于风险的大小与风险报酬率是成正比例的,因此,风险管理的目的不在于一味地追求降低风险,而在于在风险和收益之间做出恰当的选择。

1) 风险管理的程序

在进行风险管理时,要遵循一定的程序。一般风险管理的程序如下:

(1) 确定风险　明确可能发生的风险性质和风险类型,并确定风险发生的可能性。

(2) 设立目标　对可能发生的风险进行研究,分析其对组织财务活动的影响和影响范围,在此基础上设立风险管理目标。

(3) 制定策略　为了保证风险管理的目标得以实现,应针对风险的性质、种类及其对组织财务活动的影响,制定相应的风险管理策略,以避免可能出现的各种损失。

（4）实施评价　将制定的风险管理策略付诸实施，在实施中对照风险管理的目标，定期或经常地进行检查，对风险管理工作的绩效进行评价和考核。

2）风险管理的策略

通常情况下，对风险的管理主要有以下几种策略：

（1）回避风险策略　这是一种保守的风险管理策略。那些厌恶风险的决策者总是以无风险或低风险作为衡量各种备选方案优劣的标准，把那些可能发生风险的备选方案拒之门外。这种策略尽管比较稳健、简便、易行，但决策者却并不经常使用。因为风险和收益总是联系在一起的，没有风险也就没有风险收益。

（2）控制风险策略　即在风险管理中，采取相应的措施减少因发生风险可能给组织带来的损失。这种策略在实践中经常采用。按照控制风险的目的，该策略可细分为预防性控制和抑制性控制两种。前者是指预先确定可能发生的损失，提出相应的措施，防止损失的实际发生；后者是指对可能发生的损失，采用相应的措施尽量降低损失的程度，缩减损失的延续性。按照控制风险的方式，该策略可分为技术控制和行为控制。前者是指用相应的工程技术措施，减少可能发生的风险；后者是指通过强化对有关人员的行为管理，减少可能发生的风险。

（3）分散风险策略　风险分散是指设法将同一风险分散到相关的多个个体上，从而使每一个个体所承担的风险相对以前减少；或者将具有不同风险的多个个体按照一定的目标与规则进行排列组合，使之相互呼应与补充，从而提高每一个个体应对风险的能力，以此降低收益的不确定性。资产的组合管理策略就是最常见的风险分散策略。

（4）转移风险策略　这种策略是指将某些可能发生的风险及其损失，用转移的方式转出组织，并换回较为保险的财产或项目。保险是大多数组织常用的一种转移风险的手段。所谓保险转移是指通过订立保险合同，以参加保险的方式，通过支付保险费把风险转移给保险公司。一旦预期风险发生并且造成了损失，则保险公司必须在合同规定的责任范围内进行经济赔偿。

总之，在风险管理时，要顺应本行业形势，适当地接受风险，合理地分散风险，适时地转移风险，以求风险管理合理化、规范化和技术化。

2.3　现金流量观念

现金流量对决策的重要性正日益为人们所重视，这一点在医院财务管理中也体现出来。近年来，随着我国医疗卫生体制改革的不断深化，医院原有的现金流量格局被打破。来自财政部门和卫生主管部门的拨款逐渐减少，药品购销收入下降，实行医疗保险制度使医院的应收医疗款逐年上升。在此背景下医院现金流量管理正面临前所未有的考验，在医院财务管理中引入现金流量观念已刻不容缓。

2.3.1　现金流量的概念和分类

医院现金流量（Cash Flows）是医院在一定时间内的医疗服务活动过程中所发生的现金流入与流出。从本质上看，现金流量是一种经济资源。与一般经济资源相比，现金流量具有如下特征：一是综合性，现金流量与其他经济资源，如固定资产相比，可以更加综合地反映一个医院的实力；二是灵活性，现金流量可以便捷地与其他经济资源发生转化，如使用现金购买设备,从而转化为实物资源;三是客观性,权责发生制核算之下,医院的收支结余指标具有较强的主观性,而现金流量则可以有效地避免主观性。

医院进行正常的医疗服务活动会引起目前现金流量的变化,而医院进行长期投资则会引起未来一定时期的现金流量的变化。具体而言,现金流量是指在一定时期内,由某种行为引起的现金流入量和现金流出量。这里的"现金"不仅包括各种货币资金,而且包括各种非货币资金的变现价值。

1) 按现金流向不同分类

根据现金流向,现金流量可分为现金流出量、现金流入量和净现金流量。

(1) 现金流出量　在投资决策中,一个方案的现金流出量指的是在实施此方案的过程中所需投入的资金,主要包括投放在固定资产上的资金,项目建成投产后为正常经营活动而投放在流动资产上的资金,以及为使机器设备正常运转而投入的维护修理费等。

(2) 现金流入量　与现金流出量相对应,现金流入量指的是由于实施了该方案而增加的现金。现金流入量主要包括:经营利润、固定资产报废时的残值收入、项目结束时收回的原投入在该项目流动资产上的流动资金以及固定资产的折旧费用。计提固定资产折旧虽然将导致营业利润的下降,但并不会引起现金的支出,所以可将其视为一项现金流入。与折旧相同,递延资产的摊销、无形资产的摊销也形成一项现金流入。

(3) 净现金流量　净现金流量(NCF)指的是一定期间内现金流入量与现金流出量之间的差额。

2) 按现金流量发生时间不同分类

现金流量可分为初始现金流量、医疗服务现金流量和终结现金流量。

(1) 初始现金流量　初始现金流量包括投资在固定资产上的资金和投资在流动资产上的资金两部分。其中投资在流动资产上的资金一般在项目结束时将全部收回,这部分现金流量在会计上一般不涉及企业的损益,因此不受所得税的影响。投资在固定资产上的资金要考虑将该设备出售可能得到的收入(设备的变现价值)以及由此而可能支付或减免的所得税。即:

$$投资现金流量 = \frac{投资在流动}{资产上的资金} + \frac{设备的}{变现价值} - \left(\frac{设备的}{变现价值} - 折余价值\right) \times 税率$$

(2) 医疗服务现金流量　它是指投资项目实施后的整个寿命周期内,由于医疗服务活动而产生的现金净流量。它通常包括医疗服务现金收入、医疗服务现金支出和交纳的税款。医疗服务现金流量是按年度计算的,其计算公式如下:

医疗服务现金流量 = 医疗服务现金收入 - 付现成本 - 交纳税款

付现成本是指不包括折旧费的医疗服务成本。因为在医疗服务成本中不需要每年支付现金的项目主要是固定资产的折旧费,所以付现成本通常是用医疗服务成本减去折旧费计算。

(3) 终结现金流量　它是指投资项目结束时所发生的现金流量。它通常包括固定资产的残值收入或变价收入、垫支在各种流动资产上的资金收回、转让土地使用权的变价收入和转让有价证券的收入等。

一个项目从准备投资到项目结束,经历了项目准备及建设期、医疗服务经营期和项目终止期三个阶段。其中,项目准备及建设期的投资为现金流出量,用负数表示。因此,有关项目净现金流量的基本计算公式为：

$$净现金流量＝—初始现金流量＋营业现金流量＋项目终止现金流量$$

净现金流量具有如下特点：一是无论建设期间还是经营期间都存在净现金流量；二是在不同阶段净现金流量在数值上的表现不同，如建设期多表现为负值，经营期多表现为正值。净现金流量是进行项目评价的重要依据。

2.3.2 加强医院现金流量管理的意义

作为财务管理的基本观念，现金流量管理是医院通过预测、控制、报告和分析等手段对医院各期间的现金流入、流出的时间和数量所进行的全面系统的价值管理活动，对于医院实现其财务目标意义深远。

1) 准确衡量医院的现金收支结余

众所周知，医院是以权责发生制原则和收入费用配比原则为依据确认相关的收入和成本费用的，但在很多情况下，医院期末账面的盈余状况和当期的现金流量状况并不相符。如在现代社保医疗体系下，当医院的应收医疗款较大时，以未实际收到的现金收入作为其收益时，容易高估医院的收益，医院收入的准确性将受到影响。以现金流量为基础核算医院的收支，要求以会计期间款项实际收付为标准入账，这种会计记录的方法比较简单，能够反映医院实实在在拥有的现金，这是权责发生制核算所不能比拟的。这一点可以通过编制医院的现金流量表来实现。

2) 揭示医院的现金流量结构

合理的现金流量结构是医院正常运作的重要标志。医院的现金流入与流出应基本平衡，现金流入与流出的内部结构也应基本合理。在此以现金流入分析为例。一般而言，医院的现金流入主要应是其各项业务活动产生的。如果某个会计期间医院的现金流入主要是银行借款带来的，就要深入分析原因：如果银行借款资金主要是为了满足医院日常运营的需要，则需全盘分析医院的财务状况及日常的运营情况，因为靠借款来维持医院日常的运营活动可能意味着医院出现了暂时性或永久性的财务困难，同时需要根据分析的结果制定相应的财务计划，逐渐改善医院的财务状况；如果银行借款主要是为购建长期资产，就需要对这项资产进行充分的考察与论证，核算其未来给医院带来现金流量及盈利的能力，因为到期医院不仅需要归还此笔银行借款的本金，同时还要支付相应的利息费用。

3) 分析医院投资的潜在风险

投资管理是医院现金流量管理的重要组成部分。投资作为医院重要的一项财务活动，对医院的盈利能力和长远发展有着重要的影响。加强现金流量管理，从投资决策来考察，则要求医院建立严格科学的投资机制，综合考虑投资报酬率和投资回收期，以追求最大化投资回报为经营理念。一般而言，医院的投资活动限制在购买医疗设备和开发医疗科研项目以及购买无形资产等项目上，医院也进行一定的长期债券投资和长期股权投资，但投资规模都不太大。如果项目的现金流入量与现金流出量在一定的规模上实现相对平衡，这在一定程度上说明医院投资活动运营正常，未来发展前景可观；反之则存在一定的不合理性。特别是如果盲目扩大投资导致现金流出量远远超过现金流入量，可能给医院带来较大的投资风险，决策者需要谨慎对待。

4) 评价医院实际的偿债能力

医院偿债能力的衡量有不同的分析方法。利用医院的资产负债表和收入支出总表信息,可计算流动比率和速动比率。由于这两个指标是基于权责发生制的偿债能力分析,因此计算出来的结果在很多时候并不能真实反映医院实际的偿债能力,因为只有现金才是医院流动性最强,同时也是直接能够用于偿还债务的来源。借助现金流量表的信息,从现金流量角度分析医院偿付债务的能力,可及时了解医院当期取得的现金收入在满足医疗经营活动所需现金支出后,是否有足够的现金偿付到期债务。

2.3.3 完善医院现金流量管理

为加强医院的现金流量管理,应借鉴现代企业现金流量管理理论,建立起一套完整的医院现金流量管理体系。完善的现金流量管理可以分为以下四部分:

1) 现金流量规划

根据医院业务收支计划、上级财政拨款、设备购置计划、基建维修计划、物资等库存占用资金情况、往来款项预计变动情况和投融资计划制定现金流量规划。以科学控制现金流出为原则,以增加医院净现金流量为最终目的。建立完善的月度、季度滚动现金流量预算,从医疗、药品、行政和后勤等方面建立全面、完善的现金流量预算体系。现金流量预算既要强调计划管理的权威性和控制性,保持流入流出平衡,又要留有余地。

2) 现金流量控制

严格执行现金流量预算,预算外现金流出应特别审批,并落实现金流入。以现金流入定流出,对支付给职工的绩效工资、药品采购款等资金,应以医院实际经济效益为依据。对大额异常现金流入流出重点控制,以财务部门为主明确现金流量管理岗位责任,建立现金流量日报表制度。

3) 现金流量报告

我国医院现有的财务报告体系包括 3 张基本财务报表和一份报表说明书。3 张报表包括:医院资产负债表、收入支出总表和基金变动表,这些报表没有反映流动性最强、变现能力最强的现金流量信息,管理者无法掌握现金流动情况,将不利于医院的决策和管理。在现有的医院财务报表体系的基础上增加医院现金流量表已成为必然。

医院现金流量报告产生于医疗服务活动、药品购销活动、投融资及其他活动三大类。编制现金流量表可以以收支总表中各收支项目为起点,调整与各类业务相关的流动资产与流动负债的增减变化,将收支表中以权责发生制为基础计算的、并没有实际发生现金流入流出的收入与费用项目,转换为以收付实现制为基础计算的收入与付现的费用。

4) 现金流量分析

医院现金流量分析包括以下几个方面:

(1) 差异分析　将现金流量执行结果与现金流量预算比较,对差异进行分析。

(2) 结构分析　从现金流入流出结构、净现金流量结构分析各项业务的现金流动是否正常。

(3) 趋势分析　根据医院可比期间的现金流量情况,进行相同项目的对比分析。

现金流量可为医院管理者、上级部门、外部投资者提供真实可靠的决策信息。从现金流量的角度去考察医院的盈余质量、坏账风险、现金周转能力、投资理财等活动状况,能够比较客观的评价医院的营运发展能力,为医院管理决策提供财务信息支持,从而提高医院的管理水平和竞争能力。因此无论是适应医疗卫生体制改革,还是适应医院内部管理的需要,医院都应该加强和完善现金流量管理。

思考题

1. 什么是时间价值？时间价值是如何产生的？
2. 单利和复利有什么区别？
3. 简述年金的概念和类型。
4. 什么是风险价值？风险价值与时间价值的关系如何？
5. 风险价值用概率分布法如何计量？
6. 医院加强现金流量管理的意义何在？
7. 如何加强医院的现金流量管理？

3 医院财务管理的环境

【学习目标】

本章主要介绍医院的概念、分类、性质和功能,医院组织结构与医院治理结构以及金融市场。通过本章学习,应当掌握如下内容:

(1) 熟悉医院的定义和分类,掌握医院的性质和功能。

(2) 了解现代医院治理结构的理论背景,熟悉医院的组织结构类型和现代医院治理结构的内容,掌握现代医院治理结构的定义。

(3) 了解金融市场的分类,熟悉金融市场体系,掌握金融市场的定义和基本要素、功能和特点。

3.1 医院概述

3.1.1 医院的历史演进

根据现有的考古资料,人类已有 300 万年的历史。在人类发展的漫长历史中,随着生态环境的剧变、严峻的自然选择,人类从其起源开始,就存在于与自然界的斗争和协调之中。医学就是在人类与疾病及损伤的斗争过程中,满足人类生存和保健的需要而产生的。随着人类社会的发展,医学经历了从古代、近代到现代的不同发展阶段。医学是人类发展中形成的璀璨文化之一。医院则是运用医学知识,为人类提供医疗服务的机构。医院的发展经历了古代医院、近代医院、现代医院三个阶段。

1) 古代医院

古代医院产生和发展的历史已有两千年之久。公元前五、六世纪的古印度、古希腊、古埃及和古代中国,在相近的时期内都有了古代医院的雏形,如锡兰的佛教医院、东印度阿育王朝建立的医院以及中国春秋初期设立的残废院等。其后,在罗马以及信奉伊斯兰教的地区亦有类似的医院出现。

在中国,汉平帝元始二年(公元 2 年),由于灾疫流行,政府明令"民疾疫者,舍空邸第,为置医药",这是一种临时隔离的措施,为古代医院的雏形。中国最早的正规医院,始于南北朝时期。古代医院多半是临时性收容或隔离病人的场所,设施简单,凭医生个人的经验诊治病人。当时的医疗和宗教关系密切,医院成为宗教组织的一部分。受历史条件限制,当时医院还处于萌芽状态,不是社会医疗的主要形式。

2) 近代医院

近代医院的起源是与基督教的兴起联系在一起的。中世纪医院的基本功能是从事宗教活动,向穷人提供慈善和福利服务,尤其是提供食物、避难所、礼拜堂、祷告以及护理。公元 14~16 世纪欧洲文艺复兴运动和近代自然科学的兴起,给医学带来了生机,使医学得到了迅速发展。从 16 世纪下半叶开始,人们建立了实验医学,医学科学进入了近代医学发展阶段,生理学、病理学、微生物学以及诊断、治疗技术都有了一定的进展。从 18 世纪到 19 世纪中叶,欧洲的城市人口急剧增长,城市医院迅速增加,社会医疗在大城市中逐步成为主要形式。但当时的医院还无完善的组织系统和管理办法,可以说尚处于初级阶段。

从 19 世纪中叶到 20 世纪 60 年代,近代医院逐步走向正规化。在法国微生物学家巴斯德在空气中发现微生物之后,1867 年英国外科医生李斯特阐明了细菌与感染的关系,人们开始采取消毒灭菌措施,防止医院的交叉感染。近代护理学创始人南丁格尔对护理工作和医院管理的改进以及青霉素等有效抗菌药物的问世,使医院的医疗服务和生活服务发生了巨大变化,医疗质量显著提高,医院的功能逐步扩大,形成医疗、教学、科研、预防相结合的格局。

中国近代医院的出现,是伴随着帝国主义对中国的文化侵略,从外国教会在中国各地设立教会医院开始的。外国教会最早在澳门、广州设立医院。鸦片战争以后,清政府与西方列强签订一系列不平等条约,各帝国主义国家争相在我国各大小城市设诊所、开医院,到 1914 年,全国有基督教会和天主教会办的医院 440 多所,西洋医学在中国广泛传播。20 世纪 20 年代后期中国自办的公立和私人医院才有了较快的发展,到 1934 年全国已有公立、私立医院 546 所,分布在 21 个省市,大部分集中在相对发达的沿海城市。

3) 现代医院

20 世纪 70 年代以来,医院进入现代医院发展阶段,拥有现代高水平、高质量的诊疗、保健、康复技术和现代化的管理理论和方法,比以往更为广阔的医疗健康服务领域,能适应知识更新、技术进步和整个社会发展的步伐。现代医院的主要特征如下:

(1) 医学观念更新   医学观念对办医院的宗旨和医疗服务起着重要的导向作用。医学观念的更新着重体现在如何看待疾病与健康和如何确认医学目的的问题上。

关于医学目的,传统的观念认为,医学的目的就是治疗疾病,追求治愈和根治,把防止死亡当作神圣的目的。但随着现代化医学发展的整体化趋势,医院必须在治疗疾病的同时,重视预防医学、社会医学,对疾病作出"社会诊断",开具"社会处方",制定社会防治措施。以便使医院从治疗服务扩大到预防服务,从技术服务扩大到社会服务,从生理服务扩大到心理服务,从院内服务扩大到院外服务(包括家庭医疗服务、临终服务等)。可以说,现代社会向医院提出了更新更高的要求。

(2) 分工精细与多种综合的新型医疗技术结构日益形成   随着现代医学的发展,医院的专科分科越来越细,发展了一些新的专科,并形成了各科的特色,如急救医学、临床遗传学、老年医学、社会医学等,这为对疾病进行细致观察和深入研究提供了有利条件。但由于医院诊断的对象是人,而人是由各种组织器官系统构成的有机整体,人的整体性要求各个专科间必须相互配合、协同防治,才能对整体的人进行全面有效的治疗。这在客观上要求医院要构建成新型的医疗技术结构,即在高度专业化的基础上趋向整体化,实行多种综合,加强横向联系。

(3) 广泛应用现代科学技术的成就   现代科学技术的迅速发展,给医院工作提供了自动化的可能,在某些方面以机械化、自动化代替手工操作可以提高效率和准确度。随着电子计算机的飞速发展和广泛应用,医院管理及医疗服务手段都将出现一个全新的局面。

(4) 高水平的掌握现代科学技术的专业队伍   医院的发展与医疗水平的高低关键在人才。当今时代,科学技术日新月异,电子计算机的广泛运用,生物遗传工程、分子生物学的蓬勃兴起,正有力地带动着整个医学向前发展。因此,医院要培养一支适应现代医学技术发展的开拓型、智力型的科技队伍。

3.1.2 医院的概念和分类

1）医院的概念

对于医院的概念,不同国家有着不同的解释。如日本以私人医院为主,在医院的概念中不能不把规模较小的私人医院包括在内,因而其医院的定义是:"医院是医师或牙科医师为公众和特定人群进行医疗服务的场所,应有收容 20 名以上病人的设施,医院应以病人能享受到科学、恰当、方便的诊疗为主要目的进行组织和运营。"

世界卫生组织(WHO)提出的医院定义是:"医院是社会和医学系统中一个完整的组织,它的功能是为人们提供完善的健康服务,包括医疗和预防两个方面以及从门诊延伸到家庭的医疗服务。医院也是培训医务人员和研究医学科学的中心。"这是对现代医院的基本要求。

建国后我国对医院的定义是:"医院是治病防病、保障人民健康,设有病房和门诊的医疗预防机构。医院中专业卫生技术人员集中,拥有医疗器材比较齐全,能以精湛的技术为病人诊治疾病,担负预防保健工作,并结合医疗预防开展医学科学研究和卫生专业人员培训工作。"

2）医院的分类

(1)根据我国《医院分级管理办法(试行草案)》的规定,医院可分为 3 级:

① 一级医院:是直接向一定人口的社区提供预防、医疗、保健、康复服务的基层医院、卫生院,包括农村乡镇卫生院、城市街道卫生院、地市级的区医院和相当规模的工矿、企事业单位的职工医院。

② 二级医院:是向多个社区提供综合医疗卫生服务和承担一定教学、科研任务的地区性医院,包括各地一般市、县医院以及省、直辖市的区级医院。

③ 三级医院:是向几个地区提供高水平专科性医疗卫生服务和执行高等教育、科研任务的区域性以上的医院,包括中央、省、市直属的城市大医院及高等医学院校的附属医院。

(2)根据我国《关于城镇医疗机构分类管理的实施意见》,医院可分为两种:

① 非营利性医疗机构:是指为社会公众利益服务而设立和运营的医疗机构,不以营利为目的,其收入用于弥补医疗服务成本,实际运营中的收支结余只能用于自身的发展,如改善医疗条件、引进技术、开展新的医疗服务项目等。

② 营利性医疗机构:是指医疗服务所得收益可用于投资者经济回报的医疗机构。

两种医院的区别如表 3.1 所示。

表 3.1　非营利性医院与营利性医院的区别

项目	非营利性医院	营利性医院
经营目的	为社会公众利益服务	追求投资者的经济回报
经营任务	主要提供基本医疗服务	自主确定医疗服务
收入结余	用于事业发展	投资者分红
资产处理	归社会有关管理部门(出资)	归投资者处理
国家政策	政府办的享受政府财政补助;执行政府规定的指导价格;享受相应的税收优惠;执行医院财务和会计制度	没有政府财政补贴;价格放开;依法照章纳税;执行企业财务和会计制度

（3）随着医院功能的扩大和分化,医院按功能可分为以下几种:

① 综合医院:多种专科的综合性医院,主要从事疾病诊治。大型医院主要从事急危重症、疑难病症的诊疗,并结合临床开展教育科研工作。综合医院在发达国家大多数为急性病医院,在我国多为国有大型医院。

② 专科医院:特定专科疾病的诊治研究机构,一般只针对特定疾病的病人进行医疗活动,主要从事疾病诊治,并结合临床开展教育科研工作,如传染病医院、妇产医院等特殊治疗中心、急救中心等。

③ 长期疾病医院:对一些慢性病进行治疗的医院,如老年病医院、康复医院、临终关怀医院以及护理之家等。

④ 其他:由于医院进行细分后,有些医疗机构因不具备疾病诊治及急危重症、疑难病症的诊疗功能,不能划归为一般的治疗性医院,如保健院(所)、健康体检中心、诊疗所等。

（4）随着医院产权多元化发展,医院按产权属性可分为以下几种:

① 全民所有制医院:全民所有制医院是由全体社会成员共同占有生产资料的一种公有制形式医院。在我国,全民所有制医院采取的是国家所有制形式,即一切生产资料归社会主义国家所有。

全民所有制医院在我国医疗卫生事业中发挥着主导作用,担负着我国主要的医疗保健任务。全民所有制医院在数量上占有绝对优势,拥有较先进的医疗设备和仪器,集中了一大批高、中级专业医务人员,代表了国家和地区先进的医疗业务水平和技术水平,承担了大量的防病治病工作,是形成我国城乡三级医疗网络的主导力量。

② 集体所有制医院:集体所有制医院是由部分劳动群众共同占有生产资料的一种公有制形式医院。在我国,集体所有制医院从地区上划分大致有两类:一是城镇街道或集体所有制工商企业的卫生院、卫生所、医务室;二是部分乡村卫生院、卫生所等。集体所有制医院任务同全民所有制医院一样,都是社会主义卫生事业中的公有制经济,它们共同组成了社会主义卫生事业生产关系的基础。

集体所有制医院是我国城乡卫生事业的基层医疗卫生组织和医疗预防中心,是做好防病治病工作的极为重要的力量,服务灵活,适应性强,立足于为本地区居民和中小型企业服务,因此,情况熟悉,群众就医方便。

③ 股份制医院:股份制医院是在改革中涌现出来的一种新型的医疗机构。具体又包括以下几种类型:

a. 股份有限(公司)医院:是由一定人数以上的股东所发起组成,全部资本被划分为若干等额股份,并通过向社会公开发行股票(或股权证)筹集资本,股东就其所认股份对(公司)医院负有限责任,股票可以自由转让,(公司)医院以其全部资产对(公司)医院债务承担责任。

b. 有限责任(公司)医院:亦称有限(公司)医院。一般指依法成立,由法律规定的一定人数的股东组成,(公司)医院不公开发行股票,股东以其认定的出资额对(公司)医院负责,(公司)医院以其全部资产对医院债务负责。

c. 合资医院:是中外合资经营医院的简称。合资医院是由一个或几个外国公司、医院或其他经济组织和个人(简称外国合营者),经中国政府批准,在中华人民共和国境内同一个或几个中国的公司、医院或其他经济组织(简称中国合营者)共同投资兴办的受中国法律保护管辖的股权式合营医院。

④ 私立医院:由个人出资兴办的医院,医院的所有权归出资者所有。目前我国私立医院规模一般较小,多以专科医院出现,是其他医院医疗服务的补充,属营利性质的医院。

3.1.3 医院的性质和功能

1) 医院的性质

1997年,中共中央、国务院在《关于卫生改革与发展的决定》中明确地提出,我国卫生事业是政府实行一定福利政策的社会公益事业。医院是一个国家卫生事业的重要组成部分,它既要服从于国家整体卫生事业的基本性质,又要体现出它的特殊性。因此,我国的医院具有如下性质:

(1)公益性　我国医院是对病人或特定人群进行治病防病、保障人民健康的社会主义卫生事业单位,必须贯彻党和国家的卫生方针政策,遵守政府法令,为社会主义现代化建设服务。

(2)服务性　医院属于服务业,它是运用医学科学技术进行医疗保健服务的生产单位。医疗服务是医院医疗人员、护理人员和病人接触的结果,服务质量好坏,往往取决于服务人员的素质和水平。医务人员能力的特征,一般体现在医院的服务规范中。

(3)经营性　在西方国家中,医院是在市场经济的自由竞争中求生存、求发展,必须注重经营管理。目前,中国已经从计划经济体制转向市场经济体制,医院开始实行分类管理,营利性医院需要根据市场的需求自主确定医疗服务项目,完全靠自己的经营来生存与发展;而政府举办的非营利性医院主要是提供基本医疗服务并完成政府交办的其他任务,享受同级政府给予的财政项目补助和相应的税收优惠政策,但是,由于国家目前的财力还不宽裕,医院的大部分经费还是要靠医院的本身经营来解决。

2) 医院的功能

随着医学科技的飞速发展、医学模式的转变以及人们对健康认识的深化,医院已逐渐从单纯的诊治病人,转向疾病的预防和康复、增进身心健康的方向发展。《全国医院工作条例》指出,医院应"以医疗工作为中心,在提高医疗质量的基础上,保证教学和科研任务的完成,并不断提高教学质量和科研水平。同时做好扩大预防、指导基层和计划生育的技术工作。"因此,我国医院的基本功能主要有以下几个方面:

(1)医疗服务　这是医院的主要功能。医院医疗工作以诊疗与护理两大业务为主体,医疗与辅助业务密切配合,形成一个医疗整体,为病人服务。医院医疗一般分为门诊医疗、住院医疗、康复医疗和急救医疗。门诊、急诊诊疗是第一线,住院病人诊疗是重点。

(2)教育培训医务人员及其他人员　医院必须具有对一切医院工作人员进行培养教育的功能,而且只有这样,才能不断提高业务技术水平,提高医疗质量。教学医院还要承担临床教学的任务。

(3)开展科学研究　医院是集中进行医疗实践的场所,医院开展科学研究是提高业务水平的需要,而且进行临床研究,往往能提高医疗质量,直接推动医学发展。从实践来看,在医院的医疗工作中蕴藏着无数的研究课题,需要医务人员积极研究,不断开拓。

(4)开展预防和社会医疗服务　医院不仅仅是治疗病人,还肩负着预防保健工作,开展社会医疗服务,从而成为人民群众健康服务活动的中心。要扩大预防,指导基层,开展计划生育的技术工作,同时还要开展健康咨询、门诊和住院体格检查、疾病普查、妇幼保健指导、卫生宣教等业务。

(5) 开展康复医疗　过去往往忽视医院在康复方面的功能。事实上,康复涵盖范围相当广泛,其主要目的与功能是:让每一位病人能在生理上完全康复;使每一位病人在心理上完全摆脱创伤;使病人能早日回归社会;使病人不留下任何疾病阴影,发挥其原来的角色功能;预防病人再患同一伤病而住院。

以上所述的 5 项功能不是各自孤立的,而是相互联系、相辅相成的。其中以医疗为中心,其他四项功能围绕医疗工作统筹安排,并与医疗相结合。

3.2　医院组织结构与医院治理结构

组织结构(Organization Structure)是指表现组织各部分的排列顺序、空间位置、聚集状态、联系方式以及各要素之间的相互关系的一种模式。组织结构应具有稳定性和适应性。无论组织结构的类型如何不同,任何一个组织结构都存在三个相互联系的要素,即管理层次的划分、部门的划分和职权的划分。同样,组织结构的设计必须达到精简、高效、统一的目的。

3.2.1　医院组织结构的主要功能

所有的管理职能均需要依托一定的组织才能实现,管理者都是在组织中工作的,组织的大小、规模、复杂程度等特性直接影响管理者的管理成效。组织结构规定和制约着管理系统功能的性质和水平,限制着管理系统功能的范围和大小。医院组织结构的功能主要包括以下几个方面:

1）指导与服务功能

医院组织结构在医院各项活动中处于"贯彻执行"的地位。一方面要将上级确定的卫生工作的方针政策及医院的决策进行学习贯彻;另一方面要通过指导、组织,推行卫生工作方针政策及医院的决策,使之变为全院职工的行动。在开展各项活动过程中,医院各层级组织应坚持"领导为群众服务,后勤为医疗服务,医技为临床服务,全院为病人服务"的原则,在整个服务体系应遵循"以病人为中心"的宗旨。

2）管理与协调功能

管理就是用科学的理论和方法以及行之有效的规章制度等推行医院的政令和计划,完成医院组织目标。医院组织结构为保证完成既定目标,要协调领导与群众、后勤与医务、科室与班组等之间的工作关系,创造和谐的工作环境,避免冲突,提高工效,使医院医疗、教学、科研、政务各项活动能够协调发展。

3）监督、考核和保护功能

该功能就是协助领导对下属科室、班组及其工作人员按照医院的规章制度进行检查、考核并保证医疗和财务安全,依法保障职工的合法权益。

3.2.2　医院组织结构的类型

组织结构是随着生产力和社会的发展而不断发展的,是组织的成员为实现组织整体目标而进行分工协作,在职务范围、责任、权利等方面进行划分所形成的结构体系。医院组织结构的选择主要取决于医院的任务和目标、医院的内外部环境、技术和医院管理要求等特点,包括领导体制、科室设置及其隶属关系和工作关系,这就使得不同医院的组织结构各不相同,因此,每个医院必须设计好适合自身特点的组织结构并使其有效运转。

医院常见的组织结构类型有以下 3 种：

1）直线型组织结构（line organization）

直线型组织结构又称单线型组织结构，是最早最简单的一种医院组织类型，是一种集权式的组织结构形式（见图 3.1）。其特点是：组织中各种职位是按垂直系统直线排列的，各级行政领导人执行统一指挥和管理职能，不设专门的职能机构。

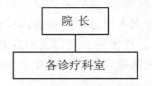

图 3.1　医院直线型组织结构图

直线型组织结构的优点是结构简单，权责分明，集中管理，指挥统一，做出决定迅速，工作效率高。缺点是组织结构缺乏弹性，要求领导人员通晓多方面的知识，各方面的工作能力均较强。这种组织结构适合于规模较小、管理层次较为简单的医院，如卫生院、街道医院等一级医院。

2）直线参谋型组织结构（line function organization）

直线参谋型组织结构是把直线职能和参谋职能有机结合起来，按照组织和管理职能来划分医院的部门和设置机构的一种组织结构（见图 3.2）。其特点是：以直线职能为基础，在各级行政负责人之下设置相应的职能部门，分别从事专业管理。

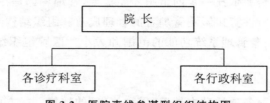

图 3.2　医院直线参谋型组织结构图

这种组织结构将医院管理人员分为两类：一类是直线指挥部门和人员，拥有决定和指挥权，并对该组织的工作负有全部责任；另一类是职能部门和人员（也称为参谋部门和人员），是直线指挥部门和人员的参谋，只对直线指挥人员起参谋助手作用，对下级直线部门只能提供建议和业务指导，没有决定和指挥的权力。其中参谋人员由综合性参谋职能部门（如院长办公室、医务科等）和专业性参谋职能部门（如人事科、财务科、设备科、信息科等）构成。各级行政领导人实行逐级负责，形成高度集权的组织结构。

直线参谋型组织结构的优点是保证医院统一指挥的前提下，对组织内部活动可实行有效的管理。缺点是权力过多集中于最高管理层，或多或少限制了下一级部门的主动性和积极性；具有专业分工的各部门之间的沟通和协调不好，将会妨碍工作；信息传递路线较长，反馈较慢。这种组织形式比较适用于中等规模的医院，我国的区、县中心医院等二级及二级以上的医院绝大多数采用这种组织结构形式。

3）矩阵型组织结构（matrix organization）

矩阵型组织结构就是在直线职能组织结构的基础上，又有横向的机构系统，使组织机构既保留纵向的垂直领导系统，又使横向之间发生联系（见图 3.3）。矩阵型组织结构是实现多重组合的一种方式。矩阵是横向联系的一种有利方式，其独特之处是同时使用辅助诊疗部（横向的）和医务部（纵向的）结构，辅助科主任和医疗部主任在组织内拥有同等的权力。

矩阵型组织结构的优点是使集权与分权有机结合，增强了医院管理工作的科学性和灵活性，也有利于医院各学科的发展和专门人才的培养活动，能促进一系列复杂而独立的基础项目取得协调,同时又保留各专业组合在一起所具有的经济性。缺点是容易造成混乱,并隐藏着权力相争的倾向。这种组织结构对医疗任务重、业务情况复杂、辅助诊疗技术较高、科研任务较多的大型医疗单位是一种行之有效的组织形式。

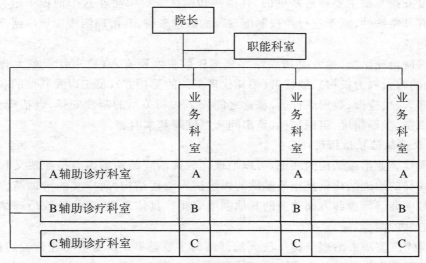

图 3.3　医院矩阵型组织结构图

在现实医院管理活动中,大部分医院并不是采用纯粹的一种组织结构类型,而是多种类型的结合体,所不同的是采取适合本医院实际需要的某一种组织结构类型为主。

3.2.3　医院治理结构

在我国,"治理结构"一词是源于企业界的"公司治理结构",人们普遍将治理结构与企业界中公司治理结构等同起来,进而认为只有实行股份制的医院才存在治理结构的问题,这是对公立医院治理结构的误解。其实,只要存在所有者和经营管理者之间的关系,就存在治理结构的问题。世界银行的经济学家认为,治理结构是所有者与一个组织管理部门之间的关系。若管理者不断追求所有者的目标,或当"委托代理"成本最小化的时候,我们说存在好的治理结构。

1) 现代医院治理结构的理论背景与含义

对医疗机构进行改革,应该遵循市场经济体制的一些基本规律,用市场的方法来解决目前医院存在的问题。现代医院治理结构问题的提出和解决,可以从现代企业治理结构理论中得到启示。

(1) 现代医院治理结构的理论背景　现代医院治理结构的理论应该直接来源于现代企业治理结构。事实上,公司治理结构的全部内容,是指在契约制度的基础上,通过各种机制,既充分调动各种利益主体的积极性,又对各种利益主体形成有效的约束,即形成相互制衡,保证各种利益主体自身的应有利益与权力。公司治理结构是一个复杂的体制体系。通过这些经济理论观点,可以看出,一方面,现代企业治理结构是一种制度安排的组合;另一方面,企业治理结构不仅仅是所有权层面上的安排,而且应该是一个企业内部整体关系的一种制度组合,其内涵也越来越广。

(2) 现代医院治理结构的含义　参照现代企业理论,可以把现代医院治理结构定义为有关医院控制权和剩余索取权分配的一整套法律、文化和制度安排,这些制度能够在医院的各个层次上发挥作用,既能有效地提高医院职工的积极性,又能对医院各个利益主体产生有效的约束。值得注意的是:① 在这些制度中,有关医院董事会的功能、结构、股东的权利等方面的制度安排是最主要和最基础的,其他一切制度安排都要在这个前提下进行;② 医院治理结构有其特殊性,对于进行产权制度改革的医院来讲,其治理结构应该依据不同产权改革的模式建立。

所谓医院治理结构,通常是指联结并规范医院资本所有者(股东及股东大会)、董事会(股东大会的常设权力机构)、经营者(委托代理契约的受托方)、员工以及其他的利益相关者(债权人、病人、供应商、政府或社会)彼此之间权、责、利关系的制度安排,包括产权制度、决策与督导机制、激励制度、组织结构、董事问责制度等基本内容。

2) 现代医院治理结构的内容

根据现代企业治理结构的理论,可以把现代医院治理结构的内容按照狭义和广义来划分。所谓狭义的治理结构就是指最基础的医院法人治理结构;而广义的治理结构还应该包括更为细致的能够涵盖各方面关系的其他制度安排。具体来说,现代医院治理结构应该有以下5个方面的内容:

(1) 现代医院法人治理结构　法人治理结构主要是界定所有者与经营者的相互关系。我国医院按照所有权性质分为两大类:国有医院和非国有医院。国有医院在改革的过程中,必须面对的问题就是如何使医院成为独立的法人实体。国家作为国有医院的所有者,应该与国有医院的经营者实现两权分离。作为所有者的国家是委托方,作为医院的经营者是受托方,二者之间形成的是委托代理关系。委托方享有剩余索取权;经营者,也就是独立的医院法人实体享有经营收益权。与普通企业不同的是,我国国有医院还承担一部分提供公共卫生服务的任务,因为公共卫生服务属于公共产品的范畴,所以在对其改革的过程中,还必须处理好政府和医院之间的利益关系。民营医院由于其民营性质,一开始就是独立的法人实体,一般来讲民营医院的出现都会按照现代企业的要求设立。因此,不存在体制改革的问题,只需要处理好卫生行政部门的监管和医院本身经营的关系。而且,一般来讲民营医院大多是以营利为目标,其所有者和经营者更容易形成明确的委托代理关系。

(2) 现代医院委托代理结构　建立现代医院治理结构的核心问题是解决委托代理关系带来的激励和约束问题。无论是国有医院还是民营医院,在现代法人治理结构建立的前提下,资产的所有者和经营者是分开的,所有者直接将自己的资产交给经营者去经营的例子不多。而且在股份制的情况下,股东是分散的,首先股东要委托一个能够代表他们利益的机构,然后再由这个机构(董事会)委托给经营者进行经营。层层委托代理关系比较复杂,因此,必须建立完善的委托代理结构,完善监督机制。例如国有医院,国家是医院的所有者,但是,国家是通过政府部门来体现国家对医院的所有权的。而政府又要选择合适的经营管理者去经营管理医院。这就至少产生了两层委托代理关系。对于民营医院,出资者一般组成董事会,委托董事会实现自己的所有权,董事会任命医院的经营者,对经营者进行约束激励。当然,为了完善监督职能,还要设立监事会。但在实际工作中监事会的作用往往被虚置。

(3) 现代医院股东治理结构　不同的出资者之间的关系形成股东治理结构。在医院改革中这个问题体现在不同类型的医院兼并联合的过程中国有资产和其他资产之间的关系上,还体现在公司制的医院中不同类型、不同份额的资产及其所有者之间的关系上。在国有医院与其他医院重组兼并的过程中,首先是国有资产份额的确定,在董事会的决策中,在医院的经营过程中,各个不同的股东之间的关系、不同的所有者之间分担的收益和承担的风险自然也不相同。大股东或者大股东的代理人往往能够凭借其资产份额的优势地位,对小股东的利益造成损害。因此,如何协调好这些问题,关键在于完善现代医院治理结构中的第三个层次,即股东治理结构。

（4）现代医院经营者治理结构　医院的经营管理者也是一个体系。医院各种经营者之间关系的界定总和就是医院的经营者治理结构。在现代医院中,不同经营者的目标往往是不一致的,正如所有者之间的利益关系出现矛盾一样,当一个医院的内部管理阶层出现矛盾时,所带来的损失往往是巨大的。因此,建立现代医院治理结构,必须协调好医院内部经营者之间的关系,建立健全经营者治理结构。

（5）现代医院对人力资本的治理　现代企业治理理论的重点已经转移到货币资本和人力资本之间的关系上来。货币资本的所有者是医院的各类股东,这并不难理解。但是在现代医院中人力资本体现为两个方面:一是医院的经营管理人员,他们往往具有管理学和医学的双重背景,而且管理学的背景比医学往往更加重要。他们负责医院的日常经营管理,除了一般性的内部管理工作之外,往往还包括医院的财务运营、营销等工作。这类人员一般居于医院的管理层。二是医院的核心技术人才,也就是有名望的医学人才。一个医院要在竞争中的医疗市场立足,必须有自己的业务特色,要保持业务的竞争优势,必须拥有一定素质和数量的人才。核心技术人才可以看为不是这个医院的普通职工,他们是能够为医院带来收益的资本,一种人力资本。那么问题可能会出现在这些人力资本与其他利益团体的关系上。例如,有名望的医生和经营管理者之间的关系如果恶化,可能造成医院的人才流失,将会给医院带来损失。如果医院对医疗人才的激励不足,也会产生人才流失现象。但是,如果医院对医疗人才的约束不足的话,那么就会出现医生收取病人"红包"等现象。总的来讲,对医院的技术人才的治理,越来越成为现代医院治理结构的一个重要内容。

3.3　金融市场

3.3.1　金融市场的定义及基本要素

1）金融市场的定义

金融市场是金融领域各种市场的总称。所谓金融,即资金的融通,它是商品货币关系发展的产物,只要存在着商品货币关系,就必然会有金融产品的融通活动。

金融市场就是通过各种交易方式,促使金融产品在供求双方之间达成交易即进行商品买卖的场所,或者说,是金融产品的供求双方运用市场机制,通过交易进行融资活动的流通领域。资金融通是通过金融产品来进行的。所谓金融产品,是指资金融通过程的各种载体,它包括货币、黄金、外汇、有价证券等。就是说,这些金融产品就是金融市场的买卖对象,供求双方通过市场竞争原则形成金融产品价格,如利率或收益率,最终完成交易,达到融通资金的目的。

一个金融市场既可以是某一特定的"地方",如证券交易所,也可以是某些特定的网络,如计算机网络。一个金融市场的本质是一种关系,一种交换的关系,一种资本的交换关系。因此,对于金融市场来说,重要的不是其地理位置和场地,而是在其中交换的资本数量和交换的质量。随着通信技术的发展,纯粹从金融市场的组成来看,区域空间的分布在很大程度上已经失去其意义。

2）金融市场的基本要素

一个完备的金融市场,应包括3个基本要素:

(1)资金供应者和资金需求者　包括政府、金融机构、企业事业单位、居民、外商等,既能向金融市场提供资金,也能从金融市场筹措资金。这是金融市场得以形成和发展的一项基本因素。

(2)信用工具　这是借贷资本在金融市场上交易的对象,如各种债券、股票、票据、可转让存单、借款合同、抵押契约等,是金融市场上实现投资、融资活动必须依赖的标的。

(3)信用中介　这是指一些充当资金供求双方的中介人,起着联系、媒介和代客买卖作用的机构,如银行、投资公司、证券交易所、证券商和经纪人等。

3.3.2　金融市场的特点和功能

1）金融市场的特点

(1)金融市场的非物质化　这种非物质化首先表现为股票等证券的转手并不涉及发行企业相应份额资产的变动。其次,即使在“纸张”上,金融资产的交易也不一定发生实物的转手,它常常表现为结算和保管中心有关双方账户上的证券数量和现金储备额的变动。金融产品交易的非物质化使得金融交易可以完全凭空进行,买空卖空活动在金融市场上司空见惯。尽管这种非物质化在一定程度上加大了金融市场上的投机性,然而,它却也加速了金融产品的流动性。而这正是金融市场的生命力旺盛的原因之一。

(2)现代金融市场是信息市场　由于金融市场的核心内容——金融产品交易可以抽象掉其硬的物质方面的限制,所以金融市场的软的方面,即信息方面就显得特别重要。金融市场事实上是一个信息市场。其信息的发布、传递、收集、处理和运用成为金融市场上所有参与者都不能回避的竞争焦点。信息在金融市场中的特殊地位,不仅表现在关于已经实际发生了的事实的信息,而且还体现在对于未来的、还没有发生、甚至不知道会不会发生的事件的预期信息。

(3)金融市场是一个自由竞争市场　由于各种各样的金融产品在本质上是完全一致的,它们都代表着一定量的价值或财富,它们之间存在着相互替代性。因此,在金融市场上对各种不同的金融产品的供给与需求在很大程度上是相通的,它们之间具有很强的竞争性。相对于一般商品市场,金融市场为供求竞争规律提供了更全面的、更完整的条件,可以说是自由竞争的典范。

2）金融市场的功能

金融市场对于一国的经济发展具有多方面的功能。

(1)资金融通的“媒介器”　通过金融市场使资金供应者和需求者在更大范围内自主地进行资金融通,把多渠道的小额货币资金聚集成大额资金来源。

(2)资金供求的“调节器”　中央银行可以通过公开市场业务,调剂货币供应量,有利于国家控制信贷规模,并有利于使市场利率由资金供求关系决定,促进利率作用的发挥。

(3)经济发展的“润滑剂”　金融市场有利于促进地区间的资金协作,有利于开展资金融通方面的竞争,提高资金使用效益。

3.3.3　金融市场的分类

金融市场从不同的角度考察,可作如下分类:

1）从金融市场的地域范围划分

金融市场可以分成国内金融市场和国际金融市场。

国际金融市场与国内金融市场之间有着一定的联系。历史上，往往是随着商品经济的高度发展，最初形成了各国国内的金融市场。当各国国内金融市场的业务活动逐步延展，相互渗透融合后，就促成了以某几个国家国内金融市场为中心的、各国金融市场连接成网的国际金融市场。或者说，国际金融市场的形成是以国内金融市场发展到一定高度为基础的。同时，国际金融市场的形成又进一步推动了国内金融市场的发展。

2）从金融市场的功能划分

金融市场可分为发行市场和交易市场。发行市场，亦称为初级市场或一级市场，是指各种新发行的证券第一次售出的活动及场所。证券的发行通过认购和包销方式营销。由于证券的发行者不容易与分散的、众多的货币持有者进行直接的交易，因此，包销是证券发行的主要营销方式。

交易市场亦称为流通市场或二级市场，是进行各种证券转手买卖交易的市场。证券的交易可分为场内交易和场外交易两种形式。前者是大型的、活跃的、有组织的、在某一具体场所内进行的交易活动。后者则往往是在电话中成交的零散的小型交易。

3）按交易方式划分

金融市场可分为证券市场和借贷市场。证券市场是证券发行和流通买卖的市场，它以股票、债券、票据、权证、合约等为交易对象。而借贷市场则是直接以货币作为交易对象的市场，其交易内容实质上就是货币使用权的转让。

4）按交易是否存在固定场所来划分

金融市场可分为有形市场和无形市场。有形市场是指有固定的交易场所、有专门的组织机构和人员以及有专门设备的组织化市场。而无形市场则是一种观念上的市场，即无固定的交易场所，其交易是通过电传、电话、电报、网络等手段联系并完成的。

5）按所交易的金融产品的交割时间划分

金融市场可分为现货市场和期货市场。现货市场是指现金交易市场，即买者付出现款，收进证券或票据；卖者交付证券或票据，收进现款。这种交易一般是当天成交当天交割，最多不能超过 3 天。期货交易是指交易双方达成协议后，不立即交割，而是在一定时间后进行交割。

3.3.4　金融市场与其他市场的关系

在市场经济条件下，各类市场在资源配置中发挥着基础性作用，这些市场共同组合成一个完整、统一且互相联系的有机体系。市场体系分为产品市场（如消费品市场、生产资料市场、旅游服务市场等）和为这些产品提供生产条件的要素市场（如劳动力市场、土地市场、资金市场等）。

金融市场是统一市场体系的一个重要组成部分，属于要素市场。它与消费品市场、生产资料市场、劳动力市场、技术市场、信息市场、房地产市场、旅游服务市场等各类市场相互联系，相互依存，共同形成统一市场的有机整体。在整个市场体系中，金融市场是最基本的组成部分之一，是联系其他市场的纽带。因为在现代市场经济中，无论是消费资料、生产资料的买卖，还是技术和劳动力的流动等，各种市场的交易活动都要通过货币的流通和资金的运动来实现，都离不开金融市场的密切配合。从这个意义上说，金融市场的发展对整个市场体系的发展起着举足轻重的制约作用,市场体系中其他各市场的发展则为金融市场的发展提供了条件和可能。

3.3.5 金融市场体系

金融市场体系是指金融市场的构成形式,它包括货币市场、资本市场、外汇市场和黄金市场。而一般根据金融市场上交易工具的期限,把金融市场分为货币市场和资本市场两大类。

1)货币市场

(1)货币市场的定义　货币市场是指融资期限在 1 年以下的金融交易市场,是金融市场的重要组成部分。由于该市场所容纳的金融工具,主要是政府、银行及工商企业发行的短期信用工具,具有期限短、流动性强和风险小的特点,在货币供应量层次划分上被置于现金货币和存款货币之后,称之为"准货币",所以将该市场称为"货币市场"。

(2)货币市场的构成　一个有效率的货币市场应该是一个具有广度、深度和弹性的市场,其市场容量大,信息流动迅速,交易成本低,交易活跃且持续,能吸引众多的投资者和投机者参与。货币市场由同业拆借市场、票据贴现市场、可转让大额定期存单市场和短期证券市场 4 个子市场构成。

(3)货币市场的功能　货币市场产生和发展的初始动力是为了保持资金的流动性,它借助于各种短期资金融通工具将资金需求者和资金供应者联系起来,既满足了资金需求者的短期资金需要,又为资金有余者的暂时闲置资金提供了获取盈利的机会。但这只是货币市场的表面功用,将货币市场置于金融市场以至市场经济的大环境中可以发现,货币市场的功能远不止于此。货币市场既从微观上为银行、企业提供灵活的管理手段,使他们在对资金的安全性、流动性、盈利性相统一的管理上更方便灵活,又为中央银行实施货币政策以调控宏观经济提供手段,为保证金融市场的发展发挥巨大作用。

2)资本市场

(1)资本市场的概念　又称长期资金市场,指融资期限在 1 年以上的金融交易市场。它包括所有关系到提供和需求长期资本的机构和交易。长期资本包括医院的部分所有权如股票、长期公债、长期公司债券、一年以上的大额可转让存单、不动产抵押贷款和金融衍生工具等,也包括集体投资基金等长期的贷款形式,但不包括商品期货。

资本市场是一种市场形式,而不是指一个物理地点,它是指所有在这个市场上交易的人、机构以及他们之间的关系。

(2)资本市场的特点　与货币市场相比,资本市场的特点主要有以下几点:

① 融资期限长:至少在 1 年以上,也可以长达几十年,甚至无到期日。

② 流动性相对较差:在资本市场上筹集到的资金多用于解决中长期融资需求,故流动性和变现性相对较弱。

③ 风险大而收益较高:由于融资期限较长,发生重大变故的可能性也大,市场价格容易波动,投资者需承受较大风险。同时,作为对风险的报酬,其收益也较高。

在资本市场上,资金供应者主要是储蓄银行、保险公司、信托投资公司及各种基金和个人投资者;而资金需求方主要是企业、社会团体、政府机构等。其交易对象主要是中长期信用工具,如股票、债券等。

思考题

1. 简述医院的性质和功能。
2. 现代医院治理结构的含义和内容分别是什么？
3. 谈谈资本市场和货币市场的区别。

【案例】

医院文化与医院商誉的相关作用

南方医科大学南方医院是一所集医疗、教学、科研和预防保健为一体的大型综合性三级甲等医院，被授予"全国百佳医院"。南方医院创建于1941年，2004年8月由军队移交广东省后，医院确立了"规模运营，特色发展，质量取胜"的发展战略。南方医院以资源整合为抓手，充分挖掘内部潜力，稳步扩大医院规模；以国际化视野建设"第一资源"，紧紧抓住学科和人才这个核心，以专科化发展为主题，坚持"综合与特色"协同发展的策略，打造了一批优势学科和高素质人才队伍。医院先后荣获了全国首家精益管理示范医院、全国医院管理年活动先进单位和中国医院协会医院科技创新奖。

1) 统一医院战略目标，践行核心价值观

南方医院的核心价值观是"以人为本，生命至上"，以创建群众满意医院为目标，着力解决患者最关切、最需要、最期盼的突出问题，保持"全国百佳医院"的美誉。医院战略目标围绕着"四个一"来确立：构建一个现代化医院，锻造一批医学大师，创造一种科学制度，创建一种优秀文化。全院医务人员紧紧围绕医院战略目标，深入贯彻病人价值最大化的核心理念，取得了令人满意的成绩，医院被评为"全国百姓放心示范医院""广州亚运定点医院"；患者对医院的满意率保持在98.2%以上。

2) 把握特点，树立医院精神

医院精神是医院文化的核心内容，是医院发展的主导动力源泉。南方医院的前身是第一军医大学的附属医院，经受军队文化和特区精神长达半个多世纪的历练，已经形成了"令行禁止、协同作战、敢为人先、勇于创新"的独特的医院精神文化。例如，耿仁文院长接触到精益和六西格玛管理的课程，将以客户价值为导向、群策群力解决问题、跨团队合作等崭新的理念引入医院的内部管理，已先后进行了手术室工作流程、门诊取药及出院带药等16个项目的流程再造，并取得了显著成效。

3) 注重形象，培育医德医风

南方医院实施目标管理，把医德医风建设与医院管理紧密结合起来，把医德医风列入目标管理，作为考核内容，与医务人员的晋升、晋级、奖金、分房等切身利益挂钩。近年来，医院先后开展了"医德医风十佳个人""十佳科室主任""窗口之星"等评选活动，大力营造良好的医德医风氛围，收到了较好成效。2008年，医院被全国总工会评选为"全国医德建设先进单位"。

4) 规范管理，健全医院制度

南方医院根据形势的变化，不断地对现行制度进行补充完善。2009年，医院重点抓了规章制度的"废、改、立"工作，对规章制度进行了全面梳理，废除了不适应医院发展的规章制度，完善并出台了《关于进一步加强人才工作的决定》《关于加强医院文化环境管理暂行规定》等一批规章制度,为推动医院科学发展提供了制度保障。自 2013 年 7 月开展教育实践活动以来,医院先后出台了《关于进一步完善院领导查房工作的通知》《关于进一步完善院领导现场办公的通知》等制度,院领导定期到一线科室查房和办公,认真倾听患者和员工的意见,并建立了一系列缓解患者看病难的便民机制;出台了《南方医院预约诊疗管理规定》,以有效缓解患者的费用负担。

点评:正是南方医院的优秀文化不断熏陶和激励了一代又一代南方医院职工艰苦创业、团结协作、拼搏进取、勇攀高峰,医院文化的内涵也在实践中得到了不断的丰富和发展,有力地推动了医院的各项建设,取得了一定的经济效益和社会效益,商誉价值也大大提高。

中篇　医院财务管理运作

4 医院筹资管理

【学习目标】

本章主要介绍医院筹资的概念、原则,医院筹资的渠道和方式,资金需求量的预测,资本成本的计算,资本结构的确定等内容。通过本章学习,应当掌握以下内容:

(1) 熟悉筹资的概念、意义和原则。了解筹资渠道与筹资方式的对应关系。

(2) 掌握医院资金需求量的预测方法,了解医院资金需求量预测的原则。

(3) 熟悉股权资本筹集和债务资本筹集。

(4) 掌握资本成本的概念、意义;熟练地计算资本成本。

(5) 熟悉资本结构的含义和如何确定最佳资本结构,了解资本结构理论。

4.1 医院筹资管理概述

资金筹集是指医院向外部有关单位或个人或从医院内部筹集资金的一种财务活动。任何一个医院,为了保证业务活动的顺利进行,都必须持有一定数量的资金。资金筹集是医院得以创立和生存发展的前提,是医院资金运动的起点。随着改革开放的不断深入,国家下放医院的自主经营权,医院也不再对国家资金等、靠、要,而是努力提高自身竞争力,多元化筹措资金,适应社会需求,不断提高自身医疗水平。

筹资管理是医院财务管理的一项重要内容,科学、合理地选择筹资渠道和筹资方式,加强筹资预测和决策管理,能够提高医院资金使用效益,促进医院可持续发展。

4.1.1 医院筹集资金的基本要求

1) 合理确定资金需求量

医院经营需要筹集资金,而不论采用何种形式筹集资金,都必须确定一个合理的资金需求量。医院财务人员要认真分析医疗活动的特点,采用科学的办法,预测医院资金的需求数量。在确定资金需求量时,既要避免因资金筹集不足,影响医疗服务活动的正常进行,又要防止资金筹集过多,造成资金闲置。同时,医院资金占用在一定期间往往是不断波动的,如有些月份增加,有些月份减少,因此在确定资金需求量时,应考虑不同时间对资金的需求,合理安排资金的投放和回收,尽可能减少资金占用,加速资金周转。

2) 周密研究投资方向

通常,医院总是在有了明确的投资方向后,才会选择筹资的渠道与方式。筹资是为了投资,医院要坚持资金筹集与资金投放相统一,防止那种把筹资同投资割裂开来的做法。资金投放的方向,既决定资金需求量的多少,又决定投资效果的大小,同时还要兼顾社会效益和经济效益的协调。

3) 努力降低筹资成本

医院筹集资金,不论通过何种渠道、采用何种方式,都要付出一定的代价。这个代价就是资金成本。不同资金来源的资金成本各不相同,取得的难易程度不一样,为此就要选择经济方便的资金来源。由于医院资金的来源是多方面的,所以要综合考虑各种资金来源的成本,力求降低综合的资金成本。

4) 适度控制负债规模

负债经营可以使医院以较低的资金成本获取较多的资金投放。医院适度负债可以缓解医院资金紧张的矛盾。但负债过多,则会发生较大的财务风险,甚至因丧失偿债能力至使医院无法运转。因此,医院要适度负债,要从总体上合理配置自有资金和借入资金,既要利用负债经营的有利作用,又要合理控制资产负债率,维护医院的财务信用,减少财务风险。

4.1.2　医院筹资的渠道

筹资渠道是指筹措资金来源的方向与通道,体现资金的来源与供应量。筹资渠道取决于社会资本的提供者及其数量分布。认识和了解各渠道及其特点有助于医院充分拓宽和正确利用筹资渠道。

目前,我国医院主要分为营利性医疗机构和非营利性医疗机构,根据 2000 年卫生部等国家 8 部委下发的关于医疗机构分类管理的文件精神,非营利性医疗机构不以营利为目的,主要由国家出资兴办,其筹资渠道主要是国家财政资金。营利性医疗机构筹资渠道与企业筹资渠道基本类似。概括起来,我国医院目前的筹资渠道主要有:国家财政资金;银行信贷资金;非银行金融机构资金;居民个人资金;医院自留资金;外商资金等。

1) 国家财政资金

国家财政资金是我国国有非营利性医院的主要资金来源。每年国家通过财政预算,对国有非营利性医院以财政拨款的形式予以财政补助。同时,国家还拨给国有非营利性医院用于科研、教学、清理群众欠费、防保等专门用途的资金。上级主管部门根据国有非营利性医院事业发展的需要,对其进行的专项补助或补贴,也是国有非营利性医院的主要资金来源。

2) 银行信贷资金

银行对医院的贷款也是医院资金的一项重要的来源。我国银行分为商业银行和政策性银行,商业银行可以为各类经济主体提供各种商业性贷款,政策性银行只能为特定主体提供政策性贷款。银行信贷资金拥有居民储蓄、单位存款等经常性的资金来源,贷款方式灵活多样,可以适应各类主体资金筹集的需要。

3) 社会集资

社会集资是指医院通过发行股票、债券等方式把非银行金融机构、居民个人、其他企事业单位闲置不用的货币资金集中起来,用于业务经营和建设发展,这也是医院的一种资金来源渠道。

4) 内部积累

内部积累是指医院内部形成的资金,主要包括事业基金和未分配结余。医院内部积累是医院经营资金的重要的补充来源,它不仅能对外投资,而且可以更多地满足医院自身发展的需要。

5）外商资金

外商资金是指外国投资者及我国香港、澳门、台湾地区投资者投入的资金。引进外资作为一种筹资渠道，可以通过发展中外合资或外商独资医院来吸引国外资金直接投入，股份制医院也可以通过发行股票来吸收外资，当然还可以通过融资租赁方式进口国外的先进医疗设备。吸收外商资金，不仅可以满足我国医院发展对资金的需要，而且可以促进我国医院的技术进步，加快医院医疗设备的配置与更新，以提高医院的医疗服务质量，提升医院的市场竞争力。

4.1.3 医院筹资的方式

筹资方式是指筹集资金所采用的具体形式，即如何取得资金，体现了资金的属性。如果说，筹资渠道属于客观存在，那么筹资方式则属于经济主体主观能动行为。筹资管理的重要内容是如何针对客观存在的筹资渠道，选择合理的筹资方式进行筹资。认识筹资方式的种类及各种筹资方式的优缺点，有利于医院选择适宜的筹资方式并有效地进行筹资组合，降低成本，提高筹资效益。

筹资方式取决于医院资本的组织形式和金融工具的开发利用程度。不同性质的医院在资本的组织形式上具有不同的特点。一般而言，我国医院的筹资方式如下：

1）吸收直接投资

吸收直接投资是医院以协议形式筹集政府、法人、自然人等直接投入的资本，形成医院吸收资本的一种基本筹资方式。

2）发行股票筹资

股份制医院按照章程规定依法发售股票，是形成医院股权资本的一种筹资方式。

3）发行债券筹资

医院按照债券发行协议通过发售债券直接筹资，是形成医院债权资本的一种筹资方式。

4）银行借款筹资

医院按照借款合同从银行等金融机构借入各种款项。银行借款是医院获得长期和短期资金的主要筹资方式。

5）商业信用筹资

这是医院通过赊购药品、预收款项等商业信用行为从而筹集资金的一种筹资方式。这种筹资方式比较灵活，易为医院所采用。

6）租赁筹资

医院按照租赁合同租入资产从而筹资，这种筹资方式形成了医院的债权资本。医院采用租赁筹资，是以融物方式来实现融资，目的是化解资金不足的困难。

4.1.4 筹资的一般原则

在市场经济条件下，医院有许多筹资渠道，可供选择的筹资方式也越来越多。通过不同筹资渠道和不同筹资方式筹集资金，其具体过程是不相同的，需具备的条件和考虑的因素也不尽一致。但是无论通过哪种筹资渠道和筹资方式筹集资金，都必须遵循以下原则：

1）合理性原则

医院筹资不论通过哪些筹资渠道，运用哪些筹资方式，都要预先确定筹资的数量，而且必须合理测定资金需求量。科学合理的筹资数量应与投资数量达到平衡，要避免因筹资数量不足而影响投资活动或因筹资数量过剩而影响筹资效益的现象。

2）效益性原则

投资项目的选择是决定是否要筹资的重要因素。投资收益与资本成本的比较,是医院做出筹资决策的依据。因此,在医院的筹资活动中,要认真分析投资机会,讲究投资效益,避免不顾投资效益的盲目筹资。同时,要比较不同筹资方式的资本成本,综合研究各种筹资方式,选择最优筹资组合,以便经济有效地筹集资金。

3）合法性原则

医院筹资活动影响着社会资源的流动,涉及相关主体的经济权益。因此,医院必须遵循国家的法律法规,在特定的法律框架内实施筹资计划,不允许违法筹资,如在筹资过程中为违法资金"洗钱"等。

4.2　筹资数量的预测

筹资数量的预测是医院制定融资计划的前提。为了维持医院的正常经营运转和扩大规模,医院需要筹措资金。这些资金一部分来自医院内部积累,另一部分需要通过外部融资取得。由于外部融资过程往往需要较长时间,因此医院要预先知道自己的资金需求量,提前安排融资计划,否则容易发生资金周转问题。

4.2.1　医院资金需求量预测的原则

1）连续性原则

经济变量通常遵循连续性的发展规律,即在经济业务经营活动的环境不发生重大变化的条件下,经营业务本身保持某种惯性。理财活动也不例外。

2）相关性原则

财务活动中,影响医院资金运动的各种因素之间存在着一定的相互依存、相互制约的因果关系。进行资金需求量的预测,必须搞清与资金需求量有关的因素。

3）统计规律性原则

财务活动中,对某个财务指标所做的一次观察结果往往是随机的,但连续多次的观察结果就具有一定的统计规律性。

4.2.2　医院资金需求量预测的方法

在具体筹资之前,医院应当采用科学的方法预测资金需求量,只有这样,才能使筹集来的资金既能满足业务经营的需要,又不会有太多的闲置。预测资金需求量的常用方法有以下两种:

1）定性预测法

定性预测法也称判断预测法,主要是医院利用历史资料、直观资料,依靠个人的经验和主观分析判断,对未来资金的需求量做出预测。

定性预测法的基本过程:一是聘请熟悉医院业务和财务情况的专家,根据过去积累的经验和市场需求,进行分析判断,提出预测的初步意见;二是召开会议对专家初步意见进行讨论、补充、修改,得出预测的最终结果。这种方法一般是在医疗机构缺乏完备准确的历史资料的情况下采用,参加人应是具有一定理论知识和综合判断能力的专家和专业人员。

2) 定量预测法

定性预测法虽然十分有用,但它不能解释资金需求量与有关因素之间的数量关系,这就需要采用定量预测法。常用的定量预测法有比率预测法和线性回归法。

(1) 比率预测法 用于医院资金需求量预测的比率有很多,但最常用的是资金需求量与业务收入的比率,即收入百分比。下面以营利性医院为例,说明收入百分比法的应用。

收入百分比法是根据营业额与资产负债表和损益表的有关项目间的比例关系,预测各项目资金需求量的方法。这种方法是假定某项目与营业额的比率已知并且固定不变。因此,预测医院未来一定时期内的营业额,通过百分比就可以确定该项目的资金需求量。但是如果有关项目固定比率的假定失实,或者营业额的预测不准确,那么据此进行预测就会形成错误的结果。所以,在有关因素发生变化的情况下,必须相应的进行调整。

【例 4－1】 某医院 2014 年 12 月 31 日的资产负债表如表 4.1 所示:

表 4.1 资产负债表

2014 年 12 月 31 日 单位:万元

资 产		负债与所有者权益	
现金	5 000	应付费用	5 000
应收账款	15 000	应付账款	10 000
存货	30 000	短期借款	25 000
固定资产净值	30 000	债券	10 000
		实收资本	20 000
		留存收益	10 000
资产合计	80 000	负债与所有者权益合计	80 000

该医院 2014 年营业收入为 100 000 万元,当时还有剩余营业能力,即增加收入不需要进行固定资产方面的投资。假定收入净利润率为 10％,如果 2015 年的营业收入提高 20％,该医院预测需要筹措资金的程序如下:

首先,将医院资产负债表中预计随收入变动而变动的项目分离出来。在该医院中,资产方除固定资产外都将随营业额的增加而增加,因为较多的营业额需要占用较多的存货,发生较多的应收账款,导致现金需求的增加。在负债与所有者权益一方,应付账款和应付费用也会随营业额的增加而增加,但实收资本、债券、短期借款等不会自动增加。医院的利润如果不全部分配出去,留存收益也会有适当增加。预计随收入增加而自动增加的项目列示如表4.2 所示。

表 4.2 项目变动情况

资 产	占营业收入比例（％）	负债与所有者权益	占营业收入比例（％）
现金	5	应付费用	5
应收账款	15	应付账款	10
存货	30	短期借款	不变动
固定资产净值	不变动	债券	不变动
		实收资本	不变动
		留存收益	不变动
资产合计	50	负债与所有者权益合计	15

注:① 占营业收入比例＝各项目÷营业额;
② 不变动是指该项目不随营业额的变化而变化。

其次,需要确定增加的资金。从上表可以看出,营业收入每增加 100 万,必须增加 50 万的资金占用,但同时增加 15 万的资金来源。从 50% 的资金需求中减去 15% 的自动产生的资金来源,还剩下 35% 的资金需求。因此,每增加 100 万的营业收入,该医院必须取得 35 万的资金来源。本例中,营业收入增加了 20 000 万,按 35% 的比率可预测将增加 7 000 万的资金需求。

最后,确定对外界资金需求的数量。上述 7 000 万的资金需求有些可通过医院内部来筹集,2015 年的营业利润为 12 000 万,如果医院的利润分配给投资者的比例为 60%,则将有 40% 的利润即 4 800 万被留存下来,则还有 2 200 万的资金必须向外界融通。

(2) 线性回归法 它假定资金需要量与营业业务量之间存在线性关系而建立数学模型,然后根据历史有关数据,用回归方程确定参数预测资金需要量。在财务管理中,最简单、常用的回归模型为:

$$y = a + bx$$

式中:y——资金需求量;

a——不变资金规模;

b——单位业务量所需要的变动资金规模;

x——业务量。

其中,不变资金是指在一定的营业规模内,不随业务量增减的资金,主要包括为维持营业而需要的最低数额的现金、原材料的保险储备、必要的成品或药品储备以及固定资产占用的资金。变动资金是指随营业业务量变动而同比例变动的资金,包括在最低储备以外的现金、存货、应收账款等所占用的资金。

可在业务量预测值 x 的基础上,确定其资金需求量 y。

4.3 权益资本筹集

权益资本又称为自有资本或自有资金,是医院依法筹集并长期拥有、自主支配的资金。其筹资方式包括吸收直接投资、发行股票和医院内部积累等。吸收投资和发行股票都是向医院外部筹集资金的方式,发行股票以股票这种有价证券作为媒介,而吸收直接投资则不以证券为中介。现阶段,我国的医院基本没有发行股票,因此吸收直接投资是医院筹集权益资本的主要方式。

4.3.1 吸收直接投资

吸收直接投资是指医院按照"共同投资、共同经营、共担风险、共享利润"的原则来吸收国家、企事业单位、个人、外商投入资金的一种筹资方式。通过吸收投资方式筹集的资金主要有以下四种:① 吸收国家投资,主要是国家财政拨款,由此形成国家资本金;② 吸收企业、事业等法人单位的投资,由此形成法人资本金;③ 吸收社会个人和医院内部职工的投资,由此形成个人资本金;④ 吸收外国投资者和我国港澳台地区投资者的投资,由此形成外商资本金。

吸收直接投资是我国医院筹资中最早也是非营利性医院目前最主要的一种筹资方式,其具体出资方式可以是现金、房屋、医疗设备、材料物资、运输工具、土地、无形资产等。

吸收直接投资的优点主要是:吸收直接投资所筹集的资金属于医院的自有资金,具有永久性,无到期日,不需归还,与借入资金相比较,它能提高医院的资信和借款能力;吸收直接投资不仅可以筹措现金,而且能够直接获得所需的先进医疗设备和技术,与仅筹措现金的筹资方式相比,它能尽快地形成医院的经营能力;由于没有固定分红负担,因此吸收直接投资这种筹资方式的财务风险较低。

吸收直接投资的缺点主要是:吸收直接投资通常投资者要求较高回报,因而资金成本较高;吸收直接投资由于没有证券为媒介,产权关系有时不够明晰,也不便于产权交易,加大资本金的退出成本和难度。

医院吸收直接投资一般应按以下程序进行:确定筹资数量;确定投资者;协商投资事项;签署投资协议;投资到位,注册成立等。

4.3.2　发行股票

发行股票是指医院为筹集自有资金而发行有价证券。股票代表持票人对股份制医院享有的所有权,投资者通过购买该有价证券成为医院的股东。股东按照医院组织章程,参加或监督医院的经营管理,分享红利,并依法承担以购股额为限的医院经营亏损的责任。发行股票使得大量社会游资得到集中和运用,它是医院筹集长期资金的一种重要途径。

按股东权利和义务的不同,股票分为普通股和优先股;普通股的最大特点是股利不固定,随着医院盈利的多少而有起伏。优先股是较普通股有某些优先权利同时也有一定限制的股票。

按投资主体的不同,股票分为国家股、法人股、个人股和外资股。国家股为有权代表国家投资的部门或机构以国有资产向医院投资形成的股份;法人股为企业法人以其依法可支配的资产向医院投资形成的股份,或具有法人资格的事业单位和社会团体以国家允许用于经营的资产向医院投资形成的股份;个人股为社会个人或本医院职工以个人合法财产投入医院形成的股份;外资股为外国投资者和我国香港、澳门、台湾地区投资者以购买人民币特种股票形式向医院投资形成的股份。

发行普通股股票是医院尤其是股份制医院筹集资金的一种基本方式。其优点主要有:发行股票能够筹集到较多的股权资本,这有利于提高医院的信用价值,同时股本及由此产生的资本公积、盈余公积,又可为使用更多的债务资金提供强有力的支持;没有固定的到期日,不用偿还,这对于保证医院对资本的最低需求,促进医院的稳定发展具有重要意义;没有固定的利息负担,也就不存在还本付息的风险,筹资风险小。

发行股票筹资的缺点主要有:一般来说,股票筹资的成本要大于债务资金,股票投资者要求有较高的报酬,而且股利要从税后利润中支付,而债务资金的利息可在税前扣除,因此,股票筹资资金成本较高;容易分散控制权,当医院发行新股引进新股东时,会导致医院控制权的分散。

4.3.3　医院内部积累

内部积累主要是指医院从收支结余中计提留用的资金和未分配的盈余。医院内部积累是补充医院经营资金的一项重要来源。利用这种筹资方式,不必向外部单位办理各种手续,简便易行,而且不必直接支付筹资用资的费用,经济合理。因此,医院应当努力改善经营管理,认真开展增收节支,增加利润,扩大积累,以求自我发展。

4.3.4 接受捐赠

接受捐赠对于医院是一种相对于其他企业来说更加重要的一种权益性质的筹资方式，尤其是对于非营利性医疗机构，如红十字（会）医疗机构，接受境内外组织和个人捐赠的款物（包括红十字会转赠）是其开展履行红十字义务的救灾、救护、救助活动经费的主要来源之一，意义重大。

4.4 债务资本筹集

债务资本又称借入资金或债务资金，是医院依法筹措并按规定用途使用、按期限偿还的资金。在资产负债表中可以清楚地看出，负债资金有长短期之分，其目的是要满足不同的资产对资金的需求。

偿还期限在 1 年或者在超过 1 年的一个营业周期以内的是流动负债，否则是长期负债。短期负债资金的筹集方式主要有短期银行借款、商业信用等。长期负债资金的筹集方式有长期借款、发行债券、融资租赁等。另外，在一定的条件下，有些债务资本可转换为权益资本，如可转换债券。

4.4.1 银行借款

银行借款是医院根据借款合同向银行（以及其他金融机构）借入的需要还本付息的款项，根据其借款的期限分为短期银行借款（1 年内）和长期银行借款（1 年以上）。

短期银行借款主要包括经营周转借款、临时借款和结算借款等。长期银行借款主要用于购置固定资产和满足长期流动资金占用的需要，有固定资产投资借款、更新改造借款和新产品试制借款等。按照国际惯例，银行借款往往附加一些信用条件，主要有授信额度、周转授信协议、补偿性余额。

1）授信额度

授信额度是借款医院与银行之间正式或非正式协议规定的借款最高限额。在授信额度内，通常医院可以随时按需要向银行申请借款。但在非正式协议下，银行并不承担按最高借款限额保证贷款的法律义务。

2）周转授信协议

周转授信协议与一般授信额度不同，银行对周转信用额度负有法律义务，并因此收取一定的承诺费用。周转授信协议主要为规模较大的医院所采用的正式授信额度。

3）补偿性余额

补偿性余额是银行要求借款人将借款的 10%～20% 的平均余额留存银行，目的是降低银行贷款的风险，提高贷款的有效利率，以便补偿银行可能发生的损失。

4.4.2 发行债券

债券是医院为了筹集资金，依照法定程序发行的，约定在一定期间按票面金额还本付息的一种有价凭证。它代表持券人同医院之间的债权债务关系。债券持有人可以按期取回固定利息，到期收回本金，但无权参与医院经营管理，也不参加分红，持券人对医院的经营亏损不承担责任。

国家对发行债券有严格的规定,发行人需要履行相关审批手续。发行债券通常是为了建设大型项目筹集大笔长期资金。

1)发行债券筹资的优点

(1)债券成本较低 债券的利息费用可在税前支付,起到了抵减所得税的作用,使得债券实际的资本成本较低。

(2)可利用财务杠杆 由于债券的利息率是固定的,且在所得税前支付,医院如能保证债券所筹资金的投资收益率高于债券利息率,可提高医院的收益水平,从而增加医院财富。

(3)有利于保障股东控制权 对股份制医院而言,债券持有人并非股东,他们只能从医院获取固定利息,因而发行债券不会影响股东对医院的控制权。

(4)融资具有一定的灵活性 发行债券筹资与长期借款筹资相比,医院有很大的灵活性。如医院可根据本身的筹资要求,结合资金市场的实际情况确定债券的利率、发行价格、偿还期限和偿还方式。

2)发行债券筹资的缺点

(1)财务风险较高 债券筹资除了要支付固定的利息,还要在到期日偿还全部本金。债券的还本付息要求增加了医院的财务压力。医院必须提前准备出相应的资金,才能满足支付的需要。如果医院经营状况不佳,医院就会背上沉重的利息负担。

(2)限制条件多 债券筹资的限制条件比长期借款、租赁筹资的限制条件要多。这在一定程度上,限制了医院对债券筹资方式的使用,严重时还会影响医院今后的筹资能力。

4.4.3 租赁

租赁是出租人以收取租金为条件,在契约或合同规定的期限内,将资产租让给承租人使用的一种信用业务。随着经济体制改革的深入,租赁已成为解决医院资金不足而采取的一种筹资方式,尤其是大中型医院目前常采用这种筹资方式。租赁筹资方式的优点在于:承租医院可以不先垫支资金,通过租赁形式使用设备后,分期支付租金,租金固定,核算简单。

按租赁性质有经营性租赁和融资租赁两种。经营性租赁又称管理型租赁,是指承租医院只在一定期间内获得某种医疗设备或场地的使用权,租期结束后租赁物件仍要退回出租人。

融资租赁是指医院在租赁某种医疗设备时,委托租赁公司根据医院的要求和选择购入所需设备,再租赁给医院使用,而不是医院向金融机构直接申请贷款来购置设备,即采用长期租赁医疗机械设备的融物方式来代替融资购买设备。它是一种采用融物形式的、不可撤销的、完全付清的中长期租赁形式。在融资租赁中拟租赁设备是医院自行选定的特定设备,出租人只负责按承租医院要求融资购买设备,因此与租赁标的物所有权有关的风险、责任和义务几乎全部转移给承租医院。通过融资租赁方式获得国内外的先进医疗设备,可以使医院在只需付少量资金的同时加快医院医疗设备的配置与更新,以提高医院的医疗服务质量,有助于医院快速形成并提升其市场竞争力。

4.4.4 商业信用

商业信用是指医院在采购药品、材料中以延期支付货款的方式赊购药品材料。商业信用是由商品交易中钱与货在时间上的分离而产生的。商业信用的形式不外两种:先取货后付款,先付款后取货。目前医院大多选用前一种方式,同时在收治病人时,又采取预收医疗费的办法。

商业信用是一种比较常见的短期筹资方式,其使用方便,属于一种自发性的筹资,不需要办理手续,对筹资的限制条件也较少,而且一般情况下没有筹资成本。但是商业信用还是存在一定的不足,主要是商业信用的时间一般较短,不利于医院对资本的统筹运用,如果运用不当则会导致医院信用地位和信用等级的下降,进而还可能影响医院资金的正常运转。

4.5 资本成本

医院选择哪种筹资方式关键要看具体方式的资本成本。在不存在资金数量约束的情况下,较低资本成本的筹资方式会增加医院的价值,因而医院的财务管理就是要尽可能地选择资本成本最小的筹资方式。

4.5.1 资本成本的概念

所谓资本成本是指医院在取得和使用资金过程中支付的各种费用。资本成本包括资金筹集费和资金占用费两部分。资金筹集费是指在资金筹集过程中支付的各项费用,比如发行手续费、律师费等。资金占用费是指资金使用期间不断发生的费用,其对不同的筹资方式有3种含义:第一种是支付的费用,如支付利息、债息。第二种是分配利润,如分配股息、股利。第三种是机会成本。对于医院留利中形成的积累,医院占用了这部分资金却未支付费用或分配利润,但并不能因此认为这部分资金的占用没有成本。从机会成本角度看,医院占用了这部分积累资金,就失去了利用它去获取其他投资收益的机会,其丧失的投资收益就是资金占用的机会成本。

4.5.2 资本成本的性质

资本成本是一个重要的经济范畴,是在市场经济条件下,由于资金所有权和资金使用权分离后形成的一种财务概念。因为医院筹集到资金以后,资金所有者暂时失去了这部分资金的使用权,为此医院就要向资金所有者支付一定的资金使用费作为补偿。对医院来说,为筹集资金使用权而付出的代价,就形成了资本成本,所以资本成本是商品经济条件下资金所有权和使用权分离的必然结果。

资本成本是医院的耗费。但是资本成本又不同于现实的账面成本,它是由医院根据各种因素预测确定的。资本成本与资金时间价值既有联系,又有区别。资本成本的基础是资金的时间价值,但两者在数量上是不一致的,资本成本既包括资金的时间价值,又包括投资风险价值;资金时间价值除用以确定资本成本以外,还广泛用于其他方面。

4.5.3 资本成本的作用

资本成本是财务管理中非常重要的一个概念。无论医院的筹资决策、投资决策还是利润分配政策,都必须考虑资本成本的因素。

(1)资本成本是比较筹资方式、选择资金来源、确定追加筹资方案的依据。医院要实现价值最大化目标就应该力求最低的综合资本成本。

(2)资本成本是评价医院投资项目,比较医院投资方案的主要标准。可以说资本成本既是投资该项目的必要报酬率,又是投资该项目的机会成本。如果某项投资项目预期的投资收益率超过资金成本率,这个方案在经济上是可行的;反之如果该项目预期的投资收益率不能达到资金成本率,该方案就不具备可行性。当然在现实生活中,医院在投资、筹资方面,还要考虑到投资项目的社会效益方面的情况。

(3) 资本成本是医院评价医院经营成果和制定利润分配方案的依据。资本成本是医院投资项目必须获得的最低限度的投资收益率,因此可用它来衡量医院投资收益率是否达到了这个标准。同时医院要分配给股东多大比例的股利并不仅仅取决于其当年实现的利润,同时还要考虑未来的投资机会,以及能否以合理的资本成本追加资金满足这些投资机会。

4.5.4 资本成本的计算

资金筹集费是医院在筹集资金时一次性发生的,所以在计算资本成本时可作为其筹资总额的一项扣除,即医院实际占用的资金是扣除资金筹集费后的筹资净额。医院使用资金所负担的费用同筹资净额的比称为资本成本率(亦通称为资本成本)。资本成本率与筹集资金总额、筹资费用、占用费用的关系一般可表示如下:

$$资本成本率 = \frac{资金占用费}{筹集资金总额 - 资金筹集费用} \qquad (公式\ 4.1)$$

即:
$$K = \frac{D}{P(1-F)}$$

式中:K——资本成本率;

D——资金占用费;

P——筹集资金总额;

F——资金筹资费率,即资金筹集费占筹集资金总额的比例。

资本成本的具体计算有多种形式:在比较各种筹资方式时,使用个别资本成本,包括普通股成本、留存收益成本、借款成本、债券成本等;在资本结构决策时,使用加权平均资本成本;在进行筹资决策时,使用边际资本成本。资本成本受到宏观经济环境、医院内部经营、融资状况和医院规模的影响。

医院选择不同的筹资方式时需要考虑不同的成本:普通股成本和留存收益成本反映的是医院所有者要求的收益率或者对资本保值增值要求的回报率;借款成本和债券成本反映银行等债权人对借出资金要求的回报率。

1) 借入资本成本

银行借款成本包括借款利息和筹资费用。一次还本、分期付息借款的成本为:

$$长期借款成本率 = \frac{借款年利息 \times (1 - 所得税税率)}{借款本金 \times (1 - 筹资费用率)}$$
$$= \frac{借款年利息率 \times (1 - 所得税税率)}{1 - 筹资费用率} \qquad (公式\ 4.2)$$

即:
$$k = \frac{I(1-T)}{L(1-F)} = \frac{R(1-T)}{1-F}$$

式中:k——长期借款成本率;

I——年利息,由于利息可以抵税,所以实际借款成本就要扣除税收的影响;

L——借款额;

F——筹资费用率,由于筹资费用为一次性支出,因此可以在筹资额中一次扣除;

R——年利率,$R=I/L$,如果借款的筹资费用很小也可忽略不计;

T——所得税税率。

【例 4-2】 某股份制医院取得长期借款 150 万元,年利率 10.8%,期限 3 年,每年付息一次,到期一次还本。筹措这笔借款的费用率为 0.2%,所得税率为 25%。则长期借款成本率为:

$$长期借款成本率 = \frac{150 \times 10.8\% \times (1-25\%)}{150 \times (1-0.2\%)} = 8.12\%$$

发行债券的成本主要包括债券利息和筹资费用。债券利息的处理与银行借款利息的处理相同,应以税后的债务成本为计算依据。但是债券的筹资费用一般比较高,不可在计算资本成本时忽略。

2) **留存收益成本**

留存收益事实上是所有者对医院进行的追加投资,所有者必然会对这部分资本要求一定的报酬。所有者所要求的报酬就是医院占用这部分资本的成本,是所有者的一种机会资本成本。所有者在确定留存收益的成本时必须考虑未来的前景并估计未来风险溢价,所以留存收益成本的估算难于债券成本的计算,因为一般很难对诸如医院未来发展前景及所有者对未来风险所要求的风险溢价做出准确的测定。常用的计算留存收益成本的方法有以下 3 种:

(1) **股利增长模型** 其依据是股票投资的收益率应该不断增长。一般假定收益以固定的年增长率递增,则留存收益成本的计算公式为:

$$K = D/P + G \qquad (公式 4.3)$$

式中:D——预计年股利;

P——股票的市价;

G——股利的年预计增长率。

(2) **资本资产定价模型** 按照此法,留存收益的计算公式为:

$$K = R_f + \beta(R_m - R_f) \qquad (公式 4.4)$$

式中:R_f—— 无风险利率;

R_m—— 平均风险股票必要报酬率;

β—— 股票的贝塔系数,衡量该股票相对于市场的风险程度。

(3) **风险溢价法** 根据某项投资"风险越大,要求的报酬率越高"的原理,所有者对医院的投资风险大于债券投资者,因而会在债券投资者要求的收益率上再要求一定的风险溢价。依照这一理论,留存收益成本的公式为:

$$K = K_b + RP_c \qquad (公式 4.5)$$

式中:K_b—— 债券成本;

RP_c—— 所有者比债权人承担的更大的风险溢价,现实中的风险溢价 RP_c 一般可以凭经验估计,在 3%~5% 之间。

3）普通股成本

股份制医院主要靠发行普通股来筹集资本。普通股的资本成本就是普通股投资的必要报酬,因此可以按照前述股利增长模型的思路计算,但需调整发行新股时发生的筹资费用对资本成本的影响。

普通股的股息是不固定的,通常应是逐年增长的。确定普通股成本率的公式可简化为:

$$普通股成本率 = \frac{下一年普通股股利总额}{普通股股金总额 \times (1 - 筹资费用率)} + \frac{普通股股利预计}{每年增长率} \qquad (公式4.6)$$

【例4-3】 某股份制医院发行普通股总价格500万元,筹资费用率为4%,第一年股利率为12%,以后每年增长5%。普通股成本率为:

$$普通股成本率 = \frac{500 \times 12\%}{500 \times (1-4\%)} + 5\% = 17.5\%$$

4）加权平均资本成本

在一定时期内,医院一般不可能全部使用成本最低的资金,往往需要同时通过不同的方式筹集资金来满足医院的需要,而每种方式取得资金的成本率是不可能相同的。为了进行筹资决策和投资决策,这时应该采用加权平均资本成本。这时的资本成本不是某一个别资本成本,而应是多个个别资本成本的加权数。权数为个别资本的筹资额占全部资金的比例。其计算公式如下:

$$K = \sum_{j=1}^{n} W_j K_j \qquad (公式4.7)$$

式中:W_j——各种资金来源占资金总额的比重;

K_j——各种资金来源的个别资本成本。

【例4-4】 苏南医院各项资金来源为,银行贷款200万元,优先股150万元,普通股550万元,债券100万元,则加权资本成本率如表4.3所示。

表4.3 资金综合成本率计算表

资金来源	资金数额(万元)	个别资金成本率(%)	权重(%)	加权资金成本率(%)
银行贷款	200	12.55	20	2.51
优先股	150	10.42	15	1.563
普通股	550	17.5	55	9.625
债券	100	14.29	10	1.429
合计	1 000		100	15.127

医院的资金利润率只有大于15.127%,才是有收益的,否则就应重新考虑资金的筹措来源或投资项目。

5）边际资本成本

医院无法以某一固定的资本成本来筹措无限的资金,即资本成本会随着筹资额的扩大而增加。在医院追加筹资时,需要知道筹资额在什么数额上便会引起资本成本怎样的变化,这就要用到边际资本成本的概念。边际资本成本是指资金每增加一个单位而增加的成本,它也是按加权平均法计算的,是追加筹资时所使用的加权平均成本。

4.6 资本结构

医院在计算并比较了各种资金筹资方式的成本之后需要进行的工作就是要满足所有者对医院所要求的收益,应该选择多少负债,即医院要承担多少债务可以使所有者的收益最大化。这就是医院的资本结构的选择问题。

资本结构是指医院各种长期资金筹集来源的构成和比例关系。短期资金的需要量和筹集是经常变化的,且在整个资金总量中所占比重不稳定,因此不列入资本结构管理范围。所以通常情况下医院的资本结构由长期债务资本和权益资本构成,资本结构指的就是长期债务资本和权益资本各占资本总额的多大比例。如何选择一个合理的资本结构是筹资决策的核心问题。

为了确定和评价医院的资本结构,首先要清楚杠杆原理在资本结构评价和决策中的作用。

4.6.1 杠杆原理

杠杆原理在物理学中是指人们在杠杆的一端用较小的力量,在另一端便可以产生较大力量来移动较重物体的现象。在医院经营活动和财务活动中,由于存在固定成本和固定债务利息,会出现业务量较小幅度的变动引起收益较大幅度变动的现象,这就是医院经营活动和财务活动中的杠杆作用。这种杠杆作用既可以表现为杠杆利益又可以表现为杠杆风险,医院的资本结构决策就是在杠杆利益与风险之间的权衡。医院在经营活动和财务活动过程中发生的杠杆作用有:经营杠杆、财务杠杆和复合杠杆。

1) 经营风险与经营杠杆

经营风险是指医院因经营上的原因而导致结余或息税前收益变动的风险,它可能是由于市场需求变化,收入、成本的变动等各种原因引起的,其中最为关键的因素是由于存在固定成本。

经营杠杆就是指医院在经营活动中对固定成本的利用。医院营业成本按其与业务量的关系可以分为变动成本和固定成本两部分。变动成本是指随着业务量的变动而变动的成本;固定成本是指在一定的业务规模内,其总额不受业务量变动影响而保持相对固定不变的成本。医院可以通过增加服务数量,使得单位服务数量所分摊的固定成本呈递减趋势,从而增加医院的结余或息税前收益,如此形成医院的经营杠杆。

经营杠杆是反映经营风险的指标,具体来说,经营杠杆反映业务量变化所引起的医院结余或息税前收益的变化。两者之间关系可用下式表示:

$$EBIT = Q(P - V) - F = Q(MC) - F$$

式中:Q—— 业务量;

P—— 单位价格;

V—— 单位变动成本;

F—— 固定成本总额;

MC—— 单位边际贡献;

$EBIT$—— 医院结余或息税前收益。

反映经营杠杆的作用程度,估计经营杠杆利益的大小,评价经营风险的高低,一般可通过经营杠杆系数(DOL)进行分析。经营杠杆系数是指息税前利润变动率相当于业务量变动率的倍数,其计算公式为:

$$DOL = \frac{息税前收益变动率}{业务量变动率} = \frac{\Delta EBIT / EBIT}{\Delta Q / Q}$$ （公式 4.8）

从 DOL 的公式可以看出,DOL 表明 $EBIT$ 相对于业务量的波动灵敏程度。DOL 越大,当业务量发生变动时,$EBIT$ 的变动幅度就越大,即医院的经营风险也就越大。

【例 4－5】 某医院新开展的一个医疗服务项目,预计业务量分别为:3 000 人、1 000 人和 500 人。每例服务平均收费为 500 元,固定成本总额为 10 万元,单位业务量收费变动成本率为 60%,则各业务量下的经营杠杆系数如表 4.4 所示。

表 4.4 计算各业务量下的经营杠杆系数

序号	业务量 （1）	营业额 （2）＝（1）×500	变动成本总额 （3）＝（2）×60%	固定成本总额（4）
Q1	3 000	1 500 000	900 000	100 000
Q2	1 000	500 000	300 000	100 000
Q3	500	250 000	150 000	100 000

$$DOL_1 = \frac{1\,500\,000 - 900\,000}{1\,500\,000 - 900\,000 - 100\,000} = 1.2$$

$$DOL_2 = \frac{500\,000 - 300\,000}{500\,000 - 300\,000 - 100\,000} = 2$$

$$DOL_3 = \frac{250\,000 - 150\,000}{250\,000 - 150\,000 - 100\,000} = \infty$$

以上计算结果表明以下两点;

（1）在固定成本不变的情况下,经营杠杆系数反映了业务量变化引起息税前收益变化的程度。业务量越大,经营杠杆系数越小,经营风险越小;反之,业务量越小,经营杠杆系数越大,经营风险越大。

（2）业务量越靠近盈亏平衡点,经营杠杆系数越高;在达到盈亏平衡点时,经营杠杆系数将为无穷大,即业务量稍有减少医院就将亏损;过了这一点,当业务量越来越高时,经营杠杆系数随之下降。

2）财务风险与财务杠杆

财务风险也称筹资风险,是指举债经营给医院未来收益带来的不确定性。影响财务风险的因素主要有:资本供求变化、利率水平变化、获利能力变化、资本结构变化等。

财务杠杆是指医院在筹资活动中对资本成本固定的债权资本的利用。医院所筹集的全部资本分为股权资本和债权资本两部分。股权资本成本是变动的,随着医院收益水平的高低作为税后利润分配;而债权资本成本通常是按固定利率计算的,不随医院业务量或收益水平的高低变动。

财务杠杆是反映财务风险的指标。在选择筹资方式时增加负债资本的比例,就会使医院以支付较高利息的形式使固定成本增加。但由于债权人并不分享医院收益,因而如果医院的总资产收益率大于债务成本时,医院举债经营就可以提高权益资本的收益率,这就是财务杆的正效应;反之,为负效应。

财务风险通常用财务杠杆系数(DFL)来衡量。财务杠杆系数是指息税后盈余变动率相当于息税前盈余变动率的倍数。这里以营利性股份制医院为例。

$$DFL = \frac{普通股每股收益变动率}{息税前收益变动率} = \frac{\Delta EPS/EPS}{\Delta EBIT/EBIT} \qquad (公式\ 4.9)$$

式中:DFL—— 财务杠杆系数;

  ΔEPS—— 普通股每股收益变动额;

  EPS——普通股每股收益。

又

$$EPS = (EBIT - I)(1 - T)/N \qquad \Delta EPS = \Delta EBIT(1 - T)/N$$

得

$$DFL = \frac{EBIT}{EBIT - I} \qquad (公式\ 4.10)$$

式中:I—— 债务利息;

  T—— 所得税税率;

  N—— 流通在外普通股股数。

【例 4 - 6】 某股份制医院的总资产为 40 万元,负债比率为 50%,债务利息率为 10%,所得税税率为 40%,在息税前收益为 10 万元时,该医院的财务杠杆系数为:

$$DFL = \frac{EBIT}{EBIT - I} = \frac{10}{10 - 40 \times 50\% \times 10\%} = 1.25$$

以上计算结果表明以下两点;

(1) 在资本总额、息税前结余不变的情况下,负债比例越高,财务杠杆系数越大,财务风险越大,且预期股权资本收益率也越大。

(2) 由于负债比例是可以控制的,医院可以合理地安排资本结构,适度负债,使财务杠杆尽量发挥其有利作用。

3)复合杠杆

只要医院同时存在固定经营成本和固定的利息费用,就会存在经营杠杆和财务杠杆的连锁作用,这种连锁作用称为复合杠杆作用。复合杠杆也称总杠杆,主要用于反映业务量与每股收益之间的关系,两者之间的关系如下,

$$DTL = DOL \times DFL = \frac{普通股每股收益变动率}{业务量变动率} = \frac{\Delta EPE/EPS}{\Delta Q/Q} \qquad (公式\ 4.11)$$

复合杠杆系数有如下作用:

(1) 利用复合杠杆系数,可以估算业务量变化对每股收益的影响。

(2) 利用复合杠杆系数,可以控制医院总体风险。

在实际工作中,医院对经营杠杆和财务杠杆的运用,可以有各种不同的组合。医院必须考虑未来一段时期内外部环境的影响,从而决定采用何种有效的杠杆组合。有时即使两种组合的经营杠杆系数和财务杠杆系数并不一样,但却能产生相同的复合杠杆系数的结果,决策者应通过选择不同的杠杆组合形式,做出正确的决策。

4.6.2 资本结构的概念和意义

1）资本结构的概念

资本结构是指医院各种资本的价值构成及其比例关系。在医院筹资管理活动中,资本结构有广义和狭义之分。广义的资本结构是指医院全部资本价值的构成及其比例关系,不仅包括短期资本,还包括长期资本。狭义的资本结构是指医院各种长期资本价值的构成及其比例关系,尤其是指长期的股权资本与债权资本的构成及其比例关系。

2）资本结构的意义

资本结构是医院财务管理中十分重要的问题。在医院资本结构决策中,合理地利用债权筹资,科学地安排债权资本的比例,是医院筹资管理的核心问题。

（1）合理安排债权资本比例可以降低医院的综合资本成本率 由于债务利息是在所得税前扣除,且通常债务利息率低于股票股利率,因此债权资本成本率要低于股权资本成本率,在一定限度内合理提高债权资本比例,可以降低医院的综合资本成本率。

（2）合理安排债权资本比例可以获得财务杠杆利益 由于债务利息是相对固定的,当息税前利润增大时,每1元利润所负担的利息就会相应减少,从而可分配给股权所有者的税后利润就会相应增加,这就是债务资本的财务杠杆作用。

（3）合理安排债权资本比例可以增加医院的价值 对于股份制医院而言,其医院价值,应该等于其债权资本的市场价值与股权资本的市场价值之和。可见,医院的价值与资本结构是紧密联系的,合理安排资本结构将有利于增加医院的市场价值。

4.6.3 资本结构理论

学者们对资本结构的研究主要是以公司为对象的。从资本结构理论的发展来看,经历了以下过程:

1）早期的资本结构理论

早期资本结构理论主要有以下3种观点:

（1）净收益理论认为,负债比例越高,加权平均资本成本就越低,从而公司的价值就越大。这种观点虽然考虑了财务杠杆利益,但忽略了财务风险。因为,如果负债比例过高,财务风险就会加大,公司价值反而会下降。

（2）净营业收益理论认为,利用财务杠杆时,即使债务成本本身不变,但由于加大了权益资本的风险,会使权益成本上升,于是加权平均资本成本不会因为负债比率的提高而降低,而是维持不变,公司的总价值也就固定不变,因此公司的资本结构与公司价值无关。这种观点虽然认识到负债比例的变动会影响公司的财务风险,也可能影响到股权资本成本率,但实际上,综合资本成本率不可能是一个常数,公司的价值也不仅仅受到公司净营业收益的影响。

（3）传统理论认为,利用财务杠杆尽管会导致权益成本的上升,但在一定程度内却不会完全抵消利用成本率低的债务所获得的好处,因此会使加权平均资本成本下降,公司总价值上升。但是如果过度负债,加权资本成本率只会上升,导致公司价值下降。加权平均资本成本从下降变为上升的转折点,是加权平均资本成本的最低点。这时的负债比率就是企业的最优资本结构。

2）MM 资本结构理论

1958 年美国的莫迪利亚尼（Modigliani）和米勒（Miller）在一系列假设条件下创建了资本结构的 MM 理论，使资本结构研究成为一种严格、科学的理论，并成为现代资本结构理论的发端。后来资本结构理论的研究和深入大多是建立在 MM 理论的基础之上的。

早期的 MM 理论认为，在完全市场的条件下，企业价值与企业资本结构的变化无关。由于不考虑所得税因素，该理论受到了许多人的批评。5 年之后莫迪利亚尼和米勒又提出了有所得税的 MM 理论——修正的 MM 理论，认为所得税实际上是政府给予企业的间接补贴，而债务成本起到了税收屏障的作用。这时企业总价值应该等于无负债时的企业价值加上税收屏障的价值。而随着负债比例的提高，税收屏障的价值越大，所以企业价值也持续上升。

显然，无论是早期的还是修正的 MM 理论，都没有考虑举债所带来的财务风险，所以其结论与现实的情况不完全符合。此后的 MM 理论考虑了税收和破产成本的综合作用，又发展成为税收屏障－破产成本的权衡理论。所谓破产成本是指由于企业债务过重使企业的经营活动和财务活动陷入困境，从而降低企业价值而发生的所有成本。实践证明，举债的企业比不举债的企业破产的可能性更大，但破产的可能性通常并不与债务比例呈线性关系，而是在某个界限后，它以一个递增的速度增大。这样，利用财务杠杆作用的企业的价值最初会因债务的税收屏障而增加，但当破产的可能性变得越来越大时，企业的总价值将以递减的速度减少。

3）新的资本结构理论

19 世纪七八十年代后又出现一些新的资本结构理论，主要有代理成本理论、信号传递理论和啄食顺序理论。

（1）代理成本理论认为，公司债务的违约风险是财务杠杆系数的增函数，随着公司债权资本的增加，债权人的监督成本随之上升，债权人会要求更高的利率。这种代理成本最终要由股东承担，公司资本结构中债权比率过高会导致股东价值的减低。

（2）信号传递理论认为，公司可以通过调整资本结构来传递有关获利能力和风险方面的信息，以及公司如何看待股票市价的信息。按照此理论，公司价值被低估时会增加债权资本；反之，公司价值被高估时会增加股权资本。

（3）啄食顺序理论认为，公司首先倾向于采用内部融资，如果需要外部筹资，公司将先选择债权筹资，再选择其他外部股权筹资。按照此理论，公司不存在明显的目标资本结构。获利能力较强的公司之所以安排较低的债务比率，并不是由于已确立较低的目标债务比率，而是由于不需要外部筹资；获利能力较差的公司选用债权筹资是由于没有足够的留存收益，且在外部筹资选择中债权资本成本最低。

4.6.4　确定资本结构应考虑的因素

根据资本结构的含义，可以说，确定一个合适的资本结构就是确定一个合适的债务比例。由前面的阐述我们知道，财务杠杆既可能增加所有者的财富也可能导致破产，因此应该更多地考虑财务杠杆的负面作用。从这个角度上讲，确定资本结构应考虑下列因素：

1）盈利能力

利用财务杠杆增加股东财富的根本原因是债务利息在税前支付，具有税收屏障的作用。但若收不抵支，则债务利息减免税收的作用也就徒有虚名，而且固定的财务费用还可能会使医院陷入财务困境。因此盈利能力是确定债务比例时所要考虑的首要因素。

2）变现能力

偿还到期债务一般是要用现金的,如果没有足够的现金,是否拥有一定数量的易变现资产就成为关键。而易变现资产,例如短期证券的市价是经常波动的,所以当医院只有一定的有价证券时,应根据市价的变动相应的增加或减少债务比例。

3）偿债能力

医院的偿债能力与医院预期的经营现金净流量有关,医院未来的预期现金流量越稳定,其偿债能力一般也越强,医院因此也可以维持较高的负债率。

4）所有者对于债务筹资的意愿

如果医院总资产的收益率超过债务利率,债务筹资比例越高,所有者所得的利润就越多,但同时越高的债务比例使医院面临的财务风险也越大。而大多数的投资者都是风险规避者,所以在确定资本结构时必须考虑所有者的意愿。

4.6.5 医院资本结构的评价与选择

目前实务中经常采取两种方法进行资本结构分析,每股盈余分析和最优资本结构分析。

1）每股盈余分析

判断资本结构合理与否,其一般方法是以分析每股收益的变化来衡量。即能提高每股收益的资本结构是合理的,反之则不够合理。每股收益的高低不仅受到资本结构的影响,还受到销售水平的影响,处理以上三者的关系,可以运用融资的每股收益分析法。

每股收益（EPS）的计算公式为：

$$EPS = [(EBIT - I)(1 - T) - D_p]/N \qquad \text{（公式 4.12）}$$

式中：I—— 债务利息；

T—— 所得税税率；

D_p—— 优先股股利；

N—— 流通在外的普通股股数；

$EBIT$—— 息税前利润,其计算方法为：

$$EBIT = S - VC - F$$

式中：S—— 营业额；

VC—— 变动成本；

F——固定成本。

每股收益分析是利用每股收益的无差别点进行的。所谓每股收益的无差别点是指每股收益不受融资方式影响的息税前利润（$EBIT$）,也就是说是否采用负债融资以及负债融资占用多大比重,将对每股收益不产生影响的$EBIT$。根据每股收益无差别点,可以分析判断在什么样的$EBIT$下适于采用何种资本结构。

【例 4 - 7】 某医院目前拥有股本 2 000 万元,现在流通在外的普通股为 40 万股。为了扩大业务,需追加筹资 500 万元。假设该医院有两种筹资方案：① 增发普通股 10 万股,每股面值 50 元；② 全部为银行长期借款,年利率为 10%。该医院所得税率为 40%。

问题：医院应采用哪一种筹资方式?

对于不同的筹资方式,可以通过下面的等式计算出每股收益无差别点：

即：$EPS_1 = EPS_2$

则：$[(EBIT - I_1)(1 - T) - D_{p1}]/N_1 = [(EBIT - I_2)(1 - T) - D_{p2}]/N_2$

$[(EBIT - 0)(1 - 40\%) - 0]/50 = [(EBIT - 50)(1 - 40\%) - 0]/40$

$EBIT = 250$ 万元，此时 $EPS = 3$ 元 / 股

即当医院扩大规模后预计的 $EBIT$ 为 250 万元时，增发普通股与银行借款对 EPS 的影响没有差别，两者均是 3 元 / 股。而当预计的 $EBIT$ 超过 250 万元时，则医院负债筹资比增发普通股有更高的 EPS，故医院应选择银行借款；反之则应选择增发普通股筹集资金。

2）最优资本结构分析

以上以每股收益的高低作为衡量标准对筹资方式进行选择的主要缺陷在于没有考虑风险因素。因为从根本上讲，医院财务管理的目标在于追求医院价值的最大化或股价最大化，然而只有在风险不变的时候每股收益的增长才会直接导致股价的上升，实际经常是随着每股收益的增长风险也在加大。如果每股收益的增长不足以补偿风险增加所需的报酬，股价仍会下跌，所以医院最佳资本结构应当是可使医院的总价值最高，而不一定是每股收益最大的资本结构。同时，在医院总价值最大的资本结构下，医院的资本成本也是最低的。

医院的市场总价值 V 应该等于其股票的总价值 S 加上债券的价值 B，即：

$$V = S + B$$

在此假设债券的市场价值等于其面值，则股票的市场价值为：

$$S = (EBIT - I)(1 - T)/K_s$$

式中：K_s——权益资本成本，K_s 采用资本资产定价模型计算，即：

$$K_s = R_f + \beta(R_m - R_f)$$

式中：R_f——无风险利率；

R_m——平均风险股票必要报酬率；

β——股票的贝塔系数。

医院的资本成本则应该使用加权平均资本成本（K_w）表示。即：

$$K_w = K_b(B/V)(1 - T) + K_s(S/V)$$

式中：K_b——税前的债务资本成本。

【例 4 - 8】某医院年息税前盈余为 500 万元，资金全部由普通股组成，股票账面价值为 2 000 万元，所得税率为 40%。医院决定通过用发行债券筹集到的资金回收股票以达到一个最优的资本结构。假设债券利率和普通股股本的成本情况如表 4.5 所示。

根据表 4.5 的资料以及前述公式，可以计算该医院筹集不同金额的债务时的总价值和综合资本成本（债券筹资费用忽略不计），见表 4.6。

表 4.5　不同债务水平对医院债务资本成本和权益成本的影响

债券发行总额 （百万元）	税前债券 利率（%）	股票 β 值	无风险 报酬率	平均风险股票 必要报酬率	普通股成本
0	—	1.2	10%	14%	14.8%
2	10%	1.25	10%	14%	15.0%
4	10%	1.3	10%	14%	15.2%
6	10%	1.4	10%	14%	15.6%
8	10%	1.55	10%	14%	16.2%
10	10%	2.1	10%	14%	18.4%

表 4.6　医院总价值与综合资本成本表

债券市值 （百万元）	股票市值 （百万元）	医院总价值 （百万元）	税前债券 成本	普通股成本	综合资本 成本
0	20.27	20.27	—	14.8%	14.8%
2	19.20	21.20	10%	15%	14.16%
4	18.16	22.16	10%	15.2%	13.54%
6	16.92	22.92	10%	15.6%	13.09%
8	15.56	23.56	10%	16.2%	12.74%
10	13.04	23.04	10%	18.4%	13.01%

从表 4.6 中可以看到，在没有债务的情况下医院的总价值就是其原有股票的市场价值。当医院用债务资本部分来替换权益资本时，一开始医院的总价值开始上升，加权平均资本成本下降；在债务达到 8 百万时，医院总价值最高，同时加权平均成本最低。此后医院总价值下降，加权平均成本上升。故债务为 8 百万时的资本结构是医院的最佳资本结构，此时 $B = 8, S = 15.56, V = 23.56, B/S = 8/15.56 = 0.51$。

思考题

1. 你认为营利性医院筹资应遵循哪些原则？
2. 资本成本的内在含义是什么？对于医院财务管理有什么意义？
3. 决定资本成本高低的因素有哪些？
4. 比较各种不同资金来源资本成本有何异同。
5. 确定医院的资本结构应考虑哪些因素？
6. 资本结构的理论有哪些？请比较分析它们的异同。

【案例】

公私合营模式在医疗领域中的应用
——以澳门镜湖医院为例

镜湖医院是澳门现存三家医院之一，也是规模最大的一家私立非营利医疗机构，创建于清代同治 10 年，现隶属于镜湖医院慈善会。

1) 镜湖医院的公私合营模式

镜湖医院的公私合营主要体现在私人筹建、非营利性运营、政府扶持和购买服务几个方面。镜湖医院由非政府组织设立，私有化但非营利运营，政府会购买一定的服务。具体来看，首先，镜湖门诊部中的第一门诊部为收费门诊，正常进行市场化运营；第二门诊是镜湖医院慈善会及政府的资助门诊，并设有政府委办的免费预防疫苗注射站，对新生儿及儿童进行免费预防接种，这就是一种"私人运转的公立门诊"。其次，住院部部分被政府购买和使用。病房有各种不同收费等级，其中普通 C 等及 K 等（三人房，共 225 张床位）是镜湖医院慈善会及政府的资助床位，收费低廉且对特定人群免费使用。此外，镜湖医院的康宁中心和透析中心也是由政府资助。

2) 镜湖医院的运营管理

镜湖医院的运营管理在一定程度上决定着公私合营的存续。镜湖医院的收入主要包括医疗服务收入、各界捐款及澳门政府的资助，其中医疗收入占 77.6%。自 1987 年起，政府每年以"买位"（政府买下医院一定数目的病床专供享受免费待遇的患者使用）的方式资助医院，资助金额约占医院年总收入的 20%。

镜湖医院的领导机构是镜湖医院慈善会。慈善会通过理事会领导医院，通过监事会监察医院的重大事务及财政，并设秘书长执行慈善会的决议、统筹医院运作。医院实行院长负责制，院长由董事会聘任，设有院长室，下设医务部、院务部及护理部，并设有医疗质量保证委员会及感染控制组。

镜湖医院十分重视科学研究和人才培养工作，院内专门设有学术评审委员会、教学委员会、继续教育组及教学办公室。多年来一直坚持选派青年医护人员到国内外著名医院进修，严格执行继续医学教育与工作考核制度。

点评：澳门 PPP（Public—Private Partnerships，通常翻译为公私合作伙伴关系）模式在医疗领域中的实践，为中国内地发展非营利私立医疗机构提供了很好的参考。从镜湖医院的案例中，我们可看到政府的参与和合作在其中发挥着重要作用：一方面，政府有序地监督和管理，努力引导其为社会服务；另一方面，政府也尽力创造各种有利的外部条件，扶持它们的发展。

请结合上述观点，谈谈你自己的观点。

5 医院流动资产管理

【学习目标】

本章主要介绍医院流动资产的概念、特点,货币资金、应收账款、库存物资及药品的管理。通过本章学习,应当掌握如下内容:

(1) 掌握医院流动资产的基本概念和主要特点。

(2) 掌握医院现金、银行存款和应收账款管理的主要内容。

(3) 掌握库存物资和药品管理的主要内容。

5.1 流动资产概述

5.1.1 医院流动资产的概念

医院流动资产是指可以在 1 年内变现或者耗用的资产。流动资产是医院资产的重要组成部分,具有占用时间短、周转快、易变现等特点。医院拥有一定的流动资产,可抵付流动负债,从而在一定程度上降低财务风险。医院流动资产具体内容包括货币资金、应收款项、库存物资和药品等。

1) 货币资金

货币资金是指医院经济活动过程中,停留于货币形态的那一部分资金。它是每个医院所必须具备的不可缺少的支付手段,其流动性最强,也是其他流动资产的最终转换对象。

2) 应收款项

应收款项是指医院在提供医疗服务或开展其他有偿服务等业务活动中,所形成的应该收取而尚未收到的各种款项,包括应收在院病人医药费、应收医疗款、其他应收款等。

3) 库存物资

库存物资是指医院为了开展业务活动及其他活动而储存的资产,包括卫生材料、其他材料和低值易耗品等。

4) 药品

药品是指医院为了开展医疗活动而储存的特殊商品,是医疗业务工作必不可少的物资保证和重要手段,包括西药、中成药、中草药。

5.1.2 医院流动资产的特点

流动资产是医院进行医疗活动的必备条件,其数额大小及其构成情况,在一定程度上制约着医院的财务状况,反映着医院的支付能力与短期偿债能力。因此,流动资产的管理,在医院财务管理中占据着重要地位。

医院流动资产与固定资产及其他资产相比较,具有以下几个基本特点:

1) 流动资产循环周期与医院医疗服务经营周期具有一致性

医院流动资产在使用过程中经常由一种形态变为另一种形态。如用货币资金购买药品,货币资金形态的流动资产就变为实物形态的流动资产;病人经医生诊治开方取药,医院按规定收取费用,则实物形态的流动资产就变为货币资金形态的流动资产。流动资产的这一相继转化过程,称为流动资产循环,流动资产周而复始的循环就称为流动资产的周转。

医院医疗服务过程,也是医院各项物质要素消耗的过程。流动资产一般都是一次性的转移或耗费。因此,医院完成一次医疗服务过程,流动资产也就完成一次循环。医疗服务周期决定着资金循环时间,而流动资产周转又综合反映医院医疗服务全过程。

研究流动资产循环周期与医院医疗服务经营周期的一致性,有助于通过合理组织医疗服务过程,来加速流动资产的周转,并充分发挥流动资产促进医疗服务活动的积极作用。

2) 流动资产占用形态具有变动性

由于医院医疗服务活动和其他活动是不断进行的,因此医院的流动资产占用形态在时间上依次继起,相继转化,在空间上又是同时并存的。这种继起性和并存性是互为条件的,相互制约,决定着流动资产的周转使用状况。

研究医院流动资产占用形态的变动性,便于认识和把握流动资产循环和周转的条件,有助于合理地配置各种流动资产的适当比例,促使医院流动资产周转的顺利进行。

3) 流动资产占用数量具有波动性

医院流动资产在循环中,其占用数量在不同时期不是固定不变的,它会随着医疗服务活动的变化而有升有降,起伏不定。由于疾病的流行和发病有一定的季节性,因此季节性波动更为明显。

研究流动资产占用数量的波动性,在考虑流动资金的来源和供应方式时,要注意既要使医院保持有稳定的资金来源,又要给医院一定的机动性和灵活性,以便合理安排资金的供需平衡。

5.1.3 医院流动资产管理的意义

管好用好流动资产是医院财务管理的一项重要内容,它对于促进医院医疗活动的开展和社会主义现代化建设,具有非常重要的意义。

1) 加强流动资产管理,可以加速流动资金周转,提高资金使用效率

在一定规模和一定业务量条件下,医院流动资金的需要量,主要取决于流动资金的周转速度。周转越快,所需资金就越少;反之,所需资金就越多。管好用好流动资产,就能缩短流动资金的周转时间,减少流动资金占用量,从而提高流动资金的使用效率。加强流动资产管理,压缩医院经营过程中的物资占用量,就可以使原有的物质资源产出更多的价值,发挥更大的作用。

2) 加强流动资产管理,有利于促使医院加强经济核算,提高财务管理水平

医院的流动资产分散在医疗服务过程的各个环节,各环节物资的占用情况反映出各环节资金周转的状况。如盲目采购就容易造成仓库物资的积压,过度信用就容易造成往来款项的增加,不及时盘点就容易产生物资的损坏和丢失等。加强流动资产的管理,对医院各部门提出节约使用流动资金的要求,有利于医院加强经济核算,提高财务管理的水平。

5.2 货币资金管理

货币资金是指医院占用在各种货币形态上的资产,包括库存现金、银行存款和其他货币资金。货币资金是医院流动性最强的资产,也是最容易出现问题的资产。因此,加强货币资金管理是医院资产管理的一项重要内容。一方面,要保证货币资金的收支平衡,使医院有足够的支付能力,避免由此而发生的财务危机;另一方面,要保持货币资金的适度存量,提高医院资金的使用效益;同时,还要健全内部控制制度,保证医院货币资金的安全完整。

5.2.1 现金的管理

现金分为广义现金和狭义现金两类。狭义现金是指库存现金;广义现金即货币资金,是指可以立即投入流通的交换媒介,它主要包括库存现金、各种形式的银行存款和银行本票、银行汇票等其他货币资金。这里的现金指库存现金。

1) 现金的使用范围

中国人民银行总行是现金管理的主管部门;各级人民银行负责对开户银行的现金管理进行监督和稽核;开户银行负责现金管理制度的具体执行,对开户单位的现金收支、使用情况进行监督管理;在银行和其他金融机构开户的医院,必须按照国务院发布的《现金管理暂行条例》及其实施细则的规定进行管理,并接受开户银行的监督。

根据国务院发布的《现金管理暂行条例》的规定,医院可在下列范围内使用现金:

(1) 职工工资、各种工资性津贴。

(2) 个人劳务报酬。

(3) 根据国家规定颁发给个人的科学技术、文化艺术、体育等各项奖金。

(4) 各种劳保、福利费用,以及国家规定的对个人的其他支出。

(5) 向个人收购的农副产品和其他物资支付的价款。

(6) 出差人员必须随身携带的差旅费。

(7) 结算起点以下的零星支出。

(8) 中国人民银行确定需要现金支付的其他支出。

与其他单位的经济往来,除上述规定的范围可以使用现金外,应当通过开户银行进行转账结算。转账结算凭证在经济往来中具有与现金相同的支付能力。购买国家规定的专项控制商品,必须采取转账结算方式,不得使用现金,商业单位也不应收取现金。

医院在办理有关现金收支业务时,应遵守以下几项规定:

(1) 医院现金收入应于当日送存开户银行。当日送存困难的,由开户行确定送存时间。在实际工作中,也有开户行主动上门收取的。

(2) 医院支付现金,可以从本医院库存现金限额中支付或者从开户银行提取,不得从本医院的现金收入中直接支付。

(3) 医院从开户银行提取现金,应当写明用途,由本单位财会部门负责人签字盖章,经开户银行审核后予以支付现金。

(4) 医院因采购地点不固定,交通不便,以及其他特殊情况必须使用现金的,应向开户银行提出申请,经开户银行审核后,予以支付现金。

(5) 单位间的经济往来,凡超过 1 000 元(结算起点)的通过银行转账结算,不得使用现金。

2）现金管理的目的

现金管理的目的是在保证医院医疗服务活动所需现金的同时,尽可能压缩过多的闲置现金。医院持有过多的现金,会使相当一部分资金丧失投资增值的机会;但现金储备太少,则会制约医院的支付能力,增加医院的财务风险,还很可能影响医院正常医疗服务活动的开展。现金管理的目的取决于医院留存现金的原因。而这个原因主要是满足交易性需要、预防性需要和投机性需要。

（1）交易性需要　交易性需要是指满足日常医疗服务活动的现金支付需要。医院开展医疗服务活动,就会有现金收入,也必然发生支出,且收入和支出不可能同步同量。现金收入多于支出时,就会形成现金留存;反之,现金支出大于现金收入时,就需要补充现金,以保证日常业务的顺利开展,故而医院需要维持适当的现金余额。

（2）预防性需要　预防性需要是指医院需要维持一定的超量交易需求的现金量,用以防止意外情况发生。医院现金流量的不确定性越大,预防性现金数额也就相应增加;反之,医院的现金流量可预测性越强,预防性现金数额就可相应减少。同时,由于医院的特殊社会职能,将会面对各种意想不到的情况（如各种感冒病毒的变种、非典、禽流感等）,也需要增加现金的预防性需求;此外,医院预防性现金持有量大小还跟医院的举债能力有关,如果医院能够很容易地取得周转性资金,就可以减少预防性现金持有量;反之,则应扩大预防性现金数额。

（3）投机性需要　投机性需要是指置存现金用于不寻常的购买机会,比如有价格相对较低的材料物资、仪器设备或有投资价值的有价证券等。当然,医院不是专业性的投资机构,为投机性需求留存的现金不会很多,如果有不寻常的购买或投资机会,也常常设法寻求临时性的资金来源。总之,医院拥有相当数量的现金,确实为突然的大批采购提供了条件。

3）现金持有成本

任何资产的占有和使用都要消耗一定的资源并形成成本,持有现金也不例外。现金的成本通常由以下4个部分组成:

（1）管理成本　管理成本是指医院因持有一定数量的现金而发生的各项管理费用,如出纳人员的工资及必要的安全措施费,这部分费用在一定范围内与现金持有量的多少关系不大,一般属于固定成本。

（2）机会成本　机会成本是指医院因持有一定数量的现金而丧失的再投资收益。由于现金属于非盈利性资产,保留现金必然丧失再投资的机会及相应的投资收益,从而形成持有现金的机会成本。放弃的再投资收益属于变动成本,它与现金持有量的多少密切相关,即现金持有量越大,机会成本越高,反之就越小。

（3）转换成本　转换成本是指医院利用现金购入有价证券以及转让有价证券换取现金时付出的交易费用,如委托买卖佣金、委托手续费、证券过户、交易手续费等。转换成本与证券变现次数呈线性关系。证券转换成本与现金持有量的关系是:在现金需要量既定的前提下,现金持有量越少,进行证券变现的次数越多,相应的转换成本就越大;反之,现金持有量越多,证券变现的次数就越少,需要的转换成本也就越小。

（4）短缺成本　短缺成本是指因现金持有量不足又无法及时通过有价证券变现加以补充而给医院造成的损失,包括直接损失与间接损失。现金的短缺成本随现金持有量的增加而下降,随现金持有量的减少而上升,即与现金持有量呈负相关关系。

4）现金最佳持有量

确定现金最佳持有量是现金管理的主要内容。医院出于各种动机而需要持有一定的货币,但同时基于成本和收益的原则,又必须确定现金最佳持有量。

确定现金最佳持有量的方法很多,较常用的是成本分析模型。

成本分析模型是根据现金持有的相关成本,分析、预测其总成本最低时现金持有量的一种方法。在影响现金持有的相关成本因素中,成本分析模型只考虑持有一定数量的现金而发生的管理成本、机会成本和短缺成本,而不考虑转换成本。其中管理成本具有固定成本的性质,与现金持有量不存在明显的线性关系;机会成本是因持有现金而丧失的再投资收益,与现金持有量成正比例变动;短缺成本与现金持有量成负相关关系。这些成本同现金持有量之间的关系如图5.1所示。

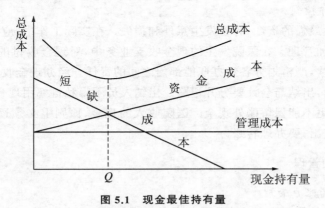

图5.1 现金最佳持有量

从上图可以看出,由于各项成本同现金持有量的变动关系不同,使得现金持有总成本呈抛物线形。抛物线的最低点即为成本最低点,该点所对应的现金持有量就是现金最佳持有量,此时总成本最低。这一模型的现金最佳持有量也可以解释为机会成本和短缺成本之和最小时的持有量。

5）现金日常收支的管理

医院库存现金的日常管理包括现金收入和现金支出两部分。现金收入的管理主要包括以现金收取的医疗费、药品费、检查治疗费等,以收现金形式收取的其他收入等。现金支出的管理,主要是按照国家的规定使用现金,并对现金支出的内容进行审核,检查其是否符合国家有关的财经纪律和财经政策,是否符合医院的财务收支计划等。具体地说,对现金的日常管理应做到以下几点:

(1)按内部牵制原则建立现金管理责任制,配备专职或兼职的出纳人员负责办理现金的收付和保管工作,实现钱账分管。即出纳人员应根据会计人员审核无误的现金收付凭证办理款项的收付,并负责登记现金日记账;但不得兼管稽核、会计档案保管,以及收入、费用、债权、债务等账目的登记工作。同样,会计人员也不得兼管出纳工作。这样,每一笔现金收支业务都由两个以上的人员分工负责,以相互制约。

(2)在现金出纳工作中,严格遵守有关业务手续、制度。即收支现金必须执行事先编报的现金收支计划;收支现金,必须有凭有据,符合财经纪律和财务制度的规定;收支现金时,收支双方必须当面点清细数,并建立必要的复核制度,以防差错;收支现金后,必须在现金收支凭证上加盖有日期的"现金收讫"或"现金付讫"戳记和出纳人员的图章,以防止重收或重付,并及时编制记账凭证,登记有关账簿;每日业务终了,应进行账实核对,不准以"白条"抵库,发现现金余缺应及时列账,并报给领导,查明原因。

(3) 利用现金浮游量。所谓浮游量是指医院账簿记录与银行账面余额的差额。因为从医院开出支票、收票人收到支票并存入银行,至银行将款项划出医院账户需一段时间,在这段时间里医院已开出支票,却仍可动用银行活期存款账户上的这笔资金。当然,医院要大量利用现金浮游量,必须有加速收款和延迟付款的能力,并精确地预测其存款余额,控制好利用浮游量的时间,以免发生银行存款的透支。

(4) 延迟付款。如同加速收款可以保存现金一样,延迟付款也可将现金保留较长时间。比如债务在其到期日才归还,利用汇票付款,充分利用汇票的承兑和付款期间来延缓货币的支付等。当然,拖延付款时间必须以不影响医院的信誉为前提。

6) 现金的内部控制

现金是流动性最强的资产,容易发生意外和损失。在实际工作中,应建立健全现金使用内部控制制度,严加管理。在医院发生的现金收支业务中,对现金收付的控制,主要办法是严格凭证、稽核手续,严格划分各经办职能部门之间的责任。经办现金收支业务人员不得兼管现金账目的记录,出纳与会计要分开记账。出纳人员不得私自挪用现金,不得以借条等为据抵充库存现金,更不能保留账外现金。医院收入的现金,原则上必须逐日存入开户银行,超过一定限额的支出,要办理转账。

5.2.2 银行存款的管理

1) 银行存款的账户管理

医院的银行存款是医院存放在银行或其他金融机构的货币资金。银行存款同样具有很大的流动性,医院大部分经济业务是通过银行存款的收付来完成的,医院必须加强对银行存款的管理。

医院要严格按照国家有关规定开立账户。银行存款账户分为基本存款账户、一般存款账户、临时存款账户和专用存款账户。

基本存款账户,是指医院办理日常转账结算和现金收付的账户,医院的工资、津贴、补贴等现金的支取,只能通过基本存款账户办理,每个医院只能开立一个基本账户。

一般存款账户一般用来办理转账结算和现金缴存,但不能办理现金支取。

临时存款账户,是指医院因临时经济活动需要开立的账户。医院可以通过临时存款账户办理转账结算,医院可以根据国家规定向银行申请开立临时存款账户。

专用存款账户是指医院因特定用途需要开立的账户。医院有特定用途需要专户管理的资金,可以按照规定向银行申请开立专用存款账户。

2) 银行转账结算方式

(1) 银行汇票 银行汇票是汇款人将款项送存当地银行,由银行签发给汇款人带往异地办理转账结算或支取现金的票据。单位和个人各种款项的结算,均可使用银行汇票。银行汇票可以用于转账,填明"现金"字样的银行汇票也可以用于支取现金。申请人或者收款人为单位的,不得在"银行汇票申请书"上填明"现金"字样。

银行汇票的主要优点是适用范围广泛,使用灵活,兑现性强,一律记名,票随人走,凭票购货,余款自动退回,钱货两清。银行汇票可背书转让,结算不受金额起点限制。银行汇票的提示付款期限为自出票日起 1 个月。

（2）商业汇票　　商业汇票是指由收款人或付款人（或承兑申请人）签发，由承兑人承兑并于到期日向收款人或被背书人支付款项的一种票据。商业汇票按其承兑人的不同分为商业承兑汇票和银行承兑汇票两种。

商业承兑汇票是由收款人签发，经付款人承兑，或由付款人签发并承兑的票据。银行承兑汇票是由收款人或承兑申请人签发，并由承兑申请人向开户银行申请，经银行审查同意承兑的票据。

采用商业汇票结算方式必须以合适的商品交易为基础。商业汇票的使用对象是在银行开立账户的法人。个体工商户、农村承包户、个人、法人的附属单位等不具有法人资格的单位或个人以及虽具有法人资格但没有在银行开立账户的单位都不能使用商业汇票。商业汇票在同城、异地都可以使用，而且没有结算起点的限制。商业汇票的承兑期限由交易双方商定，一般为 3 个月至 6 个月，最长不得超过 6 个月，属于分期付款的应一次签发若干张不同期限的商业汇票。商业汇票一律记名并允许背书转让。未到期的商业汇票可以到银行办理贴现。

（3）银行本票　　银行本票是申请人将款项交存银行，由银行签发的承诺自己在见票时无条件支付确定的金额给收款人或者持票人的票据。单位、个体经营户或个人在同城范围内的商品交易、劳务供应，以及其他款项的结算均可以使用银行本票。

银行本票按照其金额是否固定可分为不定额和定额两种。定额银行本票面额为 1 000 元、5 000 元、10 000 元和 50 000 元。不定额银行本票是指凭证上金额栏是空白的，签发时根据实际需要填写金额（起点金额为 5 000 元），并用压数机压印金额的银行本票。

银行本票可以用于转账，填明"现金"字样的银行本票，也可以用于支取现金；银行本票的提示付款期为 2 个月，逾期后，兑付银行不予办理，但签发银行可以办理退款手续。银行本票见票即付，不予挂失。若遗失的不定额银行本票在付款期满后未被冒领，也可办理退款手续。

（4）委托收款　　委托收款是指收款单位委托银行向付款单位收取款项的结算方式。委托收款分为邮寄和电寄两种，同城异地都可以办理，适用范围较广，商品交易、劳务款项及其他应收款等均可使用，便于收款单位主动收款，无金额起点限制。付款单位在规定的付款期内付款，付款单位在规定的付款期内审校有关凭证后，未向开户银行提出异议时，开户银行在付款期满的次日，将款划给收款单位。付款单位审核有关凭证后提出异议拒绝付款的，双方自行处理。

（5）支票　　支票是指银行的存款人签发给收款人办理结算或委托开户银行将款项支付给收款人的票据。这是银行各开户单位收取存款和办理同城结算普遍采用的一种结算方式。

支票分为现金支票和转账支票两种。现金支票只能用于支取现金，转账支票只能转账，不能提取现金。支票一律记名，可以背书转让，但用于支取现金的支票不得背书转让。

支票使用灵活方便，手续简便。支票的提示付款期限为自出票日起 10 天。签发支票应使用墨汁或碳素墨水填写其大小写金额。签发人必须在银行账户余额内按照规定向收款人签发支票。不准签发空头支票、远期支票，不准出租、出借支票或将支票转让给别的单位、个人使用，不准将支票交给销货单位代为签发。已签发的现金支票遗失，可以向开户银行申请挂失。若挂失前已经支付，银行不予受理。已签发的转账支票遗失，银行不受理挂失，可请求收款人协助防范。

3）银行存款的内部控制制度

（1）应严格执行国家有关的银行结算办法，根据不同的收付款业务，选用恰当的银行结算办法。根据不同的结算办法，审核有关结算凭证是否合理合法，审批手续是否齐全。

（2）建立健全银行结算凭证领取制度，设立登记簿，详细登记领取人的姓名、凭证号码、用途等。交付业务人员的结算凭证，如银行汇票、银行本票、支票等，应建立专门的登记簿，登记编号、金额、时间、用途等内容，并应办理签收手续。

（3）银行印鉴实行分管，一个人不能办理银行收付款业务。

（4）财务部门要指定专人负责办理银行存款的收付业务，逐步顺序记载银行存款的收支、结余额，并及时正确地登记银行日记账，定期与总账、银行对账单核对，并填制银行存款日报表。

（5）加强银行结算凭证管理，签发给银行的结算凭证要按号码顺序签发，未签发的空白结算凭证要有专人保管，作废的结算凭证要附在存根联，注明作废字样，经手人要签章。

（6）银行结算凭证由单位财务部门签发，不能将空白的结算凭证交由业务人员外出办理结算业务，自行填制各栏项目。确因工作需要，财务部门要在结算凭证上填明收款人名称、用途、日期与控制金额等，防止滥用和流失，给单位造成损失。

（7）签发结算凭证的有关印章应与空白结算凭证分别由不同人员保管，结算凭证的签发、记账凭证的编制、账簿的登记三方面的工作应分别由不同的人员分工负责，不能一人同时兼任二职或三职。

（8）有关凭证收付后，应盖上"收讫"或"付讫"图章，以防重复收付款，并定期装订成册，由专人保管，防止被盗和涂改。

（9）财务主管、内部审计人员应定期或不定期对银行存款账目进行检查，将其与银行对账单核对，确保各项收支款项的相符，防止资金被挪用与侵占，保证账账相符，账款相符。

5.2.3 其他货币资金的管理

其他货币资金是指医院为采购药品、材料、物资等经济业务的需要，存放在医院之外的外埠存款、银行汇票存款、在途资金等。

为了便于对医院其他货币资金收支业务进行管理，医院应设置其他货币资金总账账户，在该账户下，设置"外埠存款"、"银行汇票存款"、"在途资金"等明细账户。

1）外埠存款的管理

外埠存款是指医院到异地进行临时或零星的物资采购时，汇往外地银行开立采购专户的款项。

外埠存款一般用于临时性的采购或日常零星的采购，由医院开设采购专户将款项汇往采购地银行。医院要加强外埠存款的核算与管理，办理外埠存款前，应由有关部门提出采购计划，并按有关规定审批，由采购人员到采购地就近银行或其他金融机构申请开户，并提供有关证件。外埠存款除采购人员可少量支取现金作差旅费以外，采购业务一律采用银行转账结算。采购结束后，将多余采购资金退回医院，结清账户。外埠存款属临时性账户，一般不计息。

2）银行汇票存款的管理

银行汇票存款是指医院为取得银行汇票按照规定存入银行的款项。

银行汇票可以背书转让，但在付款期内只准转让一次。医院要加强银行汇票管理与核算,办理银行汇票,要严格按审批程序,建立银行汇票领取、登记、销号制度,办理银行汇票要有批准的计划或合同以及有关人员的签批手续,业务结束后,及时办理退款手续。

3) 在途资金的管理

医院同所属单位之间和上级主管部门之间的解汇款项,在月终时如有未到的汇入款项,称为在途资金。

医院加强对其他货币资金的管理,主要是建立健全其内部控制制度:

(1) 办理外埠存款、银行汇票,必须建立审批制度和程序,一人不能办理。

(2) 及时清理其他货币资金,并及时结算、销户。

(3) 定期或不定期对其他货币资金进行检查,防止挪用和流失。

5.3 应收款项管理

5.3.1 应收款项的概念及内容

医院的应收款项是指医院因提供医疗服务或开展其他有偿服务等业务活动所形成的应该收取而尚未收到的各种款项。因购买货物等原因预先支付给供货单位的款项,属停留在应收状态结算过程中的资金。应收款项是医院流动资产的重要组成部分,是其他单位或个人对医院资金的占用,包括在医疗业务活动过程产生的应收医疗款,以及在医疗业务活动过程之外产生的其他应收款、待摊费用等。

1) 应收医疗款

应收医疗款是指在医疗服务活动过程中由医院为病人垫付的各项开支,在结算时应收回或转出的款项。应收医疗款主要包括正在住院病人发生的医疗费,已经出院病人的医疗欠资,尚未收回的公费医疗、享受医疗保险病人的医疗费,以及医院内部为职工垫付的医疗费。医院的医疗应收款发生频繁、金额大,核算程序比较复杂,容易发生问题,因此,应重视对医疗应收款的管理。

2) 其他应收款

医院其他应收款是指除医疗应收款外,因业务活动而发生的其他应收账款,包括备用金、向职工临时垫支的差旅费、预付的材料物资的采购款等。

3) 待摊费用

医院待摊费用是指已经发生支付,但应由本期和以后各期负担的费用,包括低值易耗品摊销、固定资产维修费用和预先支付的利息支出、预付保险费、取暖费、报刊费等。

5.3.2 应收医疗款的管理

1) 应收医疗款管理的目的

医院加强应收医疗款的管理,目的在于通过完善应收医疗款的管理责任制,建立健全应收医疗款核算的账簿记录,做到及时清理、催收,防止拖欠,加速资金周转,提高医院结算资金的使用效率。

2) 应收医疗款管理要点

医院应收医疗款主要包括门诊病人欠费、住院病人欠费和历年欠费 3 个部分。

我国社会主义性质决定了医院以提高社会效益为最高宗旨。因此,在医疗活动过程中,如果发生经济和治病的矛盾时,当以治疗为主,首先应抢救病人,救死扶伤,这就必然发生一些急诊病人的欠费。当发生以上事项时,门诊或住院收费管理人员应主动与业务人员配合,把所发生的欠费项目、金额及欠费病人的姓名、单位、住址、联系电话等进行详细记录,并报医院有关部门审批。

加强住院病人预交金的管理。住院结算处,每日应随时掌握病人预交金使用情况,预交金不足时应及时催收补交,控制和减少病人欠费的发生。对出院病人欠费,及时催收、清理,并及时催收、清理合同记账单位的欠费,定期办理结算。

门诊和住院收费处要有专人负责及时填制"门诊病人欠费情况表"和"住院病人欠费情况表",报财务部门进行账务处理。

医院财务部门要建立与门诊和住院收费部门对欠费业务的定期核对制度,以确保其病人欠费明细账户与门诊收费处和住院结算处的病人欠费明细分类账户的一致。如果发现不相符,应及时查明原因,以防止挪用、伪造、贪污门诊病人欠费等舞弊行为的发生。

5.3.3 其他应收款的管理

1)备用金的管理

备用金是门诊收费处、挂号室、住院处的收费员和财务科出纳员,以及有关部门的采购员用于周转和零星开支的款项。医院应建立健全备用金的领取、使用和报销结算制度。备用金的管理可采用定额或不定额两种方式。

定额备用金管理一般在年初或必要时,由财务部门根据使用单位申请和实际需要核定其备用金数额,并拨付该单位由专人管理。平时使用单位可在其备用金中支付日常的开支,并定期或在备用金快用完时,凭有关凭证向财务部门报销,补足备用金。

不定额备用金管理无需核定备用金使用定额,使用部门使用后到财务部门报销时,直接核减其备用金余额,不再补足,直至余额为零。

2)职工出差借支和预付款的管理

医院职工出差借支和预付款项业务频繁,数额也较大,对此,应完善审批手续,尤其预付货款时,财会人员应认真审查有无违反规定和不合理的付款事项,严格控制预付款的发生。

5.3.4 坏账损失的管理

医院应收款项中,难免有无法收回的款项,这些不能收回的应收账款称为坏账。因发生坏账而产生的损失,称为坏账损失。

《医院财务管理办法》规定:坏账损失是指因债务人破产或死亡,以其财产或遗产清偿后,仍然不能收回的应收款项;或者因债务人逾期未履行偿债义务,超过3年仍然不能收回的应收账款。由此可以看出,医院坏账损失是医院对其应收款项预计的损失,它不表示对债权的放弃或减免,因此,对于未发生的坏账不得将其从应收款账面价值中消除。

医院对坏账损失的管理通常采取计提坏账准备金的方式。医院每期计提坏账准备金,不论其是否实际发生,均应列为当期费用;同时,对于实际发生的坏账,应直接冲减坏账准备金,并从应收款中予以消除。

5.3.5 应收账款的内部控制

医院应收账款管理的目的是力求货币回笼、加速资金周转或减少可能损失,为此,医院要建立健全应收账款的内部控制管理制度。

1）控制应收账款的发生范围

医院要加强应收账款的管理，必须在规定的范围内发生，且手续必须齐全，努力控制应收账款的资金额度和占用时间。

2）尽量缩短应收账款的收款期限，加速资金回笼

医院对应收账款，要落实收款责任人，抓紧催收工作，及时办理结算，压缩结算时间，及时了解对方的财务状况，经常和对方对账，保持账目清楚。

3）建立健全应收账款总账和明细分类账，并经常核对

医院各项应收款项，必须纳入预算内管理，建立健全各种应收账款的审批手续；对不符合规定或超过需要的借款，财务部门应坚持原则拒付或少付；应收账款发生时，要有受款单位的收据或经办人的借款收据；应收账款总账及明细账要分管，不能由一人统管。

4）定期进行应收账款清查核对

各种借款应一借一清，借款办完事情后，在规定的期限内应向财务部门报账清理结算。定期填报应收账款明细清册，注明发生时间、原因、经手人、批准人及情况说明。应收账款明细账管理人员工作变动，应将所经手的款项清理后，编制移交清册移交。总账及明细账应经常核对，并与债务单位和个人核对。

5）定期编制应收款项明细报表

应收账款中的应收医疗款和其他应收款项，由于种种原因，经常出现长时间挂账现象，时间一长很容易形成呆账死账，使医院受到经济损失。为了加强应收账款的管理，财务部门要定期编制应收账款明细报表，列明发生时间、原因、经手人、批准人以及未结账原因，以促使医院采取措施，积极催收回款，提高资金使用效率。一般应收账款明细表的格式见表5.1。

表5.1　××医院应收账款明细报表

年　月　日

单位：元

项　目	发生时间	金额	经手人	批准人	未还原因	备注
一、医疗应收款						
二、其他应收款						

会计：

5.4　库存物资管理

5.4.1　库存物资的概念和分类

1）库存物资的概念

医院库存物资是指医院在开展业务活动及其他活动中为耗用而储存的资产，包括材料、燃料、包装物和低值易耗品等。医院的库存物资处于经常性的不断耗用和重置之中，是流动资产的重要组成部分。

2）库存物资的分类

医院库存物资品种比较多，为了加强对库存物资的管理，需要对不同性质的库存物资进

行合理分类。医院库存物资主要包括卫生材料、其他材料和低值易耗品三类。

（1）卫生材料 是指医院向病人提供医疗服务过程中,经一次使用其价值即转化为费用的医用物资,包括医疗用血、用氧、放射材料、化验材料、消毒材料、一次性用品等。

（2）其他材料 是指为了满足医疗工作需要而储备的除低值易耗品、医用卫生材料以外的其他公用物品,包括布匹、办公用品、劳保用品、清洁工具、燃料、维修材料及其他用品等。

（3）低值易耗品 是指单位价值低、容易损耗、不够固定资产标准、多次使用而不改变其实物形态,但易于损坏需要经常补充和更新的物品,包括医疗用品、办公用品、棉纺织品、文娱体育用品、炊具、其他用品等。

5.4.2 库存物资的计价

库存物资入库的计价,一律按进货原价核算,为采购物资而发生的费用,列入当期费用,自制的库存物资按制造过程中的实际支出计价。

库存物资出库的计价,根据实际情况可以采用先进先出法或加权平均法等,计价方法一经选定不得任意变更,要保持一致性。

1）先进先出法

由于库存物资采购地点、商家的不同和购入时间的先后,其进货价格可能有高有低。先进先出法,就是先购入的先出库,期末库存物资成本比较接近现行市场价值。

2）加权平均法

加权平均法是在库存物资按实际购进价进行明细分类核算时,以各批数量为权数,计算出平均单价的一种方法。加权平均法的计算公式为:

$$某库存物资平均单价 = \frac{期初结存余额 + 本期购进发生额}{期初结存数量 + 本期购进数量}$$

5.4.3 医院库存物资的定额管理与计划供应

1）定额管理的方法

医院物资定额管理包括物资消耗定额管理、物资储备定额管理和物资节约定额管理。它是医院各类物资管理工作的基础和主要依据。

（1）医院物资消耗定额管理的方法 医院物资消耗定额是指在一定的医疗技术和组织形式下,完成某项医疗任务所合理消耗的物资数量标准。

医院物资消耗定额按用途可分为主要物资消耗定额(药品)、辅助物资消耗定额、燃料消耗定额、动力消耗定额、医疗器械消耗定额等。

制定物资消耗定额的方法有如下 3 种:

① 技术分析法:即在技术计算的基础上,根据先进经验,制定最佳经济合理的物资消耗定额。

② 统计分析法:即根据以往统计资料,结合计划期内技术条件的变化来确定物资消耗定额。

③ 经验估计法:即根据以往的实际经验,参照有关信息资料,结合计划期内技术条件变化的实际情况来确定物资消耗定额。

（2）医院物资储备定额管理的方法　医院物资储备的种类一般有经常性储备、保险性储备、季节性储备和特殊性储备。

① 经常性储备：经常性储备是为保证医院日常业务经营活动正常进行而建立的药品、器材、辅料等物资储备，是为满足前后两批物资进货期间内的业务活动而进行储备的。它是医院物资储备中的可变部分，并取决于购货次数和订货数量。若在一定时期内订货量小，物资储备量就小；反之订货量多，物资储备量就较大。

其计算公式为：

$$经常性储备定额＝（供应间隔天数＋物资使用前储备天数）×平均每日需要量$$

② 保险性储备：保险性储备是为了在物资供应过程中，防止进货发生误期的情况下，保证医院业务经营正常进行的物资储备。

计算公式为：

$$保险性储备定额＝保险性储备天数×平均每日需要量$$

③ 季节性储备：季节性储备是指用于季节性某些特殊需要而建立的储备。

计算公式为：

$$季节性储备定额＝季节性储备天数×平均每日需要量$$

④ 特殊性储备：特殊性储备是指一定时期内超出正常医疗业务所需要的某些特殊专用、稀有物资及一些重大科技开发、试验项目的物资，经有关部门批准后建立的储备。

（3）医院物资节约定额管理的方法　实行节约定额管理，对节约使用医院物资，降低医疗劳务成本消耗具有重要作用。对此，首先要根据物资消耗定额制定物资节约指标，并把节约指标落实到各临床、医技科室或有关部门去。节约指标落实的如何，是衡量科室管理绩效、制定奖惩措施的依据。

计算公式为：

$$节约量＝（上期实际单耗量－计划期物资消耗定额）×计划期任务量$$

2）计划供应的方法

（1）物资供应计划的编制

① 编制物资目录：医院物资目录，是医院物资管理的一项基础工作，是编制物资供应计划的重要依据。医院物资目录需要列明物资的种类、编号、名称、规格、型号、技术标准、计划价格等。

② 确定物资需要量：物资需要量按每一种类和每一品种规格的物资分别计算。

③ 确定物资储备量：确定物资储备量，就是在分别确定计划期初储备量和计划期末储备量的基础上，求出计划期内应当增加或减少的物资供应量。

计划期初的物资储备量就是报告期末的物资储备量。

计划期末的物资储备量，就是计划期结束时的物资库存量。

期末储备量的计算公式为：

$$期末储备量＝经常性储备量＋保险性储备量$$

④ 编制物资平衡表，确定物资申请量：计划期各种物资需要量和储备量确定后，即可根据所掌握的资源数量编制出物资平衡表，便可确定物资的申请数量，编制物资需要计划表。

物资需要计划表是根据平衡原理设计的。为了做到物资需要与来源的平衡一致,应该做到:

$$物资需要量＋计划周转储备量＝计划利用库存量＋申请数量$$

计划期的物资申请量的计算公式为:

$$计划申请量＝物资需要量＋计划期末储备量－计划期初储备量－医院内部其他资源$$

(2)组织供应

① 订货:采购是执行物资供应计划的一个实施步骤,采购员应根据计划,力争采购到物美价廉的物资。

在实际采购过程中,医院要认真落实采购计划,选择合理的采购地点,采取询价、政府采购、公开招标等采购方式,签订合法的合同,组成采购小组,降低采购成本,确定合理的经济批量,力求既不影响使用,又降低费用。

② 订货合同管理:物资订货合同是医院和供货单位双方签订的,是保证物资供应计划实现的一种经济手段。一般订货合同包括的内容有物资名称、质量与规格、包装要求、数量、价格、交货日期与限期、交货地点、验收办法、运输及费用、付款及结算办法、违约责任及其他等。

签订的订货合同生效后,一般不得任意更改,确需变更时,应由更改方说明理由并取得对方支持或认可。合同一经更改,须按更改后的合同内容来履行责任。

5.4.4 库存物资控制的ABC分析法

ABC分析法是意大利经济学家巴雷特于19世纪首创的,以后经过不断的发展与完善,现已广泛用于各行业的存货管理与控制。ABC分析法是对存货各项目(如药品、材料、其他物资等)按种类、品种或规格分清主次,重点控制的方法。ABC分析法的操作步骤如下:

(1)计算每一种存货在一定期间内(通常为1年)的资金占用额。

(2)计算每一种存货资金占用额占全部资金占用额的百分比,并按大小顺序排列,编成表格。

(3)根据事先测定好的标准,将存货占用资金巨大,品种数量较少的确定为A类;将存货占用资金一般,品种数量相对较多的确定为B类;将存货品种数量繁多,但价值金额较小的确定为C类。

(4)对A类存货进行重点规划和控制;对B类存货进行次重要管理;最后,对C类存货实行一般管理。

【例5-1】 假设某医院卫生材料共计12种,均系从院外购入,其单位购入成本及全年平均领用量如表5.2所示。

表5.2 卫生材料分类

编号	单位购入成本(元)	全年平均领用量	领用成本(元)	ABC分类
101	1.00	15 000	15 000	C
102	8.00	2 000	16 000	B
103	20.00	3 000	60 000	A

编号	单位购入成本（元）	全年平均领用量	领用成本（元）	ABC 分类
104	22.00	2 000	44 000	A
105	2.00	11 000	22 000	B
106	3.00	10 000	30 000	B
107	0.50	30 000	15 000	C
108	12.00	8 000	96 000	A
109	9.00	5 000	45 000	A
110	0.10	60 000	6 000	C
111	2.00	18 000	36 000	B
112	0.30	45 000	13 500	C

该表 ABC 分类是根据全年领取量总成本的金额大小，划分为 ABC 三类，凡 40 000 元以上属 A 类；凡 40 000 元以下 15 000 元以上属 B 类；15 000 元以下属 C 类。A 类领用总数量占领用总量的 8.6%，占总领用成本的 61.5%；B 类领用总数量占领用总量的 19.6%，占总领用成本的 26.1%；C 类领用总数量占领用总量的 71.8%，占总领用成本的 12.4%。

采用 ABC 分析法，掌握少数重点项目，就可以控制部分数额。A 类存货占用资金的比重最大，应把 A 类作为控制的重点，对此类物资采取经济批量法控制或数额折扣法控制，努力使 A 类物资保持较高的周转率；对 C 类存货物资，虽种类繁多，但占用资金不多，不必耗费大量人力、物力、财力去管理，一般应保持较高的库存，减少采购次数；对 B 类存货介于 A、C 类之间管理。

5.4.5　库存物资的内部控制制度

（1）确定合理储备定额，计划采购，定额定量供应。

（2）物资采购要成立采购小组，对大批物资的采购要由采购小组采取公开招标方式决定，采购小组由各职能部门、财务、审计共同参与，增加采购透明度。

（3）采购计划要按规定编制、审批，按计划采购，不得擅自变更采购计划。

（4）采购、验收、结算等工作要分工负责，一人不能办理全部业务。

（5）严格审核购货业务的各种凭证及有关人员签章是否齐全，不经验收入库的，不得报账。

（6）库存物资结算一般通过银行。回扣、让利要公开，控制现金回扣。

（7）加强对在用材料物资的管理，防止流失和浪费。

（8）定期或不定期加强库存物资的清查盘点，对盘亏、盘盈的要查明原因，分情况进行处理。对库存物资盘盈的以其价值冲减管理费用；盘亏毁损的属于正常原因损失部分，扣除残料价值后，计入管理费用，属于非正常损失部分报批后，扣除责任人或保险公司赔偿或残料价值后，计入其他支出。

（9）制定合理消耗定额，定量供应库存物资，建立审批制度，控制库存物资的耗用。

5.5 药品管理

5.5.1 药品的分类

药品是医院为了开展医疗业务活动,用于治疗疾病的特殊商品。药品种类多、数量大,医院的药品支出在医院全年支出中占有相当大的比重,医院药品管理在医院管理中具有重要意义。

1)按其存放地点不同,分为药库药品和药房药品

(1)药库药品是指医院直接从医药部门、药厂或医药市场购入或自己制剂加工验收入库的药品。医院购入的药品都必须经过药库验收后,才能付款、领用。药库按药品存放地点不同分为中药库和西药库。

(2)药房药品是指医院药房从药库领取的各类药品。药房药品按其存放地点不同,又分为门诊药房药品和住院药房药品。

2)按照药品的性质不同,分为西药、中成药、中草药

(1)西药划分为:① 片剂类:如阿奇霉素片、红霉素片等;② 针剂类:如青霉素针、庆大霉素针等;③ 粉剂类:如葡萄糖粉、高锰酸钾等;④ 酊剂类:如碘酒等;⑤ 水剂类:如眼药水等;⑥ 油膏剂类:如四环素软膏等;⑦ 麻醉剂类:如吗啡等;⑧ 其他药品类:以上不包括的西药。

(2)中成药划分为:膏、丸、丹、散、酊、水类。

(3)中草药划分为:根茎、果实、茎叶、全草、物矿石、剧毒类等。

5.5.2 药品的成本

医院为持有一定数量的药品,必定会发生一定的成本支出。药品的成本主要包括以下几种:

1)取得成本(TC_a)

取得成本是指为取得某种药品而支出的成本,包括订货成本和购置成本两类。

(1)订货成本 指取得订单的成本,如办公费、差旅费、邮资、电话费支出。订货成本中有一部分与订货次数无关,如常设采购机构的基本开支等,称为订货的固定成本,用 F_1 表示。另一部分与订货次数有关,如差旅费、邮资等,称为订货的变动成本。每次订货的变动成本用 K 表示;订货次数等于存货年需要量 D 与每次进货量 Q 之商。订货成本的计算公式为:

$$订货成本 = \frac{D}{Q}K + F_1$$

(2)购置成本 购置成本指由于购买药品而发生的买价支出,其总额取决于采购数量和单位采购成本。

单位采购成本为 U,假设药品需要量用 D 表示,于是购置成本为 DU。

因此,订货成本加上购置成本,就等于存货的取得成本。其公式可表达为:

$$取得成本 = 订货成本 + 购置成本$$

$$=订货固定成本+订货变动成本+购置成本$$

$$TC_a = F_1 + \frac{D}{Q}K + DU$$

2）储存成本（TC_c）

储存成本是指为储存药品而发生的成本。储存成本也分为固定成本和变动成本。固定成本与药品存货数量的多少无关，如仓库折旧、仓库职工的固定月工资等，常用 F_2 表示。变动成本与药品存货的数量有关，如存货资金的应计利息、存货的破损和变质损失、存货的保险费用等，单位成本用 K_c 表示。用公式表达的储存成本为：

$$储存成本=储存固定成本+储存变动成本$$

$$TC_c = F_2 + K_c \times \frac{Q}{2}$$

3）缺货成本（TC_s）

缺货成本指由于药品供应中断而造成的损失，这些损失可以是直接的也可以是间接的。缺货成本大多属于机会成本。缺货成本用 TC_s 表示。

如果以 TC 来表示药品的总成本，则计算公式为：

$$TC = TC_a + TC_c + TC_s$$

5.5.3 药品的计价

1）药库药品的计价

医院统一按零售价计价。

2）自制药品的计价

医院自制药品一律按零售价计价，并按自制药品成本与零售价的差额计入药品进销差价，没有规定零售价的，以实际生产成本按国家规定的加成率计算零售价。

3）药房药品的计价

药房药品平时按零售价计价，月末时按实际销售金额和计算出的药品综合加成率（或综合差价率）计算药品销售成本。

5.5.4 药品管理要求

医院药品的管理要严格执行《药品管理法》、药品价格政策和职工基本医疗保险制度的有关规定。

1）药品的采购、保管、出库与消耗

（1）药品的采购 药品的采购要依据计划进行，采购计划由药剂科拟定，送财会部门审核并报分管领导批准后执行。药品采购员要廉洁奉公，并应具备一定的药品专业知识，以保证所购药品的质量；同时，应树立效益观念，在采购时要多方调查药品市场行情，供求状况，力求以较低的价格购进优质药品。目前，有的地方已实行了药品招标采购的方式，有些医院还建立了采购中心，专门负责这项工作，这些都是值得提倡和发扬的。

（2）药品的入库与保管 药品入库必须有完备的入库手续。入库时，药品保管员要按药品采购计划，对照进货发票或药品调拨单价所列品名、规格、数量、单价及金额，认真详细地清点验收。药品入库后，应按药品类别及品名建卡片账，及时登记药品增减变动情况；并定期与药品会计进行核对,做到账卡相符、账实相符。药品的存放,对有限效期药品,应重点保管,采用先进先出法出库发放,以防积压失效;对毒、麻、限药品要按《药品管理法》规定,实行专柜专人加锁保管,以防止发生事故;对易燃易爆药品,要设立危险品专库保管。

(3)药品的出库与消耗 药库发出药品的核算一律按零售价计算。药品出库时,应一律填写"药品出库单"一式四联,一联留药库登记卡片账,二联报药品会计,三联报财务部门,四联由领用部门留存备查。药房每日发出的药品应在每日终了前按处方的金额汇总,并分别与门诊收费处及住院记账处核对。

2)建立药房处方销售额与收费处药品收入核对制度

医院要建立健全药房处方销售额与收费处药品收入核对制度。药房每日按规定的结账时间结账,按现收和记账分别统计药品销售数额,填制药品销售收入日报表,并与收费处药品收入日报表核对是否相符。首先核对现金药费的数额是否相符,其次核对记账药费是否相符,如不相符应查明原因。药房药品的现金收入核算单,当日应交药品会计或核算室复核,并将药房收入日报表和收费收入日报表核对,现金处方销售额以核算单为计算依据。只有加强药房处方金额与收费额相核对,才能保证药品销售额的准确无误,防止虚报药品销售数等情况的发生。

3)实行定期盘点制度

药库药品盘点一般以 3 个月为宜。药房药品由于流动性大,盘点一般以 1 个月为宜,最少一年不得少于 4 次(每季度一次)。实行计算机管理的可按数量进行盘点核对,未实行计算机管理的按金额核对。未实行计算机管理的情况下,要特别加强对药房药品的管理,药品的调价要及时盘点调整,要加强对处方划价合格率的抽查,计算处方计价误差率。

5.5.5 药品资金的核定

1)药品经济订货批量的确定

按照药品管理的目的,医院需要合理安排订货批量和进货时间,使药品的总成本最低,以达到节约使用资金的目的。

药品总成本最低时的进货批量称为经济订货批量或经济批量。有了经济批量,就可以合理安排经济进货时间,因此,经济批量决定经济进货时间。

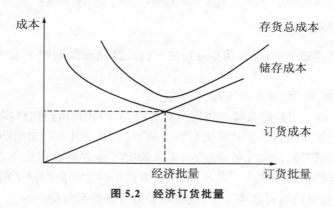

图 5.2 经济订货批量

所谓订货批量,是指每次订购货物的数量。在某种药品存货全年需求量已定的情况下,降低订购批量,必然增加订货批次,一方面,使存货的储存成本(变动储存成本)随平均储存量的下降而下降;另一方面,使订货成本(变动订货成本)随订购批次的增加而增加。反之,减少订购批次必然要增加订购批量,在减少订货成本的同时储存成本将会增加。可见,存货决策的目的就是确定位于这两种成本合计数最低时的订购批量,即经济订货批量。

经济订货批量的基本模型,通常是建立在如下基本假设基础上的:

(1) 医院所需存货的市场供应充足,在需要存货时,可以立即到位;

(2) 存货集中到货,而不是陆续入库;

(3) 不允许缺货,即无缺货成本;

(4) 一定时期的存货需求量能够确定,即需求量为常量;

(5) 存货单价不变,不考虑现金折扣,单价为已知常量;

(6) 医院现金充足,不会因现金短缺而影响进货。

在设定上述条件后,存货相关总成本(TC)的公式简化为:

$$TC = F_1 + \frac{D}{Q}K + DU + F_2 + K_e\frac{Q}{2}$$

则经济批量:

$$Q^* = \sqrt{\frac{2KD}{K_e}}$$

经济批量下的存货总成本:

$$TC(Q^*) = \sqrt{2KDK_e}$$

最佳订货次数:

$$N^* = \frac{D}{Q^*} = \sqrt{\frac{DK_e}{2K}}$$

式中:D—— 存货年需要量;

　　　Q—— 每次进货批量;

　　　Q^*—— 经济批量;

　　　K_e—— 存货的单位储存变动成本;

　　　$TC(Q^*)$—— 经济批量下的存货总成本;

　　　N^*—— 最佳订货次数。

【例5-2】 某医院常年需要 A 种药品,年度采购总量为 90 000 盒,药品单价为每盒 500 元,一次订货成本为 240 元,每盒药品的年平均储存成本为 1.20 元。根据上述资料,存货决策如下:

(1) A 药品的经济采购批量:

$$Q^* = \sqrt{\frac{2 \times 240 \times 90\ 000}{1.2}} = 6\ 000(\text{盒})$$

(2) A 药品年最佳采购次数

$$N^* = \frac{90\ 000}{6\ 000} = 15(\text{次})$$

（3）经济采购批量下的最低总成本：

$$TC(Q^*)=\sqrt{2\times 1.2\times 240\times 90\,000}=7\,200(元)$$

2）药品资金储备定额的核定

药品储备以保证供应为原则，既要防止储备过少，影响医疗业务，又要防止储备过多，造成资金占用过多。医院要根据本院近几年药品的实际耗用量来确定药品的储备定额，一般可按 2～3 个月的药品平均消耗量来核定储备定额，其计算公式如下：

药品储备定额＝上年药品实际消耗额/ 12 月×储备期

例如，某医院上年度药品实际销售总额为 636 万元，今年储备期定为 3 个月。该医院药品储备定额应为：636/12×3＝159（万元）。

上例药品储备定额 159 万元为医院药品总定额，包括药库、药房和各病区药柜的储备药品。医院还应分别核定药库、药房的储备定额。

3）药品销售成本的计算

《医院财务制度》中规定：医院药品按零售价进行核算，其实际购进价与零售价的差额为进销差价，月末按当月药品销售额和药品综合加成率（或综合差价率）计算药品销售成本。

（1）按药品综合加成率计算药品成本　药品综合加成率指药品进销差价（包括折扣收入等）与药品成本价的比例。计算公式为：

药品综合加成率＝药品进销差价金额/（药品金额－药品进销差价金额）×100％

药品金额＝上月余额＋核销前借方发生额－核销前贷方发生额

药品进销差价金额＝上月余额＋核销前贷方发生额－核销前借方发生额

本月实际销售药品成本＝本月药品实际销售额/（1＋药品综合加成率）

（2）按药品综合差价率计算药品成本　药品综合差价率是指药品进销差价和药品零售价的比例。其计算公式为：

药品综合差价率＝药品进销差价金额/药品销售金额×100％

本月实际销售药品成本＝本月药品实际销售额×（1－药品综合差价率）

思考题

1.简述医院流动资产管理的内容。

2.简述现金管理的目标。

3.简述医院应收账款的内容。

4.医院库存物资管理的原则有哪些？

5.药品主要分为哪些类型？

6.试述怎样加强药品管理。

7.简述 ABC 分析法的含义。

6 固定资产和无形资产管理

【学习目标】

本章主要讲述医院固定资产和无形资产的基本知识和相关理论。通过本章学习,应当掌握如下内容:

(1) 掌握固定资产的概念、特点、分类、计价及日常管理要求。

(2) 了解固定资产投资的特点和程序,掌握固定资产的投资评价方法。

(3) 了解折旧与修购基金的关系,掌握固定资产折旧的计算和修购基金管理的要求。

(4) 掌握无形资产的取得、计价、投资和转让的管理。

6.1 固定资产概述

6.1.1 固定资产的概念

医院固定资产,是指单位价值在 1 000 元及以上(专业设备单位价值在 1 500 元及以上),使用期限在 1 年以上,并在使用过程中基本保持原有物质形态的资产。单位价值虽未达到规定标准,但耐用时间在 1 年以上的大批同类物资,也应作为固定资产进行管理,如医院办公用的桌凳等。

在实务操作中,价值标准不是绝对的。有些设备,虽然单位价值高于规定的标准,但容易损坏或者更换频繁,也不应作为固定资产管理,例如有些专用工具和玻璃器皿等。有些设备,虽然低于规定的单位价值,但使用期限较长,应作为固定资产进行核算。

6.1.2 固定资产的特点

医院的固定资产与其他资产相比较,有如下特征。

1) 周转速度慢

医院的房屋、建筑物、医疗仪器设备等固定资产使用期限长,使用过程中难以改变用途,不易变现,通常要使用数年甚至数十年才完成一次循环周期,所以周转速度缓慢。

2) 实物形态的固定性

固定资产从投入医疗服务活动开始,直至其报废清理为止,在长期的使用过程中,只会因损耗不断降低其价值;但并不改变其原有的实物形态,体现了其实物形态的固定性。

3) 价值补偿与实物更新相分离

医院在购建固定资产时需要一次性支付大量资金;而固定资产的价值却是按照其使用年限及损耗程度逐步转移到医疗服务成果中去的。固定资产的价值补偿是在固定资产的使用过程中逐渐进行的,而它的实物更新则要在报废后,利用其价值补偿所积累的资金一次性地实现。

6.1.3 固定资产的分类

医院固定资产种类繁多,规格不一,为便于管理,正确核算,有必要对固定资产进行科学、合理的分类。

1) 固定资产按性质划分

按性质划分,固定资产可以分为5大类:

(1) 房屋及建筑物　指医院拥有占有权和使用权的房屋、建筑物及其附属设施。其中,房屋包括门诊、病房、影像室、药学部等业务用房,库房、职工宿舍用房,职工食堂、锅炉房等;建筑物包括道路、围墙、水塔等;附属设施包括房屋、建筑物内的电梯、通信线路、输电线路、水气管道等。

(2) 专用设备　指医院根据业务工作的实际需要购置的,单位价值在800元以上,具有各种专门性能和专门用途的设备,如医院的仪器、设备、医疗器械等。

(3) 一般设备　是指医院用于业务工作的通用性设备,如办公用的家具、交通工具等。

(4) 图书　是指医院保存的统一管理使用的业务用书,如图书馆(室)、阅览室的各类工具书等。

(5) 其他固定资产　是指以上各类中未包含的固定资产。

固定资产按照性质分类,可以分析各类固定资产占全部固定资产的比重,便于了解医院的医疗设备装备情况,促使医院合理配置固定资产,充分发挥固定资产的作用。

2) 固定资产按使用情况划分

按使用情况划分,固定资产可以分为4大类:

(1) 使用的固定资产　是指医院正在使用中的各类固定资产。

(2) 未使用的固定资产　是指已完工或已购建的尚未交付使用的新增固定资产,以及进行改建、扩建的固定资产和停止使用的固定资产。

(3) 不需用的固定资产　是指医院多余或不适用的,需要进行处理的固定资产。

(4) 租出的固定资产　是指医院暂不需用,租给外单位使用的固定资产。

固定资产按使用情况分类,可以分析医院现有固定资产的利用情况,有利于挖掘固定资产潜力,及时处理不需用的固定资产,促进医院提高固定资产的利用效率。

3) 固定资产按所属关系划分

按所属关系划分,固定资产可以分为两大类:

(1) 自有固定资产　是指产权属于医院的固定资产。

(2) 租入固定资产　是指医院采用租赁方式从其他单位租入的固定资产。医院对租入的固定资产依照合同拥有使用权,同时负有支付租金的义务,但固定资产的所有权属于出租单位。租入固定资产可分为经营租入和融资租入两种方式。

经营租入固定资产,通常租期短、租金低,承租方只获得短期的使用权,租赁期满后资产退还出租方。

融资租入固定资产,出租方和承租方事先约定较长的租期,承租方在租赁期间支付租金,当承租方付清最后一笔租金后,资产所有权一般将转让给承租方。由于承租方支付的租金中既包括了买价部分,又包括一定的利息支出和手续费,因此融资租赁实际上属于承租方变相分期付款购买固定资产。租赁期内,融资租入固定资产长期为承租方所使用,按照实质重于形式原则,医院应视为自有固定资产进行管理。

6.1.4 固定资产的计价

固定资产的计价是指用货币的量度来表示固定资产的价值。正确地对固定资产进行计价,可以反映医院拥有的固定资产规模和固定资金占用情况,也可以为医院计提固定资产修购基金提供依据。

1) 医院固定资产的计价标准

(1) 原始价值计价 也称历史成本、原始成本等,是指医院购建或以其他方式取得某项固定资产达到可使用状态前所发生的一切合理、必要的支出。

原始价值是固定资产的计价基础,可以反映医院拥有固定资产的规模和诊疗服务能力,可以同医院的财务成果、治疗服务成果对比,分析固定资产使用效果,考核固定资产利用程度。原始价值计价,优点是具有客观性和可验证性,缺点是在物价水平发生变化时有其局限性。

(2) 重置完全价值计价 也称重置成本,是指固定资产在现时的生产技术条件下,重新购买同样的或类似的固定资产所需的全部支出。

重置完全价值计价一般用于对某些固定资产无法确认其原始价值时采用,如医院固定资产发生盘盈、接受捐赠或固定资产重估时。重置完全价值计价是对原始价值计价的补充和完善,其特点是可以比较真实地反映固定资产的现时价值。

2) 固定资产的计价方法

(1) 购入固定资产,按购入价格、包装费用、运输装卸费用、安装调试费用和进口设备的进口税金等计价。

(2) 新建的房屋建筑物,按固定资产交付使用前发生的实际支出计价。

(3) 在原有基础上进行改建、扩建的房屋、建筑物,按其原值加上改建、扩建发生的实际支出,减去改建、扩建过程中发生的拆除的固定资产原值和固定资产变价收入后的余额计价。

(4) 自制的固定资产,按制造过程中发生的实际成本计价。

(5) 借款购建的固定资产,安装完毕交付使用前发生的借款利息也应计入固定资产价值。

(6) 接受捐赠的固定资产,按市场同类固定资产的价格计价。接受捐赠,固定资产时发生的各项费用,应计入固定资产价值。

(7) 无偿调拨或由于医院撤并转入的固定资产,按原单位账面原值计价。

(8) 盘盈的固定资产,按重置完全价值计价。

3) 固定资产计价的管理

医院已入账的固定资产,除发生下列情况外,不得任意变动其入账价值。

(1) 根据国家规定对固定资产重新估价。

(2) 增加补充设备或改良装置。

(3) 将固定资产一部分拆除。

(4) 根据实际价值调整原来的暂估价值。

(5) 发现原固定资产价值有错误。

6.2 固定资产的日常管理

固定资产是医院进行医疗服务活动和其他活动的主要物质保证,加强固定资产管理对做好固定资产投资、预测、决策,保护固定资产完整无缺,提高固定资产利用效益,充分挖掘固定资产潜力,降低服务成本,减少资金占用,加速资金周转,都有着重要的意义。

6.2.1 固定资产的归口分级管理

医院固定资产实行归口分级管理,就是在医院院长统一领导下,按照固定资产的类别,由有关职能部门负责归口管理,然后,根据固定资产的使用情况,由各级使用单位具体负责,进一步落实到科室或个人,并同岗位责任制结合起来。

(1) 财务部门负责总账和一级明细分类账,用于核算医院全部固定资产的原价,反映单位固定资产价值的增减变动和结存情况,同时为了能按使用部门计提修购基金,还得按照使用部门科室对固定资产进行明细归类登记。

(2) 财产管理部门负责二级明细分类账,可按照固定资产类别分设账页,账内按照保管、使用单位设置专栏,每月按照各项固定资产的增减日期序时登记,以反映各类固定资产的使用、管理和增减变动及其结存情况。

(3) 使用部门负责建卡(或台账)。一般以每一独立的固定资产项目为对象分别设置,每一对象一卡,按照固定资产的类别和保管使用单位顺序排列,并记载该项固定资产的编号、名称、规格、技术特征、使用单位、启用日期、预计使用年限,停止使用以及清理等经济业务,都应根据有关凭证在卡片内进行登记。固定资产的卡片管理中,要做到物在卡存,物转卡移,物毁卡销。

(4) 在归口管理的基础上,医院固定资产实行"谁用谁管"的原则,按照固定资产的使用情况将管理的责任落实到各科室,直至职工个人,由他们负责固定资产的日常管理工作,做到权责分明,层层负责。使用科室和操作人员应当做好固定资产使用的管理工作,对固定资产管理部门负责,建立健全财产管理使用制度,严格执行固定资产管理制度,搞好固定资产的日常管理,保证固定资产完整无缺,并做好日常维修和保养工作,充分发挥固定资产的效能。

6.2.2 固定资产使用的管理

(1) 房屋和建筑物的使用管理 医院的房屋和建筑物及其附属的一切设备,在使用过程中要加强维护保养,应做到用好、修好、管好;要定期检查使用变化的状况,每年安排一定的资金,进行修缮、保养,保持其完好程度,延长使用年限,以利于医院工作的正常运转。

(2) 设备管理 医院的贵重仪器设备应指定专人进行管理,并建立明细分类账进行管理。要制定操作规程和维修保养的措施,保证设备的正常运转,提高设备使用效益。对于一般设备,医院可根据业务情况采取定额装备的办法进行管理。使用的科室,要有专人进行管理和保养,若损坏、报废,经院领导审核批准后照数补充,如有多余应及时办理退库手续。各科室不得积压或自行转让给其他科室使用。

医院的其他固定资产,如家具、办公用具等,单价金额虽小,但数量较多,使用的部门分散。这类固定资产的管理,除要建立明细分类账管理外,可实行"四定"的管理办法,即定品名、定数量、定位置、定管理人员；做到物各有账，人各有责，账物相符。

医院的交通工具，应由总务部门负责管理和调配。机动车辆由使用人员负责保养。凡需用机动车辆者，由使用单位和个人填写机动车辆使用登记表，总务部门根据情况派车。车辆使用后，由驾驶员记录好行车里程和耗油量，以便计算费用和收费。

6.2.3　固定资产维修的管理

固定资产维修按其修理范围的大小和修理时间间隔的长短，可以分为大修理、中小修理。大修理的特点是：修理范围大、间隔时间长，因此每次修理发生的费用多、而修理的次数少，为了分摊合理，可采取分期摊销或预提的办法，并报主管财政部门备案。中小修理的特点是修理范围小、间隔时间短，修理次数多、每次修理费用低，因此在发生时，可直接列入当期费用。

医疗仪器设备占医院固定资产的很大比重，由于医疗仪器设备各个组成部分耐用程度不同或使用条件不同，在同一时期内磨损的程度也不同，因而医疗仪器设备会发生局部损坏现象。为了保证其正常运转，充分发挥使用效能，医院必须对其及时进行维修保养。所以，医院要建立仪器设备的保养维修制度，医疗仪器设备的管理部门和使用部门对各类医疗仪器设备要定期清理检查，注意维修保养，做好检修记录。

6.2.4　固定资产清查的管理

医院应定期对固定资产进行清查盘点，并形成制度。清查盘点后，应将清查的具体情况及在清查过程中发现的问题，由保管部门与使用部门一起协作查明原因，写出书面报告，经医院主管领导批准后及时进行处理，一般应在年终决算前处理完毕。

固定资产的盘盈和盘亏，按照以下原则进行处理：

（1）盘盈的固定资产，应以重置完全价值作为固定资产的原值，按固定资产的新旧程度估计累计折旧，差额计入业务外收入，不再增加医院的固定基金。

（2）凡盘亏、毁损、报废、拆迁减少的固定资产，在转出固定资产净值的同时，对所发生的清理费用和固定资产报废的变价收入、应由保险公司或过失人负担的损失的差额，计入当期业务外支出，不再减少固定基金。

6.2.5　固定资产报废和转让的管理

固定资产的报废是指固定资产由于长期使用中的有形磨损，并达到规定使用年限，而不能修复继续使用；或者由于技术进步形成的无形磨损，而必须用新的、更先进的固定资产予以替换时，对原有固定资产应按照有关规定进行产权注销。

医院对报废的固定资产，要深入现场查明固定资产报废的原因：对于已满使用期限并已丧失使用价值的固定资产，应按规定手续报经审批同意以后才能进行清理；对于因使用或保管不当而提前报废的固定资产，应由专业人员审查作出鉴定，注明报废的原因；对严重失职者，要承担一定的经济责任。医院在清理报废的固定资产时，应审查其残料的变价收入是否合理，清理费用是否节约。

医院固定资产的转让分为有偿转让和无偿转让两种。有偿转让是指变更固定资产的所有权或者占有、使用权，并取得相应的转让收入的一种资产处置方式；无偿转让是指以无偿的方式变更固定资产的占有、使用权的一种资产处置方式。医院固定资产的转让，一般经单位负责人批准后核销。大型、精密贵重的设备、仪器的转让，应经有关部门鉴定，报主管部门、财政部门批准后核销。具体审批权限由财政部门、卫生部门规定。

6.3 固定资产投资管理

6.3.1 固定资产投资的特点

1) 固定资产投资的影响时间长

固定资产的经济寿命往往比较长,其投资决策一经做出,将会在相当长的时间内影响企业的经营成果和财务状况,甚至对医院的生存和发展产生重要的影响。这就要求医院进行固定资产投资时必须小心谨慎,认真进行可行性研究。

2) 固定资产投资的变现能力较差

固定资产投资的实物形态主要是房屋和设备等,是医院从事医疗服务活动所必需的劳动手段,并且这些资产不易改变其用途。因此,固定资产投资一旦完成,要想改变其用途是十分困难的,即变现能力差,这就要求医院要注重投资的有效性,防止盲目投资。

3) 固定资产投资的资金占用数量相对稳定

固定资产投资一经完成,在资金占用数量上便保持相对稳定,不像流动资产投资那样经常变动。因为业务量在一定范围内增加往往并不需要立即增加固定资产投资,通过挖掘潜力、提高效率可以完成增加的业务量;而业务量在一定范围内减少,为维持一定的经营能力,也不必大量出售固定资产。

4) 固定资产投资的次数少、金额大

与流动资产相比,固定资产投资并不经常发生,特别是大规模的固定资产投资,一般要隔若干年甚至十几年才发生一次,虽然次数少,但每次的投资额却比较多。根据这一特点,医院在进行固定资产投资时,可以提前为固定资产投资做专门的研究和准备工作。

6.3.2 固定资产投资的现金流量

现金流量指的是在投资活动过程中,由于某一个项目而引起的现金支出或现金收入的数量。在投资决策分析中,"现金"是一个广义的概念,它不仅包括货币资金,也包含与项目相关的非货币资源的变现价值,比如在投资某项目时,投入的固定资产价值,这时的"现金"就包含了该固定资产的变现价值,或其重置成本。

在会计核算中,投资决策是按照权责发生制原则来核算医院的收入与支出,通过收支相抵后的结余来评价医院经济效益的。而财务投资决策中却要按照收付实现制原则计算的现金流量来评价投资项目的经济效益,主要理由有以下3点:

1) 运用现金流量有利于在投资决策中考虑资金的时间价值

因为科学的决策需要考虑资金时间价值,所以要求有每笔预期支出和收入的时间。因为不同时期的资金具有不同的价值,所以要根据投资项目整个寿命周期来预计各年支出和收入现金的数额,考虑资金时间价值的因素,才能评价投资项目的经济效益。

2) 运用现金流量能客观地反映投资项目的经济效益

在投资决策中,由于净利润的计算存在着不客观的因素,如在存货计价、费用摊派和折旧计提等方面,均有多种方法可以选用,因此具有一定的主观随意性,而现金流量反映投资项目的经济效益却比较客观。

3）在投资决策中现金流动状况比盈亏状况更重要

因为一个投资项目能否持续下去，不是取决于一定期间收益的多少，而是取决于是否有现金用于各种支出。现金一旦支出，不论其是否耗费，均不能再用于其他方面，只有将现金收回后，才能用它来进行再投资。

6.3.3 固定资产投资决策的评价方法

投资决策评价方法一般按是否考虑资金时间价值，分为非贴现现金流量评价方法和贴现现金流量评价方法两种。所谓非贴现现金流量评价方法，是指不考虑资金时间价值的评价方法，又称为静态投资决策评价方法。所谓贴现现金流量评价方法，是指考虑资金时间价值的评价方法，又称为动态投资决策评价方法。

通常认为，非贴现现金流量评价方法计算简单，便于理解；贴现现金流量评价方法虽计算较为复杂，但因考虑了资金时间价值，更为科学合理。

1）静态投资决策评价方法

静态投资决策评价方法主要包括投资回收期法和平均报酬率法。

（1）投资回收期法　投资回收期（Payback Period，PP），是指自投资方案实施起，至收回初始投入资本所需时间，即能够使与此方案相关的累计现金流入量等于累计现金流出量的时间。

采用投资回收期这一指标进行投资决策的基本原理是：通过对各投资项目或方案投资总额和预计现金流量之间相互关系的计算，确定需要多长时间可以将初始投资如数收回；然后再比较各相关项目或方案投资回收期的长短，以确定最佳投资项目或方案。一般认为，投资回收期越短，投资效益越好，项目或方案为佳；反之，则项目或方案为差。

投资回收期的计算方法如下：

① 投资后每年的现金流量相等时：

$$投资回收期 = \frac{初始投资额}{每年\ NCF}$$

式中：NCF——净现金流量，指的是一定期间内现金流入量与现金流出量之间的差额。净现金流量也可以表述为一定期间内医院所获收益与提取的修购基金之和。这是因为，固定资产提取的修购基金计入成本，冲减了收益，但却并未产生真实现金流出。

② 投资后每年的现金流量不相等时，则投资回收期需根据每年年末尚未回收的投资额来加以确定。

【例 6 - 1】 根据表 6.1 计算 A、B、C 3 个方案的回收期。

表 6.1　3 个不同方案现金流量表　　　　　　　　　　　　　　　　　　单位：元

年份	货币流转	A	B	C
第 0 年	流出	10 000	10 000	10 000
第 1 年	流入	4 000	6 000	2 000
第 2 年	流入	4 000	5 000	3 000
第 3 年	流入	4 000	4 000	4 000
第 4 年	流入	4 000	3 000	5 000
第 5 年	流入	4 000	2 000	6 000
	合计（流入）	20 000	20 000	20 000
	净收益	10 000	10 000	10 000

方案 A 的回收期为：$\dfrac{10\,000}{4\,000}=2.5$（年）

方案 B 的回收期为：$1+\dfrac{10\,000-6\,000}{5\,000}=1.8$（年）

方案 C 的回收期为：$3+\dfrac{10\,000-2\,000-3\,000-4\,000}{5\,000}=3.2$（年）

由此可见，方案 B 的回收期最短，能最快收回投资，所以方案 B 是优选方案。

一般来讲，投资的回收期越短越好，因为，这意味着投资所冒的风险可以较快地结束。投资回收期法的优点是：

① 对各种投资方案进行初步审查时，可以以此作为一项重要的指标。因为医院可以用于投资的资金总是有一定限度的，必须尽可能地加速资金的周转。

② 在投资风险较大或极大的情况下，以投资回收期作为标准，可以尽快解除风险。一般来讲，如果其他条件相近，应选择投资回收期较短的投资项目。

但是，投资回收期法的最大缺点是它没有考虑资金的时间价值，也没有考虑回收期后的现金流量。在实际工作中，长期投资往往看重的是项目中后期将得到的较为丰厚的长久收益。对于这种类型的项目，用投资回收期法来判断其优劣，就显得过于片面了。

（2）平均报酬率法　平均报酬率（Average Rate of Return，ARR），是指投资项目或方案寿命周期内平均的年投资报酬率，又称为平均投资报酬率或平均投资收益率。

采用平均报酬率这一指标进行投资决策的基本原理是：按有关投资项目或方案的有效期限，计算它们的平均现金流量及其与投资总额的比值，确定各项目或方案在未来期限内的平均投资报酬率；然后再在有关投资项目或方案之间进行比较。一般认为，投资的平均报酬率越高，说明有关投资项目或方案的投资效果越好；反之，则投资效果越差。

平均报酬率最常见的计算公式为：

$$平均报酬率=\dfrac{平均现金流量}{投资总额}\times100\%$$

【例 6-2】　上述方案 A、B、C 的年平均现金流入均为 4 000 元，年平均现金流出均为 2 000 元，年平均利润为 2 000 元。

$$平均报酬率=\dfrac{2\,000}{10\,000}=20\%$$

在采用平均报酬率进行决策分析时，应事先确定一个医院希望达到的平均报酬率，或称为必要平均报酬率。进行决策时，若投资项目或方案的平均报酬率等于或超过必要平均报酬率，则投资项目或方案可行；反之，则不可行。在多个投资项目或方案决策时，如有两个或两个以上投资项目或方案的平均报酬率超过了必要平均报酬率，则选择平均报酬率最高的项目或方案。

平均报酬率也是一个静态的指标，且这个指标越高，往往说明投资方案的获利能力越强。虽然平均报酬率的计算过程较为简单，但由于没有考虑资金时间价值因素，不能正确反映建设期、投资方式和回收期等因素对投资项目或方案的影响，有时会作出错误的决策。所以，在进行投资决策时，一般把它作为辅助指标来考虑。

2）动态投资决策评价方法

动态投资决策评价方法包括净现值法、获利指数法和内部收益率法。

（1）净现值法　净现值（Net Present Value，NPV），是指投资项目或方案投入使用后的净现金流量，按资金成本或医院要求达到的报酬率折算为现值，减去初始投资的现值以后的余额。

采用净现值这一指标进行投资决策的基本原理是：将投资项目或方案投产后的现金流量按照预定的贴现率折算到该项目或方案开始建设的当年，以确定折算后的现金流入的现值；然后将折算后的现金流入的现值减去该项目或方案的初始投资额现值。一般认为，若净现值大于或等于零，表明该投资项目或方案可行；若净现值小于零，则表明项目或方案不可行。在有多个备选项目或方案的互斥选择决策中，应选择净现值是正值且最大者。

净现值的计算公式为：

$$NPV = \sum_{t=1}^{n} \frac{NCF_t}{(1+k)^t} - C$$

式中：NPV——净现值；

NCF_t——第 t 年的净现金流量；

k——贴现率（即资金成本或医院要求的报酬率）；

n——项目或方案的预计使用年限；

C——初始投资额。

具体计算净现值时，可按以下步骤进行：

① 将每年的营业净现金流量折算为现值，若每年的 NCF 相等，则按年金现值系数来折算；若每年的 NCF 不相等，则先按复利现值系数对每年的营业净现金流量进行折算，再加以合计。

② 将终结现金流量折算为现值。

③ 计算未来报酬的总现值。

【例 6-3】　现有 A、B 两个投资方案可供选择，两个方案的相关资料如表 6.2 所示，已知资金成本为 10%，分别计算 A、B 两个方案的净现值，判断这两个方案是否可行并选择较优者。

表 6.2　A、B 两方案的现金流量表　　　　　　　　　　　　　单位：元

	0	1	2	3	4	5
A 方案： 固定资产投资 营业现金流量	−20 000	 7 500	 7 500	 7 500	 7 500	 7 500
现金流量合计	−20 000	7 500	7 500	7 500	7 500	7 500
B 方案： 固定资产投资 流动资金垫支 营业现金流量 固定资产残值 流动资金回收	−24 000 −3 000	 8 900	 8 760	 8 620	 8 480	 8 340 4 000 3 000
现金流量合计	−27 000	8 900	8 760	8 620	8 480	15 340

先计算 A、B 两方案的未来报酬的总现值：

A 方案营业净现金流量的现值＝7 500×(P/A,10％,5)＝7 500×3.791＝28 432.5(元)

B 方案营业净现金流量的现值＝8 900×(P/F,10％,1)＋8 760×(P/F,10％,2)＋8 620×(P/F,10％,3)＋8 480×(P/F,10％,4)＋15 340×(P/F,10％,5)＝8 900×0.909＋8 760×0.826＋8 620×0.751＋8 480×0.683＋15 340×0.621＝37 117.46(元)

再计算 A、B 两方案的净现值:

$$A 方案的净现值＝28 432.5－20 000＝8 432.5(元)＞0$$

则 A 方案可行。

$$B 方案的净现值＝37 117.46－27 000＝10 117.46(元)＞0$$

则 B 方案可行。

因为 B 方案净现值大于 A 方案(10 117.46＞8 432.5),所以 B 方案更优。

净现值指标的优点是考虑了资金时间价值,能较合理地反映投资项目的真实经济价值;考虑了项目期的全部净现金流量,体现了流动性与收益性的统一;考虑了投资的风险性,因为贴现率的大小往往与风险大小有关,风险越大,贴现率通常越高。但净现值指标也存在以下缺点:无法直接反映投资项目的实际投资收益率水平;当各项目投资额不同时,难以确定最优的投资项目或方案等。

(2) 获利指数 获利指数(Profitability Index,PI),是投资项目未来报酬的总现值与初始投资额的现值之比,也称为利润指数或现值指数。

采用获利指数这一指标进行投资决策的基本原理是:将某投资项目或方案投产后的现金流量,按照预定的投资报酬率折算到该项目或方案开始建设的当年,以确定贴现后的现金流入的现值;然后将折算后的现金流入的现值除以该项目或方案的初始投资额现值。一般认为,若获利指数大于或等于 1,表明该投资项目或方案可行;若获利指数小于 1,则表明该项目或方案不可行。在有多个备选项目或方案的互斥选择决策中,应选择获利指数超过 1 最多的项目或方案。

获利指数的计算公式为:

$$PI = \sum_{t=1}^{n} \frac{NCF_t}{(1+k)^t} / C$$

式中: PI —— 获利指数;

NCF_t —— 第 t 年的净现金流量;

k —— 贴现率(即资金成本或医院要求的报酬率);

n —— 项目或方案的预计使用年限;

C —— 初始投资额。

具体计算获利指数时,可按以下步骤来进行:

① 计算未来各期现金流入量的现值。

② 计算现值指数,即根据未来各期现金流入量现值之和与现金流出量(即初始投资额)之比算出获利指数。

【例 6-4】 条件同例 6-3,分别计算 A、B 两个方案的获利指数,判断这两个方案是否可行并选择较优者。

计算过程如下:

根据例 6-3 的计算,A 方案未来各期现金流入量的现值为 28 432.5 元。

B 方案未来各期现金流入量的现值为 37 117.46 元。

再计算 A、B 两方案的获利指数：

$$A \text{ 方案的获利指数} = 28\ 432.5 \div 20\ 000 = 1.42 > 1$$

则 A 方案可行。

$$B \text{ 方案的获利指数} = 37\ 117.46 \div 27\ 000 = 1.37 > 1$$

则 B 方案可行。

因为 A 方案获利指数大于 B 方案(1.42＞1.37)，所以 A 方案更优。

获利指数的优点是考虑了资金时间价值，能够较真实地反映投资项目的盈亏程度，有利于在初始投资额不同的投资方案之间进行对比。如依例 6-3 的计算结果，B 方案的净现值大于 A 方案的；但依例 6-4 的计算结果，A 方案的获利指数大于 B 方案的。决策时，应以获利指数的大小作为判断依据，因为获利指数是个相对数指标，而净现值则是绝对数指标，净现值大，并不意味着项目或方案的投资效率最好，绝对数指标没有相对数指标的适用性广。

（3）内部报酬率法　内部报酬率(Internal Rate of Return，IRR)，是指能够使投资项目或方案的净现值等于零的贴现率，也称为内部收益率或内含报酬率。

采用内部报酬率这一指标进行投资决策的基本原理是：在任何一个投资项目或方案中，客观存在着一个报酬率，它能使投资方案各年的净现金流量折算后的未来报酬的总现值等于该投资项目或方案的原始投资额。也就是说，内部报酬率实际上反映了投资项目或方案的真实报酬。目前越来越多的医院使用该项指标来进行投资决策。一般认为，若计算出的内部报酬率大于或等于医院的资金成本或必要报酬率，则表明项目或方案可行；若计算出的内部报酬率小于医院的资金成本或必要报酬率，则表明项目或方案不可行。在有多个备选项目或方案的互斥选择决策中，应选用内部报酬率超过资金成本或必要报酬率最多的投资项目或方案。

内部报酬率的计算公式为：

$$\sum_{t=1}^{n} \frac{NCF_t}{(1+r)^t} - C = 0$$

式中：NCF_t—— 第 t 年的净现金流量；

r—— 内部报酬率；

n—— 项目或方案的预计使用年限；

C—— 初始投资额。

具体计算内部报酬率时，因每年净现金流量是否相同而有所不同：

① 每年的 NCF 相等，则按下列步骤来计算：

第一步：计算年金现值系数，具体的计算公式为：

$$年金现值系数 = \frac{初始投资额}{每年的\ NCF}$$

第二步：查年金现值系数表，若能直接查到上面所计算的年金现值系数，其对应的贴现率即为内部收益率；若不能直接查到，则在相同的期数内，找出与上述年金现值系数相邻的两个临界系数和临界贴现率，然后用插值法求出该投资项目或方案的内部报酬率。

② 每年的 NCF 不等,则按下列步骤来计算:

第一步:先预估一个贴现率,并按此贴现率计算净现值。若计算出的净现值等于零,则此贴现率即为内部收益率;若计算出的净现值大于零,则表明预估的贴现率小于该投资项目或方案的实际内部报酬率,应提高贴现率,再进行测算;若计算出的净现值小于零,则表明预估的贴现率大于该投资项目或方案的实际内部报酬率,应降低贴现率,再进行测算。经过如此反复测算,找到净现值由正到负且最接近于零的两个贴现率。

第二步:根据上述两个邻近的贴现率,使用插值法计算出投资项目或方案的实际内部报酬率。

【例 6-5】 某医院有 B、C 两个投资项目:B 投资项目一次投资 1 200 万元;C 投资项目初始投资 900 万元,一年后追加投资 300 万元。第 1 年至第 4 年的现金净流量,B 投资项目分别为 360 万元、480 万元、500 万元、400 万元;C 投资项目每年都为 405 万元,资金成本为 10%。

计算各投资项目的内部报酬率如下:

C 投资项目每年的现金净流量均为 405 万元,因此用第一种方法。

$$C 投资项目年金现值系数 = \frac{1\,172.73}{405} = 2.895\,6$$

查年金现值系数表,第 4 年与 2.895 6 相邻的两个年金现值系数分别为 2.913 7 和 2.855 0,分别指向的贴现率为 14% 和 15%。

$$C 投资项目的内含报酬率 = 14\% + (15\% - 14\%) \times \frac{2.913\,7 - 2.895\,6}{2.913\,7 - 2.855\,0}$$
$$= 14\% + 0.31\% = 14.31\%$$

B 投资项目每年的现金净流量不等,因此用第二种方法。现先估计贴现率为 15%,测算后现值为正数,应提高贴现率再则算。其测算方法见表 6.3。

表 6.3 B 投资项目内含报酬率测算表   单位:万元

年度	现金净流量	贴现率为 15%		贴现率为 16%		贴现率为 17%	
		复利现值系数	现值	复利现值系数	现值	复利现值系数	现值
0		1.000 0	−1 200.00	1.0000	−1 200.00	1.000 0	−1 200.00
1	360	0.869 6	313.06	0.862 1	310.36	0.854 7	307.69
2	480	0.756 1	362.93	0.743 2	356.74	0.730 5	350.64
3	500	0.657 5	328.75	0.640 7	320.35	0.624 4	312.20
4	400	0.571 8	228.72	0.552 3	220.92	0.533 7	213.48
净现值	—	—	33.46	—	8.37	—	−15.99

测算的结果表明,内含报酬率在 16% 与 17% 之间。然后用插值法计算内含报酬率如下:

$$B 投资项目内含报酬率 = 16\% + (17\% - 16\%) \times \frac{8.37}{8.37 + 15.99}$$
$$= 16\% + 0.34\% = 16.34\%$$

计算结果表明,B 投资项目的内含报酬率为 16.34%,而 C 投资项目的内含报酬率为 14.31%。因此,应选择内含报酬率高的 B 投资项目。

内部报酬率法考虑了资金的时间价值,反映了投资项目或方案的真实报酬率;但这种方法的计算过程较为复杂,特别是每年的 NCF 不相等的投资项目或方案,往往要经过多次测算才能求得。

(4)贴现指标之间的关系 净现值 NPV、获利指数 PI 和内部报酬率 IRR 之间存在以下数量关系:

当 $NPV>0$ 时,$PI>1$,$IRR>k$(k 为资金成本或必要报酬率);

当 $NPV=0$ 时,$PI=1$,$IRR=k$;

当 $NPV<0$ 时,$PI<1$,$IRR<k$。

此外,内部报酬率 IRR 的计算需要利用净现值 NPV 的计算技巧或形式。这些指标都会受到投资方式及各年净现金流量的数量特征的影响。不同的是,NPV 为绝对量指标,其他均为相对量指标。计算净现值 NPV、获利指数 PI 所依据的贴现率都是已知的,而内部报酬率 IRR 的计算本身与贴现率 i 的高低无关。

必须说明的是,尽管在 20 世纪 50 年代,投资回收期等非贴现评价指标曾一度流行全世界,但随着其局限性的日益显露,使用以资金时间价值原理为基础的贴现评价指标的组织不断增多,从 20 世纪 70 年代开始,贴现评价指标已占主导地位,并形成了以贴现评价指标为主,以投资回收期为辅的多种指标并存的指标体系。

6.4 固定资产折旧管理

6.4.1 固定资产折旧的含义

固定资产是一种为医院经营所需且长期使用的资产,它在使用过程中不改变实物形态,且服务潜力会随着使用而逐渐降低以至消失,它的价值会随着固定资产的使用而逐次转移到成本费用中,并最终从收入中获得补偿。这种由于损耗而逐渐转移到成本费用中的固定资产价值,就称为折旧。

固定资产的损耗包括有形损耗和无形损耗两种。有形损耗是物质损耗,包括使用损耗和自然损耗。其中,使用损耗是由于磨损、腐蚀等原因所造成的物质损耗;自然损耗是由于风吹、日晒、雨淋而生锈、腐烂、风化等因素形成的损耗。无形损耗是功能损耗,又称精神损耗,是由于科学技术进步和劳动生产率提高,或采用新设备而引起原有固定资产的贬值或提前更新造成的损失。

医院原则上应当根据固定资产性质,在预计使用年限内,采用平均年限法或工作量法计提折旧。计提固定资产折旧不考虑残值。计提折旧的具体办法由各省(自治区、直辖市)主管部门会同财政部门规定或审批。

固定资产折旧按账面价值的一定比例提取折旧用于更新。具体比例由医院根据固定资产原值和使用年限核定,报卫生主管部门备案或批准后执行。比例一经确定,除特殊情况外不得随意变动。

6.4.2 固定资产提取折旧的影响因素

医院固定资产折旧的提取应根据固定资产的损耗程度来确定,但其损耗程度很难用技术方法精确地进行测定,只能根据有关因素进行估计,利用一定的数学方法来计算。医院计算提取折旧额的影响因素有以下几个方面:

1) 固定资产原值

固定资产原值是决定提取折旧额大小的基本因素,也是提取折旧的计算基数。原始价值,是固定资产取得时发生的实际支出。在确定提取折旧时,各项固定资产应以各计提期的期初应计提折旧的固定资产原价为依据计提。

2) 固定资产净残值

固定资产净残值是指固定资产预计报废时可以收回的残余价值扣除预计清理费用后的数额。由于在计算折旧时,固定资产的残余价值和清理费用只能人为估计,故不可避免地存在主观性。

3) 固定资产的使用年限

固定资产的使用年限是直接影响各期应提取折旧额的权数因素。在确定使用年限时,既要考虑固定资产的有形损耗,又要考虑固定资产的无形损耗。由于固定资产的有形损耗和无形损耗很难估计正确,所以使用年限的估计也带有主观随意性。为了避免人为地延长或缩短固定资产的使用年限,《医院财务管理制度》规定了固定资产使用年限。

房屋及建筑物类的使用年限:钢筋混凝土结构为 50 年,砖混结构的为 30 年,砖木结构为 30 年。

专用设备的分类及折旧的提取年限见表 6.4。

表 6.4　医院专用设备折旧提取年限表

设备类别	折旧年限	设 备 名 称
医用电子仪器	5	心电图、脑电图、肌电图、监护仪器、起搏器等
光学仪器及窥镜	6	验光仪、裂缝灯、手术纤维镜、内窥镜等
医用超声仪器	6	A 超、B 超、M 超、UCT、超声净化设备等
激光仪器设备	5	激光诊断仪、激光治疗仪、激光检测仪等
医用高频仪器设备	5	高频手术、高频电凝、高频电灼设备等
物理治疗及体疗设备	5	电疗、光疗、体疗、水疗、蜡疗、热疗设备等
高压氧舱	6	高压氧舱
中医仪器设备	6	脉相仪、舌色相仪、经络仪、穴位治疗机
医用磁共振设备	6	永磁型、常导型、超导型等
医用 X 线设备	6	普通 X 光线机、CT、造影机、数字减影机、X 光刀
高能射线设备	8	直线、感应、回旋、正电子加速器等
医用核素设备	6	核素扫描仪、SPECT、钴 60 机等
临床检验分析仪器	5	电泳仪、色谱仪、自动生化分析仪等
化验设备	5	血氧分析仪、蛋白测定仪、肌肝测定仪、酶标仪

设备类别	折旧年限	设　备　名　称
体外循环设备	5	人工心肺机、透析机等
手术急救设备	5	手术台、麻醉机、呼吸机、吸引器等
口腔设备	6	牙钻、牙科椅等
病房护理设备	5	病床、推车、婴儿暖箱、通信设备、供氧设备等
消毒设备	6	各类消毒器、洗刷机、冲洗机等
其他	5	以上未包括的医药专用设备

一般设备的分类及折旧的提取年限见表 6.5。

表 6.5　医院一般设备折旧提取年限表

设备类别	折旧年限	设　备　名　称
家具用具及其他类	5	家具用具及其他类
通用设备	10	炊事用品、机床、电梯、电动工具泵等 锅炉及附属设备、配电柜、中央空调、不间断电源、稳压电源等
交通运输设备	10	大客车、中型客车、小轿车、铲运车、摩托车等
电气设备	10	发电机、冰箱、空调、洗衣机等
电子产品及通信设备	5	电脑、打印机、复印机、音响设备、传真机、电教设备、通信设备

值得注意的是：当月投入使用的固定资产，当月不提取折旧，而到下月再提；月份内减少或者停用的固定资产，当月仍提取折旧，而到下月再停提。已经提足折旧的逾龄固定资产，不再提取折旧；提前报废的固定资产，不再补提折旧。

6.4.3　折旧的提取方法

医院折旧的提取方法一般采取平均年限法，大型、精密贵重设备、仪器等可实行工作量法，另外还有加速计提的方法可供选择。

1）平均年限法

平均年限法又称直线法，它是根据固定资产的原始价值，按照预计使用年限平均计算折旧提取的方法。该法是最简单、最普遍的方法之一。这种方法的主要特征是各年提取的折旧额均相等。累计折旧额随着使用年限呈正比例递增趋势。计算公式如下：

$$折旧年提取比例 = \frac{1 - 固定资产预计净残值率}{固定资产预计使用年限}$$

$$固定资产预计净残值率 = \frac{预计清理收入 - 预计清理费用}{固定资产原值} \times 100\%$$

折旧月提取比例 = 折旧年提取比例/12

折旧月提取额 = 固定资产原值×折旧月提取比例

【例 6-6】　某医院某项固定资产原值 40 000 元，预计净残值率 4%，固定资产提取年限

为 5 年, 则:

$$折旧年提取比例 = \frac{1 - 4\%}{5} \times 100\% = 19.2\%$$

$$折旧月提取比例 = 19.2\% \div 12 = 1.6\%$$

$$折旧月提取额 = 40\,000 \times 1.6\% = 640(元)$$

$$折旧年提取额 = 640 \times 12 = 7\,680(元)$$

$$或:折旧年提取额 = 40\,000 \times 19.2\% = 7\,680(元)$$

2) 工作量法

工作量法是以固定资产能够提供的工作量或工作时间为单位计提折旧的一种方法, 也称作业量法。

工作量法具体可分为下列 3 种情况来分别计算:

(1) 按行驶里程计算折旧, 其计算公式为:

$$单位里程折旧提取额 = \frac{原值 \times (1 - 预计净残值率)}{总行驶里程}$$

(2) 按工作小时计算折旧, 其计算公式为:

$$每工作小时折旧提取额 = \frac{原值 \times (1 - 预计净残值率)}{总工作小时}$$

(3) 按台班计算折旧, 其计算公式为:

$$每台班折旧提取额 = \frac{原值 \times (1 - 预计净残值率)}{总工作台班数}$$

【例 6 - 7】 某医院某项检查仪器 40 000 元, 预计净残值 16 000 元, 预计该项检查仪器可工作 10 000 小时, 第一年工作 2 000 小时, 则:

$$每小时折旧提取额 = \frac{40\,000 - 16\,000}{10\,000} = 2.4(元/小时)$$

$$第一年应提取折旧额 = 2.4 \times 2\,000 = 4\,800(元)$$

$$折旧月提取额 = 4\,800 \div 12 = 400(元)$$

3) 加速计提折旧的方法

加速计提折旧是指在使用早期提得较多, 在使用后期提得较少, 使得固定资产的大部分成本在使用年限中加速得到补偿, 从而相对加快计提速度的一种计提方法。其特点一是计提比例高; 二是折旧额逐步递减, 主要适用于科技含量较高的电子类固定资产。

(1) 双倍余额递减法 双倍余额递减法是不考虑固定资产净残值的一种计提方法, 以直线法折旧率的双倍作为加速折旧率, 乘以每期期初固定资产账面余额求出每期折旧额, 又称定率递减法。计算公式为:

$$折旧年提取比例 = \frac{(1 - 预计残值率) \times 2}{预计使用年限} \times 100\%$$

$$折旧月提取比例＝折旧年提取比例/12$$

$$折旧月提取额＝固定资产原值×折旧月提取比例$$

实行双倍余额递减法,因不考虑固定资产的残值收入,故在应用时应注意不能使固定资产的账面折余价值低于预计残值收入,应当在固定资产折旧年限到期前两年内,将固定资产账面余额扣减预计净残值后的净额平均摊销,最后两年对尚未提取的固定资产应提折旧部分采用直线法计提。

(2)年数总和法 年数总和法又称变率递减法,是以应计提折旧的数额作为每年计提的基数乘以一个逐年递减的分数来计算年计提比例的一种方法。计算公式为:

$$折旧年提取比例＝\frac{尚可使用年限}{各年年数总和}×100\%$$

$$折旧年提取额＝(固定资产原值－预计净残值)×折旧年提取比例$$

$$折旧月提取比例＝折旧年提取比例/12$$

$$折旧月提取额＝(固定资产原值－预计净残值)×折旧月提取比例$$

6.4.4 折旧的管理要求

(1)折旧是保证医院固定资产更新和大型修缮的重要资金来源,医院应当按照规定的比例及时足额地计提,尽可能使折旧规模得以不断稳定地增大。

(2)《医院财务制度》规定医院按固定资产原值的一定比例提取折旧。医院的折旧主要用于固定资产更新,提取折旧时,应在购置费列支。

(3)按照以上方法把折旧提足以后,若固定资产仍可继续使用,就不再提取折旧,也不冲减固定基金,应在固定资产报废时再冲减固定基金。

(4)根据医院的具体情况,折旧既可以按年一次性提取,也可以按月分别提取。从有利于核算和管理的角度出发,提取次数不宜过于集中,否则有可能造成支出大起大落,使之失去稳定性和对比性。因此,折旧的提取一般采用按月提取的办法。

(5)医院在安排使用折旧时,要分清轻重缓急,统筹考虑制定固定资产维修和购置计划。大中型房屋和设备修购,要进行可行性论证和全盘规划,合理安排各项资金,以充分发挥资金使用的效益。

6.5 无形资产的管理

2010年国家颁布的《医院财务制度》中专门设立了一章介绍无形资产管理,而在此之前无形资产管理在原医院财务制度中是没有的。原有的计划经济体制下,医院属于一种福利性质的公益事业,医院的一切支出都由政府财政负担,因此,医院不是独立的经济主体,无需考虑价值的问题。在市场经济逐步发达的今天,医院面临着筹资、兼并、重组等机会,而医院的无形资产是医疗服务非常重要的资产之一,在某种程度上甚至高过那些有形的资产。随着医院改革开放进一步深入,国际交往不断增加,联合办医等各种形式出现,无形资产的作用也越来越被人们所认识和重视。无形资产从某种意义上说反映了医院形象和医疗水平的高低。因此,应该了解无形资产并对其进行管理。

6.5.1 无形资产的概念和特点

无形资产是指不具有实物形态而能为使用者提供某种权利的资产,包括专利权、著作权、版权、土地使用权、非专利技术、商誉等。

与固定资产相比较,无形资产具有以下特点:

1)无形资产的无形性和长期性是其首要特征

无形资产不具有实物形态,但与固定资产相似,可以在较长时间内使用。无形资产必须是单位有偿取得的,而且一经取得就为单位长期拥有,并可在较长时间内发挥作用。医院在医疗服务过程中形成的商誉和非专利技术因为没有专门或确定的支出,因而不能作为无形资产入账。

2)无形资产的效益具有不确定性

有形资产的使用,能直接给单位带来效益,而且容易计算,既可以用实物计量,也可以用货币加以计量;而无形资产对单位效益的影响,则是潜在的、间接的。其效益的多少具有不确定性,可能很大,也可能很小,或者是零。

3)无形资产的价值具有不稳定性

不论是法律或契约所规定的各种权利,还是在医疗服务过程中和经营管理上所产生的优越获益能力,以及其他无形资产,它们的价值往往受到社会经济、替代产品、医疗科技、医疗竞争等多方面因素的影响,从而发生价值波动,致使很难准确计量无形资产的有效期限。同时由于获得利益与无形资产的投资不成比例关系,故很难确定哪些投资已经收回,哪些投资没有收回,回收期有多长等。

4)无形资产用途的唯一性和共享性

有形资产除具有特殊用途的以外,绝大部分都具有多种用途,如一种药材原料,既可以用于生产甲产品,也可以用于生产乙产品,其价值和使用价值依然存在;而无形资产的用途大多具有唯一性,只能在某一产品或服务上起作用,如果这种产品或服务不再生产或存在,其使用价值和价值也就不存在了。

无形资产的使用权可能被几个组织同时拥有,其拥有者可将它的使用权出卖给其他组织。出卖后,拥有者还同时继续对其拥有使用权,并且还可以再次出卖。

6.5.2 无形资产的种类

1)无形资产的基本分类

无形资产按其内容和性质分类,可以分为专利权、著作权、版权、土地使用权、非专利技术、商誉及其他财产权利。

(1)商誉 商誉通常是指医院由于医疗服务质量高,或者由于信誉较好而获得了病人的信任,或者由于经营管理有方,经济效益显著;或者由于历史悠久,积累了丰富的从事本行业的经验;或者由于技术先进,掌握了医疗技术诀窍等原因,而形成的一种无形价值。拥有良好商誉的医院能够在运营上获得高于同行业的正常收益。

医院在正常情况下,一般不把商誉列入无形资产,只有在发生归并或合并改组,由于产权权益发生变动,才对商誉进行评估作价。

（2）专利权　专利权是经国家专利机关审定、依法授予发明者在一定年限内,对其发明创造使用和转让的权利。国家为了保护和鼓励发明创造,促进科学的进步与发展,通过立法程序颁布了专利法。专利权包括发明专利、实用新型和外观设计专利三种。我国专利权的保护期限规定:发明专利权的有效期限为15年,实用新型和外观设计专利权的有效期限为5年,期满前专利发明人还可申请延长3年。

专利权具有效益性,专利权给医院带来收益主要表现在医疗的质量提高,竞争能力提高,病人增加,效益增加,通过出售专利权,获得转让费收入,或通过特许使用合同,获取使用费收入。专利权的收益是潜在的、间接的。

需要指出的是,专利权虽允许专利人独家使用或者控制,但专利权并不能保证一定能够给专利人带来经济效益,有的专利可能没有经济价值或者只有很小的经济价值,有的专利可能会被其他更有经济价值的专利所淘汰。

（3）商标权　商标权是指经政府核准注册的、专门在某商品或者劳务上使用特写标记的专门权利。医院的商标权主要指医院制剂或附属药厂等企业拥有的由自己经销的商品,为了区别于其他企业的商品,而施加特殊标记或图案,经工商行政管理部门注册的专有权利。医院拥有自己经销商品的商标权的目的是,便于病人或顾客辨认以及预防他人假冒。

商标权可以进行转让或者通过签发使用合同的形式许可他人使用,但注册商标的受让人或者被许可人应当保证使用该注册商标的商品质量。需要指出的是,许可他人使用该注册商标,不是转让商标的所有权,只是转让商标的使用权,但这种使用权也是一种无形资产,可称为特许权。类似情况也适用于专利权和非专利技术的使用权的转让。

（4）著作权　又称版权。它是指各种著作或艺术作品的作者对作品所拥有的知识产权。著作权可以转让、出售或者赠与。著作权受出版法保护。著作权和专利权很相近,可以买卖,著作权是权利性资产,其摊销一般按期计入管理费用。

根据《中华人民共和国著作权法》的规定,中国公民、法人和非法人单位的作品,不论是否发表,均有著作权,受到国家法律保护。著作权一般包括人身权、财产权、发表权、署名权、修改权、保护作品完整权、使用权和获得报酬权。

（5）非专利技术　又称专有技术。非专利技术是指发明者未申请专利或不够申请专利条件,因而不被外界所知的技术知识与医治某种疾病的特殊方法。它和专利权一样,也具有垄断性质。但它不需要到有关管理机关登记注册,也不受法律保护,只靠持有者的自我保护。由于保密性决定了非专利权的独占性、实用性、新颖性和有价值,因此也就决定了它能给单位带来较高的收益。

医院的专有技术一般是指在组织医疗活动或其他活动过程中取得的有关医疗、经营和管理等方面的知识、经验和技巧。医院的专有技术范围较为广泛,涵盖了医疗、药剂、医技等部门,形成了每个医院的特色医疗服务,是广大医务人员技术智慧的结晶。

（6）冠名权　某医院的名称,具有相当的价值,是一种特定的标记,只为该医院所享有,未经医院许可,任何医疗机构或其他机构无权使用该医院名称以及与该医院名称有关的冠名,否则就会发生侵权行为。

（7）病案　病案是医院的宝贵财富,蕴藏着巨大的医疗技术科研价值和潜在的医疗服务信息,是医院开发医疗服务市场的宝库,是不容忽视的无形资产。

（8）组合劳动力　每个医院都有自己的技术强项科室,即重点学科或领先专科。这些科室的人员组成结构是最佳的劳动力组合。因为技术的竞争是医疗行业竞争的主要内容，相对稳定的医疗技术人员队伍，对医院来说就是一项无形资产，而掌握技术的人员构成就显得尤为重要。

2）无形资产的其他分类

（1）按有无期限分为有限期无形资产和无限期无形资产　有一定期限的无形资产，如专利权、商标权、土地使用权等，都有法律或合同规定的有效期限，过了期限就不受法律的保护或不存在任何价值。而商誉这样的无形资产，就没有规定的有效期限。

（2）按照是否可以确切辨认划分为可辨认无形资产和不可辨认无形资产　可辨认的无形资产是指具有专门名称、能够单独分辨出来，可以个别地取得转让或作为资产的一部分取得，或连同其他资产一块取得的无形资产，如专利权、商标权、土地使用权。不可辨认无形资产是指不能单独分辨出来也不能单独取得或转让的无形资产，如商誉必须连同单位的全部净资产一并购入或转让。

6.5.3　无形资产的计价

1）无形资产的计价原则

医院从各种来源渠道取得的无形资产，虽有不同特点，但在计价时均应遵守如下原则：

（1）医院无形资产的入账，应以取得成本为依据，根据一般会计惯例，各类资产的原始价值应是成本价值，无形资产也不例外。

（2）无形资产的成本价值必须在一定的获利期限内摊销，按期转为费用。

（3）无形资产的摊销，如因客观情况改变而发现其摊销价值不正确时，应比照折旧的方法予以改正。

（4）如果发现无形资产的账面价值存在虚增情况时，应予冲减。

2）无形资产的计价方法

无形资产因取得的途径不同，其计价方法也有区别。

（1）购入无形资产的计价　购入的无形资产主要是指单位按有关法律的规定，从外单位购进的无形资产，如外购商标权、外购专利权等。

购入无形资产的计价与外购固定资产一样，应以取得的成本入账，即按购置无形资产所发生的全部支出作为无形资产的价值。

如果医院同时用一笔价款购买几种无形资产，要合理确定每种无形资产的单独成本。

其他单位转入的无形资产视同购入无形资产，按转入时发生的全部成本计价。

（2）单位自创无形资产的计价　单位自创的无形资产是指单位自行研制，经有关部门审批而形成的无形资产。如医院自制的制剂产品的商标，经商标局注册同意使用的商标权；医院研制的医疗服务产品，经专利局审查符合专利申请条件而获得的产品专利权，都是单位自创的无形资产。

医院自行研制或开发的并依法申请取得的无形资产，按依法取得时发生的注册费、聘请律师费等支出计价；开发过程中的研究开发费用计入管理费用。

（3）接受捐赠无形资产的计价　接受捐赠的无形资产，按捐赠方提供的资料或同类无形资产估价计价。

6.5.4　无形资产的投资和转让

1）无形资产的投资

医院所拥有的无形资产,有的已作价入账,有的并没有作价入账。因此,医院用无形资产对外投资时,要区别情况加以处理。医院如用无形资产的所有权投资,医院应评估确认其价值,或以合同及协议确定的价值作为长期投资。若投资与被投资双方确认的价值与无形资产账面价值有差额,其差额作为资本公积金处理。

若医院不是用无形资产的所有权投资,而是以出让无形资产的使用权与其他医院联合经营,双方如无投资协议,应按出让无形资产使用权的方法处理,不能作为无形资产投资。因为在出让无形资产使用权后,医院仍然拥有该项无形资产的所有权,医院仍有继续使用、转让该项无形资产的权利;所以,医院在出让无形资产使用权取得出让收入时,应按转让无形资产方法处理,即直接作为经营收益处理。

2）无形资产的转让

医院无形资产的转让方式有两种,一是转让其所有权;二是转让其使用权。

医院无形资产所有权是指医院在法律规定的范围内,对其无形资产的占有、使用、收益和处理的权利。

医院无形资产的使用权是指医院按照无形资产的性能和用途加以利用,以满足医院在医疗服务经营活动中的需要。使用权是所有者所享有的一项独立权能。非所有者行使使用权时,必须根据法律和合同的规定,按指定的用途使用。

医院的无形资产不论采取何种形式转让,转让所得的收入均应作为医院经营收入处理,国家另有规定的除外。转让无形资产的成本计入其他支出。转让无形资产所有权与使用权的成本确定方法是不一样的。转让所有权时,其转让成本按转让无形资产的摊余价值计算;转让使用权时,则按履行出让合同所规定义务时发生的费用作为转让无形资产使用权的转让成本。

6.5.5　无形资产的管理

无形资产作为医院资产的组成部分,在医疗服务经营过程中发挥着重要的作用。由于无形资产没有实物形态,往往容易被人们所忽视,忽略它的安全保护和有效利用。保护医院无形资产的安全与完整,充分发挥其潜能,不断提高它们的利用效益,就要做好以下几方面的工作:

（1）加强无形资产观念,充分认识其作用。随着市场经济的发展,医院无形资产越来越多,无形资产管理将成为医院财务管理的重要内容。由于医院具有知识密集型和技术密集型的特点,有许多自行创造的无形资产。无形资产虽然不具有实物形态,但都是客观存在的权利,这种权利能为医院带来超额收益,特别是在转让或投资时,其价值就会得到确认和实现。因此,要转变观念,提高对无形资产的认识,充分认识无形资产这种无形的,但却又具有实实在在价值的资产。

（2）管好用好无形资产。医院应当充分利用有关法律、法规,加强对所拥有的无形资产的保护,管好用好无形资产。对发明创造要及时申请专利,加强对非专利技术的自我保护,对各种侵权行为要依法维护医院的合法权利。

（3）正确反映无形资产的价值。将无形资产单独计价,分别核算,分期摊销其价值,正确核定无形资产的价值或成本,规定无形资产的摊销方法和摊销期限。

（4）重视无形资产的投资。积极创立和积累无形资产,是医疗业务活动的需要,也是医院发展的需要。要重视对无形资产的投资,实行联合、技术转让要充分考虑无形资产的效益,在医疗服务活动过程中充分表现出来,如某医疗专利技术效果很好,就能吸引许多病人前来诊疗,经济效益也就明显提高。医院要重视无形资产的作用,积极引进新技术,提高科技含量,增强竞争力,树立良好的医院形象,多提供一些质优价廉的医疗服务,满足社会的需求。

思考题

1.什么是医院固定资产? 它包括哪些内容?

2.简述固定资产的日常管理。

3.什么是固定资产修购基金? 修购基金和折旧有什么区别?

4.固定资产的投资评价指标有哪些? 各自的优缺点是什么?

5.什么是医院无形资产? 它包括哪些内容?

6.无形资产如何计价?

7.无形资产摊销有何规定?

8.怎样控制与管理无形资产?

【案例】

基于 HRP 构建医院固定资产全生命周期管理体系——以北京大学人民医院为例

在医院资产中占有较高比重的固定资产的管理是医院资源管理的一个重要部分。加强医院固定资产管理,提高资金使用率,是增强医院服务能力和提高医院竞争力的重要途径。医院可以基于医院资源规划构建固定资产全生命周期管理体系。HRP 是将企业中广泛应用的企业资源规划在医院改造和运用的结果,包含医院财务管理、资产管理、采购与库存管理等多个方面,是财务与物流一体化的平台。为了加强医院财务管理和监督,规范固定资产管理流程,提高资金使用效益,促进医院发展,北京大学人民医院在国内率先实施了 HRP 系统。借助于 HRP 系统,将固定资产采购申请、合同、采购、验收、资产卡片创建、维护、折旧、报废等各个环节进行了系统化、科学化、精细化的管理,从真正意义上实现了医院固定资产全生命周期管理。

北京大学人民医院借助于 HRP 系统,构建了一个统一、稳定、可扩展的固定资产全流程管理平台。在此平台之上,实现各部门业务处理流程标准化,固定资产管理与财务管理高度集成。北京大学人民医院固定资产管理系统由 3 个部分整合而成。

（1）在 OA 系统中实现资产相关审批工作流管理,如资产采购申请与审批、资产采购合同与维保合同发起与审批、维修配件费申请与审批、资产报废申请与审批等,借助于 OA 系统强大的工作流引擎和灵活的流程定制功能进行线上审批及单据流转,加快业务处理速度。

（2）在 Oracle EBS 系统中管理固定资产采购、接收、资产卡片创建、折旧、资产相关费用上账与付款及财务相关凭证生成,借助于严谨的 ERP 软件实现资产模块与采购、总账、应付等模块信息的集成。

（3）在设备维护管理系统中进行维修相关工单管理、预防性维护管理及资产盘点管理，借助于设备维护管理系统实现突发性与预防性的维护事件处理记录与分析，加强了资产中期管理。

以上 3 个部分无缝集成，信息实时交互，资产采购申请、合同审批、采购订单、接收、创建资产卡片、打印条码标签、折旧、维修配件领用、维修费用上账、发票匹配、付款等各个环节都在系统中相互关联，便于追溯及出具统计报表，满足多维度的管理与分析需求。

点评：在 HRP 平台之上，遵循事前计划、事中监控、事后分析的闭环管理理念，全面管理医院固定资产实物信息、财务信息以及生命周期中的各种变动信息，可提升医院固定资产管理效率与医院资源管理水平。

7 医院成本费用管理

【学习目标】

本章主要介绍医院成本费用管理的基本理论和相关知识。通过本章学习，应当掌握如下内容：

(1) 掌握医院成本费用的概念、分类，熟悉医院成本管理的基本要求。

(2) 掌握医院成本费用的日常管理内容。

(3) 了解医院成本核算的内容，掌握成本分摊的方法。

(4) 掌握目标成本的概念、计算方法；标准成本的概念、计算方法。

7.1 医院成本费用管理概述

医院要开展正常的经营活动，向广大病人提供医疗服务，必然会消耗一定的人力、财力和物力。因此，医院的经营过程也就是资源的耗费过程，同时也是成本的形成过程。

7.1.1 医院支出

1) 医院支出的概念及分类

《医院财务制度》第十七条规定：支出是指医院在开展业务及其他活动中发生的资金耗费和损失，包括医疗支出、药品支出、财政专项支出和管理费用。

(1) 医疗支出　医疗支出是指医院在医疗过程中发生的支出，包括开展医疗业务活动中支出的基本工资、补助工资、其他工资、职工福利费、社会保障费、公务费、业务费、卫生材料费、其他材料费、低值易耗品、购置费、修缮费、租赁费和其他费用等。

(2) 药品支出　药品支出是指医院在药品采购、管理过程中发生的支出。除药品费、原材料费外，具体内容与医疗支出相同。

(3) 财政专项支出　财政专项支出是指财政专项补助支出，是非营利性医院从财政部门或主管部门取得的有指定用途的专项资金。它实际上是政府对非营利性医院医疗服务活动的一种资金无偿补偿，这种无偿补偿，最终形成医院的医疗支出。

(4) 其他支出　其他支出是指医疗支出、药品支出、财政专项支出以外的支出，包括被没收的财物支出，各种赞助、罚款、捐赠支出，财产物资盘亏损失，与医院医疗业务无关的基础性科研支出、医疗赔偿支出等。

(5) 管理费用　管理费用即医院行政管理和后勤部门发生的各项费用，包括工资、补助工资、其他工资、保险金、职工福利费、社会保障费、工会经费、公务费、职工教育经费、咨询诉讼费、坏账准备、科研费、报刊费、租赁费、无形资产摊销、利息支出、银行手续费、汇兑损益等。

2）医院支出与成本费用的关系

支出是指医院的全部支出,而成本费用是指医院提供医疗服务、药品进销活动过程中发生的各项直接支出和间接支出。支出与成本费用的关系如图7.1所示。

$$
\text{支出}
\begin{cases}
\text{直接支出}
\begin{cases}
\text{直接工资} \\
\text{直接材料}
\end{cases} \\
\text{间接支出——管理费用}
\end{cases}
$$

$$
\text{医院支出}
\begin{cases}
\left.
\begin{array}{l}
\text{医疗支出——医疗成本费用} \\
\text{药品支出——药品成本费用} \\
\text{管理费用——管理费用}
\end{array}
\right\} \boxed{\text{成本费用}} \\
\text{财政专项支出} \\
\text{其他支出}
\end{cases}
$$

图 7.1 支出与成本费用的关系

医院在开展业务活动过程中必然会发生一定的支出,这些支出范围很广,项目繁多。有些支出与医疗服务、药品经营有密切关系;有些支出是偶然性、非正常性的;有些则纯粹是属于特殊性质与项目的支出,如财政专项支出。同时这些支出有些能够有明确的受益对象,有些则没有明确的受益对象。那些不能确定其受益对象的支出,就不可能按照任何一种成本动因将它们对象化为医疗服务及药品进销项目的成本。由此,医院在财务管理系统中永远存在着支出大于成本的表达式。

7.1.2 成本费用的概念及分类

1）成本费用的概念

根据马克思对成本的界定,成本应是为提供一定的产品或劳务所消耗掉的物质资料价值和必要劳动价值的货币表现。医院的成本核算对象是医疗服务和药品进销。因此,医院成本费用是指医院在医疗服务过程中,为病人提供医疗服务或药品进销而发生的各项费用。医院成本费用的管理就是对医疗服务费用和药品进销费用的形成进行计划、控制和分析,以达到降低成本的一种管理活动。

在实际工作中,成本和费用是两个不同的概念。费用是指一定期间内组织为获取经济利益而发生的经济资源的耗费。成本则通常被定义为对象化的费用,即为达到特定目的所失去或放弃的资源。二者的关系表现在费用的发生是成本形成的基础,没有费用的发生,就谈不上任何对象的成本问题。二者从本质上讲是一致的,都是资源的一种耗费或减少。但费用是按会计期间划分的,成本是按一定对象的生产经营过程是否完成划分的,因此,当期费用与当期的成本并不完全一致。

2）成本费用的分类

（1）《医院财务制度》第十九条规定:医院实行成本核算,包括医疗成本核算和药品成本核算。成本费用分为直接费用和间接费用。

① 直接费用:是指业务活动中可以直接计入医疗支出或药品支出的费用,包括医疗科室和药品部门开支的各项费用。辅助科室中能明确为医疗或药品服务的科室或班组的费用支出,如一般医院的营养室、洗衣房等的支出,可直接计入医疗支出。

② 间接费用:是指不能直接计入医疗支出或药品支出的管理费用,包括医院行政管理和后勤部门发生的各项支出,以及职工教育费、咨询诉讼费、坏账准备、科研费、报刊费、租赁

费、无形资产摊销费、利息支出、银行手续费、汇兑损益等。

（2）根据财政部、卫生部颁布的《医院会计制度》关于成本项目的规定,成本包括医疗成本和药品成本。

医疗成本,可分为14类:① 工资;② 补助工资;③ 其他工资;④ 职工福利费;⑤ 社会保障费;⑥ 公务费;⑦ 卫生材料;⑧ 其他材料;⑨ 低值易耗品;⑩ 业务费;⑪ 购置费;⑫ 修缮费;⑬ 租赁费;⑭ 其他费用。

药品成本,除上述14类外,还包括药品成本和材料成本。

医疗成本与药品成本之和构成医院总成本。

（3）在成本与服务量之间有一种相关关系,这种关系称为成本性态。按这种关系将成本划分为固定成本和变动成本。

① 固定成本:指在一定时期,一定业务量范围内,成本总额保持相对稳定,不受服务量变化影响的成本。但随着服务量的增加,单位固定成本呈下降趋势。在医疗服务成本中,如房屋成本、设备成本（以直线平均法计提）、人员工资等,表现为固定成本。

② 变动成本:指成本总额与服务量呈正比例变化的成本,但单位变动成本保持不变。在医疗服务成本中,卫生材料、低值易耗品、消耗品、水电费等均属于变动成本。

③ 混合成本:指成本随业务量的变化而变化,但不保持一定的比例关系的成本。可分为半固定成本、半变动成本。例如,每年医院都要进新员工,会引起人员总工资的增加,之后在一定的服务量下维持一定水平;第二年再进新员工,会引起人员成本的再度增加,这种成本类型称之为半固定成本。再比如,放射科的CT检查费,其成本中既有CT设备折旧的固定成本,又有所消耗的X光片、显影剂等消耗材料的变动成本,这种成本的类型称之为半变动成本。

（4）按成本的可控性划分为可控成本和不可控成本。

① 可控成本:指某一期间内,在某个部门或某人的责任范围内能够直接确定和控制的成本。如药费、低值易耗品、卫生材料,对科室来说,是通过他们的医嘱和医疗服务提供的,是可控成本,但对院领导来说,科室的可控成本是其不可控成本。

② 不可控成本:指某一特定部门无法直接掌握,或不受某一特定部门服务量直接影响的成本,如科室成本当中的医用设备成本、房屋成本。

在成本管理中,划分可控成本和不可控成本的意义在于确定成本核算中的责、权、利,各成本中心的责任限额为该成本中心的可控成本之和。

7.1.3 成本费用管理的原则

1）权责发生制原则

这是正确计算成本费用的前提条件。权责发生制是医院确认收入和费用的标准。权责发生制是指经济的权益和责任的发生,即以应收应付作为确定本期收入和费用的标准。在一定时间内,只要经济业务发生,就相应的获得一定的经济权益或承担一定的经济责任,不论其款项是否收到或付出,都要进行计算,列入本期的收入或费用。

2）收支配比原则

医院收入的取得是以一定的资金耗费为前提的,医院的成本费用与收入之间存在着一种因果关系,收入是结果,成本费用是形成这一结果的原因。因此,在会计上必须把收入与成本费用进行配比,即收支配比原则,只有将收入与成本费用进行配比,才能计算出特定会计期间内的盈利(收入大于成本费用)或亏损(收入小于成本费用)。在成本费用具体确认时,必须注意成本费用与收入的因果关系,保持收入与成本费用在会计期间内的一致性,对于为几个会计期间收入而付出的费用项目,应当按照受益期间进行合理的分配,计入各自的会计期间。

3) 正确划分收益性支出与资本性支出的原则

收益性支出是指资金的支付效益仅与本会计年度相关;资本性支出是指资金支付效益与几个会计年度相关。这一原则实际上是权责发生制和收支配比原则的具体化。在医院成本费用确认时必须遵循该原则标准,对成本费用进行归集、分配,并计入相关的会计期间。

7.1.4 成本费用管理的基本要求

1) 建立成本费用管理责任制

医院的成本费用综合反映医疗服务、药品进销过程中的资金耗费。要降低成本费用,就必须实行成本费用管理责任制,进行院、科两级核算,把任务落实到各部门、科室或个人,使医院的成本费用管理建立在广泛的群众基础上,充分调动全体职工参与成本管理的积极性,努力降低成本,以较少的耗费取得较大的效益。建立医院成本费用管理责任制应包括以下几个环节:第一,确定责任单位;第二,确定责任成本费用的内容;第三,确定责任目标和方案;第四,进行责任考核和分析。

医院通过落实成本费用管理责任制,从上到下层层负责,人人有指标任务,并与个人经济利益挂钩,充分调动每个职工当家理财的积极性,争取以较少的耗费取得较大的社会效益和经济效益。

2) 完善成本费用管理的各项基础工作

成本费用管理的基础工作,是进行成本费用核算与控制的前提。医院为了加强成本费用管理,要做好以下各项基础工作:

(1) 清产核资,摸清家底 清产核资包括资产清查、产权登记、价值确认、资产核实等,是医院成本管理最根本的基础数据。因此,医院要对资产进行全面清查,摸清家底,并建立健全资产管理明细账卡。

(2) 做好定额、预算的制定和修订工作 医院应根据本院的实际,参考其他医院的经验,制定切实可行的成本费用消耗定额。制定定额时既要防止过高,造成资源的浪费,又要防止过低而影响医疗质量。

(3) 健全原始记录 为了加强成本费用的核算与管理,必须做好各方面的记录,并建立健全凭证的合理传递流程。

(4) 建立健全物资的计量、收发、领退和盘点制度 物资的收发、领退都要健全各种手续,按规定审批。

(5) 制定费用开支标准和审批权限 医院应事先制定费用开支标准,明确费用的审批权限,做到有章可循,便于有效控制成本。

7.1.5 成本费用管理的意义

在社会主义市场经济条件下,医院应加强经济核算,增强成本费用管理意识,以较少的耗费取得较大的效益。加强医院成本费用的管理,对医院的发展,提高资金使用效益有着积极的意义。

1）为合理地补偿成本费用提供依据

医院成本费用是医院补偿的尺度。医院在服务过程中的劳动消耗只有得到合理的补偿，才能保证医疗服务活动的继续进行。通过正确的核算与管理，可提供切实可靠的依据，为医疗收费价格的制定、国家财政的补贴投入提供参考，以保证医院业务的正常进行。

2）为降低成本费用寻求途径

在医疗服务过程中，工作效率的高低、药品材料消耗的多少、资金使用效果的好坏、设备利用的程度以及服务质量的优劣等，都能从成本费用指标中综合地反映出来。通过成本费用的核算与管理，不仅可以找出成本的最低值，还能找出降低成本费用、提高经济效益的途径。同时，成本费用管理也是应用经济手段考核科室工作质量，实行经济奖罚的有效办法，从而挖掘内部潜力，使成本不断下降，以较少的耗费，取得较大的社会效益和经济效益。

3）为监督财务制度的贯彻执行创造条件

医院的经济活动，必须贯彻执行国家有关方针、政策、法令、制度和纪律，一切为了人民健康服务，以社会效益为最高原则。通过成本费用管理，能够掌握医院医疗服务费用、药品费用的构成情况，考核收费是否合法，开支是否合理，资金用途是否得当，有无违反财经制度和纪律的行为等，从而为监督医院执行财务制度创造条件。

4）为评价医院的服务成果提供资料

医院通过医疗、药品成本费用的管理，提供必要的资料，对医疗服务成果、药品进销成果进行考核，与同类型医院的有关数据资料进行比较，从而找出本单位服务成果的不足，作出正确的评价。

7.2　医院成本费用的日常管理

7.2.1　人工成本的管理

人工成本是指医院用于职工个人方面的费用开支，包括基本工资、补助工作、其他工资、职工福利费和社会保障费等。

医院加强人工成本管理，主要应做好以下几方面工作：

1）严格执行人员编制管理制度

医院的人员编制是工资性支出管理的重要基础和依据，是影响工资性支出规模的主要因素。加强工资性支出的管理，关键是管好人员编制。在财力一定的情况下，如果人员编制增加或者出现超编，就会加大工资性开支，挤占公用经费，造成业务工作财力保障不足，影响事业计划和工作任务的完成。因此，医院必须加强人员编制管理，未经机构编制主管部门批准，不得自行增加编制，更不得超编制增加人员。

2）加强工资基金管理

医院要严格执行国家有关工资基金管理制度，凡属国家规定的工资总额范围的报酬，均应纳入工资基金管理，并按规定编制工资基金计划，工资基金计划报经卫生主管部门批准后执行。

3）严格执行国家有关工资、津贴、补贴等有关个人待遇的规定

工资、津贴、补贴是个人待遇支出，与职工切身利益密切相关，涉及国家、单位、个人三者利益之间的关系，政策性较强。各医院可根据本单位实际情况，在符合国家规定的前提下，

对人工成本的分配合理拉开差距,实行按劳分配、多劳多得、效率优先、兼顾公平。

4)认真履行国家有关法律、法规的规定,及时、足额提取或缴纳、发放各种社会保障费

医院在提取或发放有关社会保障费用时,既不能超标准提取,任意提高各项待遇标准,也不能任意压低社会保障待遇标准,侵害社会保障受益人的合法利益。医院要严格按规定正确列支社会保障费,不得乱挤乱摊。

7.2.2 公务费的管理

医院公务费包括办公费、邮电费、差旅费、宣传学习等其他费用。公务费不仅开支项目多,涉及范围广,而且具有节约潜力、管理弹性大等特点,因此,要加强公务费的管理,应有针对性地对重点支出项目实施重点管理。

1)办公费

办公费是指医院用于正常办公的费用支出,包括笔、墨、纸、计算机耗材等零星办公用品开支。所有办公用品应建立健全入库、领用管理制度,制定消耗定额,节约办公费。

2)邮电费

邮电费是指医院用于安装电话、电话租赁、长话费、市话费、电报费、手机费、上网费、邮资、汇费等费用支出。医院要严格按照规定配备公务电话等通信设备,控制用公款安装住宅电话和移动电话,未经批准自行配备的,单位不负担任何费用。对经批准安装的公务电话、手机、传真机,要制定定额标准,实行定额管理。费用一机一结,单独结算,或采用定额话费管理卡统一管理。

3)差旅费

差旅费是指工作人员因公出差期间按规定开支的交通、食宿、补助等费用。医院由于是技术密集型行业,各种学术会议和交流较多,差旅费开支也较大。医院要严格控制差旅费报销,认真审核,对绕道、游山玩水的费用不予报销,乘坐飞机要严加控制,严格执行出差补助规定以及住宿费包干制度。对业务科室可实行包干的办法,由各科室进行控制。

7.2.3 业务费的管理

医院业务费是医院业务支出的重点,范围广、项目多,不易管理,要针对情况具体管理。医院业务费包括水电费、医疗印刷费、燃料交通工具消耗费、科研费、职工培训费等其他费用。

1)水电费

水电费是指医院消耗的水电费用支出。对水电费的管理,要与各科室及个人的利益挂钩,制定合理消耗定额,超额自付,节约有奖,节约一滴水、一度电,杜绝灯常明、水长流的现象。

2)印刷费

印刷费是指医院印制各种医疗表格文件等的费用。医疗印刷用品在医院业务服务活动中用量大,对印刷费的管理,首先要从源头上做起,制定印刷审批制度。所有医疗表格文书,报医院有关部门批准,测算用量,所印数量一般以用半年至一年为宜。对医疗印刷品进行公开招标,努力降低印制成本。医疗印刷品由各科室负责人统一领取,并计入科室核算成本,以有效地减少浪费现象。

3）燃料交通工具消耗费

燃料交通工具消耗费是指医院用煤、汽油及车辆的耗费支出。锅炉用煤采取招标制度降低采购成本，加强验收制度，验收时要由有关人员参加，不能一人办理，防止虚报。要核定锅炉用煤量，降低成本。车辆用油也应采取招标，定点供应，按照车辆性能制定车辆用油标准，严格派车制度，建立出车登记制度。建立车辆用油登记簿，并与派车单及行驶单程和耗油量核对。

4）科研费和职工培训费

科研费是指医学科研活动的费用支出，医院要加强管理，采取包干或定额的管理办法。职工培训费是医院职工进修培训费用，是提高职工业务素质的重要手段，应有计划、有目的地进行，提高利用效率，减少浪费。

7.2.4　购置费和修缮费的管理

医院购置费，大部分是按固定资产的一定比例计提的修购基金，要加强对修购基金计提的管理，不能任意多提或少提，人为进行调节。

医院修缮费是用于房屋、建筑物及其附属设备、专业设备等进行零星修缮所支付的费用。零星修缮涉及面广，项目多，不易管理。因此，要建立维修审批制度，对经审批的维修项目，要经所在科室负责人签字认可，并计入科室成本费用，经有关人员签批后，方可办理结算。

医院对修缮费的管理，应主要做好以下几方面工作：

（1）划清基本建设投资与修缮费的界限。

（2）加强固定资产的日常维修管理，要进行经常性的保养和维修工作，提高房屋及设备的利用率。

（3）节约使用修缮费。在修缮费使用上，要充分运用经济手段，通过开展招标等竞争方式，既要保证修缮工程的质量，又要节约修缮费开支。

7.2.5　材料费、低值易耗品和其他费用的管理

材料费包括卫生材料费和其他材料费。卫生材料费用支出，应制定消耗定额进行控制，一般按每百元卫生材料占医疗收入比例进行控制。其他材料费用支出，一般采用定员定额的管理方法。材料费要计入科室成本，进行科室核算，制定奖罚制度。

低值易耗品管理，应采取定量配置，以旧换新的办法，计入科室成本，进行科室核算，制定奖罚制度。

其他费用是指上述费用以外的费用开支。医院办理其他费用支出，要按照国家有关规定执行，不符合国家规定的开支，不得办理支出。

7.3　医院成本核算管理

医院实行成本核算，是为了充分体现配比原则。正确核算医疗业务收支与药品业务收支的财务成果，可以反映医疗服务活动和药品进销活动中物化劳动和活劳动的消耗情况，提供衡量医院维持简单再生产必不可少的资金补偿尺度，综合反映医院的社会效益和经济效益，有利于强化医院的成本费用意识，杜绝浪费，充分发挥资金的使用效益，鼓励医院在以社

会效益为主的原则下讲求经济效益。

7.3.1 医院成本核算的要求

1) 医院应做好成本核算的基础工作

为了保证成本核算的质量,医院要重视建立和健全有关成本核算的原始记录和凭证,制定必要的消耗定额,建立健全材料物资的计量、验收、领用、盘存以及移动制度。这些工作是做好成本核算的基础,没有健全的基础工作,成本核算就不能顺利进行而达到预期的目的。

2) 医院应正确划分各种费用支出的界限

医院的支出,有的可以计入成本,有的不可以计入成本。要正确计算成本,必须划清费用支出界限,包括划清医疗支出和基本建设支出的界限,医疗成本和各种专用基金的界限,医疗成本和非医疗成本的支出界限。

3) 医院要实行分期核算的原则

分期核算是指对各会计期间内的医疗服务消耗进行计算,以对各期的消耗情况进行分析,找出不合理消耗的原因。一般可选择按月、季、年作为成本核算期。同一项成本,会计期间内核算的支出、收入和起讫日期应一致。这就要求医院在计算跨期医疗服务成本时,应按照一定方法在各会计期间进行分配,以便正确地计算本期的医疗服务成本。

4) 正确地确定成本的核算方法

正确地确定成本的核算方法包括成本核算中各种费用的计价方法、固定资产修购基金计提方法、间接费用分配方法等。各种成本核算方法应在不同会计期内保持一致,一般不得任意改变,以使计算结果具有可比性。

7.3.2 医院成本核算的层次

医院实施成本核算可分为 3 个层次:医院总成本、科室成本、服务单元成本。

1) 医院总成本

医院总成本由医疗服务成本和药品经营成本构成。

医疗服务成本:根据《医院会计制度》关于支出项目规定,将医疗服务成本分为 14 项:① 工资;② 补助工资;③ 其他工资;④ 职工福利费;⑤ 社会保障费;⑥ 公务费(为便于成本分摊,将公务费分为水费、电费、燃料费和其他公务费);⑦ 卫生材料;⑧ 其他材料;⑨ 低值易耗品;⑩ 业务费;⑪ 购置费(根据成本计算需要分为提取房屋修购基金、提取设备修购基金、提取其他资产修购基金、小型设备购置费,在成本计算中,购置费前 3 项构成固定资产折旧值);⑫ 修缮费(为便于分摊成本,分为以下 3 项:房屋修缮费、设备修缮费、零星工程);⑬ 租赁费;⑭ 其他费用。

按照《医院会计制度》的规定,药品经营成本除上述 14 类成本项目外,还有药品和原材料等,共 16 项。16 项成本之和构成药品经营总成本。

2) 科室(成本中心)成本

(1) 成本中心或科室的确定 根据成本归集和便于计算成本的要求,将医院二级核算科室定为成本中心。

① 直接成本科室:是指直接为病人提供服务的科室,其确定依据以需要计算的单位成本为准,如计算项目成本,医技科室、手术室和临床科室为直接成本科室;若计算诊次、床日成本,则只有临床科室为直接成本科室。

② 间接成本科室：是指间接为病人提供服务而为直接成本科室提供服务的科室，包括全院性间接科室（如全院性行政科室和全院性后勤科室）和局部性间接科室（如医务科、护理部、门诊办公室、病案室、挂号室、消毒供应室等）。

将科室分为全院性间接科室、局部性间接科室的原因是在成本分摊的过程中，不同科室的分摊范围不同。

（2）各核算科室的分类　将医院所有科室归为行政科室、后勤科室、医疗辅助科室、医技科室、临床门诊和临床病房科室 6 类；或归为 3 类，即临床科室（含门诊、病房和医技科室）、医疗辅助科室（含医务科、护理部、挂号室、消毒供应室等）、行政后勤科室。

注：对于自收自支科室如药厂、招待所等，应作为经营支出，不包括在上述范围之内。

（3）计算方法　一般来说，对于人员工资、材料费等直接成本应根据各科室人员工资数、材料的消耗费直接计入，其他类别的间接成本则利用分摊系数分摊到各个科室成本中。

间接成本分摊依据的主要原则是收益原则，即谁收益，谁负担，收益多，相对来说负担就多。某个科室分摊得到的成本，按照来源不同，可以分为两类：一类是在归集该科室的直接成本时，某些成本要素类别不能直接统计，如水电费、垃圾处理费、保洁费等；另一类是科室之间按照服务与被服务的收益原则进行成本的分摊。

成本分摊顺序如图 7.2 所示，行政科室成本首先分摊到其他科室；其次是分摊后勤科室成本；再次分摊医疗辅助科室成本；最后分摊医技科室成本。A1、A2、A3、A4 表明了分摊由高向低分摊的层次。

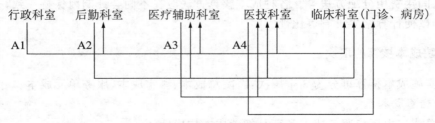

图 7.2　科室成本计算图

具体计算方法是：在计算科室成本基础上，首先，将行政、后勤科室成本作为"管理费用"在其他科室之间进行分配；然后，将医疗辅助科室成本作为"辅助费用"再在其他科室之间进行分配；最后，计算出临床科室的最终成本。

常用的分摊系数有：房屋使用面积百分比、人员数百分比、工作量百分比等。

① 按面积分摊：如水电费、房屋成本、物业管理费等，公式如下：

$$某科室分摊的成本＝某项成本耗费总额 \times \frac{该科室的面积}{使用该项成本的所有科室的面积之和}$$

以内科为例：

$$内科分摊的电费＝全院的电费 \times \left(\frac{内科的面积}{全院面积之和}\right)$$

② 按人数分摊：如财务科、人事科等科室的成本分摊，公式如下：

$$被服务科室分摊的成本＝服务科室成本总额 \times \frac{该科室的人数}{除服务科室以外的所有科室的人数之和}$$

以内科为例：

$$内科从财务科分摊的成本 = 财务科的成本总额 \times \frac{内科的人数}{除财务科以外的所有科室的人数之和}$$

③ 按工作量分摊：如放射科、检验科等科室的成本分摊，公式如下：

$$被服务科室分摊的成本 = 服务科室成本总额 \times \frac{为被服务科室付出的工作量}{服务科室付出的工作量总和}$$

以内科为例：

$$内科从放射科分摊的成本 = 放射科的成本总额 \times \frac{为内科照射平片人次数}{为全院照射平片的总人次数}$$

3) 服务单元成本

在计算出临床科室最终成本的基础上，将其归集的费用按照一定的标准分配计入到各医疗服务项目成本中去，计算出项目成本。由于医疗服务项目的种类较多，各项目的活劳动和物化劳动的耗费又各不相同，因此，必须将各科室汇总的费用，根据劳务费、操作时间和直接材料等分配系数在各项目中进行分配。项目成本计算的准确程度，取决于各有关分配系数。

(1) 项目成本　计算医疗服务项目成本主要步骤包括：选择代表项目，并确定涵盖代表项目的医技和临床科室，如手术室的手术项目；计算各项目成本的有关分配系数，主要分配系数有劳务费分配系数、直接材料分配系数和操作时间分配系数等；依据分摊系数，将医技和临床科室的成本分摊到代表项目上；最后汇总数据。

下面简单介绍几种常用的分配系数法。

① 医疗服务收入分配系数法：其计算公式如下：

$$某医疗服务项目总成本 = 该科室成本 \times \frac{该服务项目收费单价 \times 该服务例数}{\sum (各项目单价 \times 各项目例数)}$$

上述公式经转换得到项目成本计算公式：

$$某医疗服务项目成本 = 该项目收费单价 \times \frac{该项目所在科室医疗成本}{该项目所在科室医疗收入}$$

② 劳务费分配系数法：主要用于分配科室费用中的人员工资性费用，可以从医务人员技术系数和操作时间求得。

若各项目劳务费用分配系数为 L，操作人数为 P，平均操作时间为 H，技术系数为 J。则各医疗服务项目的劳务费分配系数等于各医疗项目的平均操作时间乘以各类操作人员的人数和技术系数之积，即 $L = H \sum PJ$。

【例 7-1】　某医院的医务人员有：主任(副主任)医师；主治医师；住院医师、护士长；护士；助理医师等 5 种技术等级。假定平均工资分别为 200 元、135 元、100 元、75 元、70 元，以住院医师的 100 元工资数为比例基数，设技术系数为 J，则五类人员的 J 分别为 2、1.35、1、0.75、0.7。医院某项目手术的平均操作时间为 2 小时，该项手术分别为由主任医师 1 人，主治医师 2 人，住院医师及护士长 3 人，护士 5 人，助理医师 1 人参加，则该项手术的劳务费分配系数为：

$$L = 2 \times (1 \times 2 + 2 \times 1.35 + 3 \times 1 + 5 \times 0.75 + 1 \times 0.7) = 24.3$$

在计算出各项目的劳务费分配系数后,就很容易求出各项目的劳务费分配数。

【例 7 - 2】 假设 10 月份医院手术室手术劳务费用为 1 000 元。该手术室有 A1～A5 手术项目,各劳务费分配系数分别为 8、5、4、2、1。各手术项目的例数分别为 10、20、30、40、20。则手术室劳务费分配数如表 7.1 所示。

表 7.1　手术室劳务费分配数

手术项目	劳务费分配系数 L	手术例数 M	$L \times M$	劳务费分配率 $R(\%)$	劳务费分配数(元)
A1	8	10	80	20	200
A2	5	20	100	25	250
A3	4	30	120	30	300
A4	2	40	80	20	200
A5	1	20	20	5	50
合计		120	400	100	1 000

③ 直接材料分配系数:直接材料分配系数是指各成本计算科室的直接材料对成本计算项目的分配系数。这些材料,相对于各成本计算项目,属于间接费用。因此,计算项目总成本时,也要进行分配。制定直接材料分配系数时,先用技术测定法或经验估计法计算每一成本计算项目的材料耗用量(金额),然后,制定分配系数。其计算方法与劳务费分配方法相同。

④ 操作时间分配系数:操作时间分配系数用于分配除劳务费和材料费以外的间接费用。制定操作时间分配系数时,须对各项目的具体操作时间进行技术测定,也可以运用经验估计法估计。

此方法主要应用于折旧费、大修理费的分配和其他间接费用的分配。

单个医疗服务项目单独使用设备的折旧和大修理费,直接计入该项目成本;科室共同应用的财产的折旧和大修理费,按项目操作时间分配系数与项目工作量加权后计算分配率,然后按本月(年)费用发生数计算分配数。方法与劳务费分配方法基本相同。

间接费用包括管理费用、辅助费用和其他间接费用。这些费用一般与项目的操作时间成正比例。因此,可以按操作时间系数与项目工作量加权后计算间接费用分配率,然后按本月(年)间接费用的发生数计算分配数。方法与劳务费分配方法基本相同。

(2) 医院诊次、床日成本　计算诊次、床日成本,应确定临床门诊和病房科室,其主要成本指标有:

各科室诊次成本＝各门诊科室的成本/科室的门诊人次

各科室平均床日成本＝各临床病房科室成本/床日

医院平均诊次成本＝医院总成本/医院总的门诊人次

医院平均床日成本＝医院总成本/医院总的床日数

【例 7 - 3】 某社区医疗服务中心计划开展成本核算。2009 年 5 月基本资料如下(部分自来该单位的基本财务报表):

该社区医疗服务中心在职职工 50 人,其中,内科有职工 5 人,每人工资及奖金等支出 3 000 元/月,卫生材料和低值易耗品消耗 2 000 元/月,内科有一台 B 超设备,价值 10 万元,使用期限为 10 年,预计净残值率为 5%,其他直接费用消耗 500 元。办公室、财务、行政管理等科室共有职工 5 人,人员费用和其他费用支出 20 000 元/月。

要求根据上述资料计算 2009 年 5 月该医疗服务中心内科的总成本。

第一步:归集该科室的直接成本。

① 人力成本:3 000×5=15 000(元)。

② 设备成本:按直线法进行设备修购基金提取。

$$月修购基金额=\frac{固定资产原值×(1-预计净残值率)}{预计使用年限×12}$$

$$=\frac{100\,000×(1-5\%)}{10×12}$$

$$=791.67(元)$$

③ 房屋成本:暂忽略不计。

④ 物耗成本:2 000 元。

⑤ 流水成本:500 元。

内科 5 月份直接成本=15 000+791.67+2 000+500=18 291.67(元)

第二步:分摊其他科室的成本到该科室中。

行政等科室的成本应该分摊到内科,行政等科室的业务量大小与内科的人员有关。因此按照人员进行分摊。

$$分摊系数=\frac{内科人数}{全院职工人数-行政科室人数}=\frac{5}{50-5}=11\%$$

分摊的费用(即间接成本)=20 000×11%=2 200(元)

第三步:计算内科的总成本。

总成本=直接成本+间接成本=18 291.67+2 200=20 491.67(元)

假如内科一个月的门诊量 2 000 人,则:

平均每名病人的成本=20 491.67÷2 000=10.25(元/人)

根据门诊统计,将计算得到的病人成本与每门诊人次收费水平进行对比,可以反映出该科室经营的效果。根据各个科室成本消耗情况,可以将成本和绩效考核结合在一起,以鼓励医务人员降低成本,提高效率。

7.4 医院成本控制

7.4.1 医院成本控制的含义和分类

医院成本控制是指使用一定的方法,对医院开展医疗服务活动过程中所形成的一切耗费进行科学严格的计算、限制和监督,将各项实际耗费预先确定在预算、计划或标准的范围内,并分析造成实际脱离计划或标准的原因,积极采取措施,以实现全面降低成本目标的一种管理行为。

成本控制按照不同的标准可进行不同的分类。

1) 按控制的时间分类

医疗服务成本控制按其时间特征分类,可分为事前成本控制、事中成本控制和事后成本控制三大类。

事前成本控制是指在医疗服务产品形成以前,对影响成本的各有关因素所进行的事前规划、审核与监督;事中成本控制是指在医疗服务产品的形成过程中,对服务产品成本的形成和偏离成本目标的差异进行的日常控制;事后成本控制是指对形成的医疗服务产品成本进行综合分析与考核,利用反馈原理进行的事后成本控制。

2) 按控制的手段分类

医疗服务成本控制按其控制的手段分类,可分为绝对成本控制和相对成本控制两类。

绝对成本控制侧重于节流,主要着眼于节约各项成本,杜绝浪费;相对成本控制是开源与节流并重,以达到降低成本的目的。

7.4.2 医院成本控制的原则

1) 全面控制的原则

按照这个原则,要求医院实行以下3个方面的控制:

(1) 全员成本控制 是指医院必须充分调动每个部门和每个职工控制成本、关心成本的积极性和主动性,树立“成本”意识,做到上下结合,专业控制与群众控制相结合,加强职工成本意识,做到人人承担成本控制的任务,人人有控制指标,建立成本否决制。这是能否实现对成本全面控制的关键。

(2) 全过程成本控制 是指以医疗服务产品形成的全过程为控制领域,即对医疗服务产品形成的所有阶段都应当进行成本控制。

(3) 全方位成本控制 是指医院在实施成本控制的过程中,对涉及医疗服务产品形成的所有方面进行成本控制,以达到压缩成本的目的。

2) 讲求效益的原则

这个原则总体来说,要求医院成本控制最终应能获取最大的经济效益。具体有以下3层含义:一是厉行节约,医疗服务成本控制首先要求医院尽可能地降低成本支出;二是广开财路,医院要充分利用现有的资源,实现生产要素的最佳配置,以增加医院的收入;三是讲究信息的成本—效益,因为按照信息理论,任何信息的取得均需花费代价,只有当成本控制取得的信息效益大于其代价时,成本控制才是必要的、可行的。

3) 目标管理及责任落实的原则

医院在进行成本控制时,必须与目标管理经济责任制的建立与健全相配套。事先将成本管理目标层层分解,明确规定有关方面或个人应承担的成本控制责任义务,并赋予其相应的权利,使成本控制的目标和相应的管理措施能够落到实处,成为考核其业绩的依据。

4) 物质利益的原则

对于那些成本控制卓有成效的部门或个人,医院应当在给予精神鼓励的同时,给予适当的物质鼓励;对于那些主观努力不够,成本控制效果不好,措施不得力的部门或个人,应当在查明原因的基础上,给予相应的经济处罚。

7.4.3 目标成本控制法

目标成本原本是指企业在开展生产经营活动之前,以市场为导向,在产品策划、开发和设计时,运用管理工程学等手段,在符合顾客要求的前提下,设立出由预计售价(目标收入)和目标利润决定的最优目标成本。目标成本的确定是一个多重循环挤压降低成本的过程,它通过逐层不断地挤压以达到降低成本的目的。

1) 目标成本的制定

(1) 确定目标价格　医疗服务的目标价格受制于三个因素：

① 政府有关部门。医院的收费标准只能在国家允许的范围内浮动,不得违反价格政策;竞争对手的收费水平将对病人产生影响。

② 顾客。病人在对各家医院作出比较后对医院价格的认同感。

③ 医院的实际成本水平。

(2) 确定目标利润　在既定的条件下,按服务项目的生命周期或医院合理的预期设定出目标利润。在制定目标利润时要考虑医院的战略目标、长期利润计划、预期投资回报、现金流量和市场需求等因素。

(3) 确定目标成本　理论上,目标成本等于目标价格扣除目标利润后的余额。在市场经济条件下,目标成本的确定还要考虑竞争对手的目标成本,以揭示出医院净成本劣势或优势。医院管理者在制定目标成本时,尤其要注意如何消除成本劣势,保持成本优势,在此基础上,医院方可最终确定其竞争性目标成本。

2) 目标成本的计算方法

(1) 目标结余水平分解法　此法在确定每个科室目标结余率的基础上,倒推出各个科室的目标成本,最终将各科室目标成本的合计数与医院总体目标成本相比较,只要前者低于后者即可接受,否则需要再次平衡。

【例 7－4】　某医院设有内、外、儿 3 个临床科室,预计下月业务量情况如表 7.2 所示,请问该方案是否可行？

表 7.2　某医院目标结余率

科别	门　诊		住　院		目标结余率
	人次(人)	收费水平(元)	床日	收费水平(元)	
内科	7 000	120	500	250	20％
外科	5 000	100	450	300	18％
儿科	4 000	70	150	180	25％

假定竞争对手的结余率为 20％,则：

医院总体目标成本＝(7 000×120＋5 000×100＋4 000×70＋500×250＋450×300＋
　　　　　　150×180)×(1－20％)＝1 525 600(元)

内科目标成本＝(7 000×120＋500×250)×(1－20％)＝772 000(元)

外科目标成本＝(5 000×100＋450×300)×(1－18％)＝520 700(元)

儿科目标成本＝(4 000×70＋150×180)×(1－25％)＝230 250(元)

合计　　　　　　　　　　　　　　　　　　　　　　　1 522 950(元)

各科目标成本合计小于医院总体目标成本,该方案可行。

(2) 基期结余水平调整分解法　此法的理论依据是:只要各科室加权平均结余率≥医院总体目标结余率,就可实现医院目标成本计划。

① 按计划期的收入比重调整基期收入结余率,公式为：

按计划比重确定的基期加权平均收入结余率＝∑ 某业务基期收入结余率×

该业务计划期的收入比重

② 根据总体规划确定医院计划期总体的目标收入结余率以及计划期的结余预计完成百分比,计算公式分别为:

计划期目标收入结余率＝按计划比重确定的基期加权平均收入结余率＋
计划期收入结余率的预计增长百分比

$$计划期目标结余预计完成百分比＝\frac{计划期目标收入结余率}{按计划收入比重确定的基期加权平均收入结余率}$$
$$\times100\%$$

③ 确定各项服务的目标收入结余率,计算公式为:

某项服务目标收入结余率＝该项服务基期收入结余率×
计划期目标结余预计完成百分比

④ 利用倒推法确定医院总体目标成本以及各科室目标成本。

【例 7 - 5】 假设某医院设有内、外、妇 3 科,今年要求结余率增长 2%,有关资料见表 7.3,请问该方案是否可行?

表 7.3 3 科业务收入及结余率

科别	计划业务收入(万元)	上年结余率(%)	目标结余率(%)	目标成本(万元)
内科	1 350	18	20	1 350×(1−20%)=1 080
外科	1 050	15	19	1 050×(1−19%)=850.5
妇科	600	20	20	600×(1−20%)=480
合计	3 000			2 410.5

计算结果如表 7.4 所示。

表 7.4 计算结果

科别	收入比重	按计划比重计算上年加权结余率	计划期目标结余率	目标成本(万元)
内科	45%	18%×45%=8.1%	18%+2%=20%	1 350×(1−20%)=1 080
外科	35%	15%×35%=5.25%	15%+2%=17%	1 050×(1−17%)=871.5
妇科	20%	20%×20%=4%	20%+2%=22%	600×(1−22%)=468
合计	100%	17.35%	17.35%+2%=19.35%	2 419.5

各科室目标成本合计数＜医院总体目标成本数,故方案可行。

对目标成本的执行情况需要不间断地予以追踪,及时分析实际成本脱离目标成本的差异与原因,以确定有关部门和人员的责任,如发现目标成本制定的不符合客观情况,应及时予以修订。

7.4.4 标准成本控制法

标准成本实质上就是单位产品(服务)的目标成本。医院在确定了总体目标成本后,在具体的执行过程中需要根据目标成本的要求按成本项目制定各环节的控制标准,即标准成本。标准成本体系一般包括标准成本、差异分析和差异处理 3 个有机组成部分。

1) 标准成本的类型

通常,标准成本有 3 种不同的类型。

（1）理想标准成本　是指以现有技术设备处于最佳状态，经营管理没有任何差错为前提所确定的标准成本。由于这种标准成本是在假定没有材料浪费、设备不发生事故、工时全有效的基础上制定的，以至于在实际工作中很难达到，高不可攀，所以，它不适合被选为现行标准成本。否则，将会挫伤医院职工的积极性。

（2）正常标准成本　是指医院在过去一段时期内实际成本平均值的基础上，剔除其中不正常因素，并考虑未来的变动趋势而制定的标准成本。这种标准成本实质上是医院在正常条件下就可以实现的成本目标。由于它的水平偏低，也不宜作为医院未来成本控制的奋斗目标。

（3）现实标准成本　又称期望可达到的标准成本。它是指根据医院近期最可能发生的生产要素耗用量、生产要素价格和医疗服务经营能力利用程度而制定的，通过有效的经营管理活动应该能够达到的标准成本。这种成本从医院实际出发，考虑到医院一时还不能完全避免的成本或损失，具有一定可操作性；同时又能对改进未来成本管理提出合理要求，是一种既先进又合理，最切实可行又接近实际的，经过努力可以实现的成本目标，因此，它是目前主要西方国家在制定标准成本时首选的标准成本。

2）标准成本的制定

医院标准成本的制定可以分为直接材料标准成本、直接人工标准成本和间接费用标准成本3个方面。

（1）直接材料标准成本

① 数量标准：在现有技术条件下，提供单位服务所需材料数量，包括正常的损耗。

② 价格标准：为取得某种材料应支付的单位材料价格，包括运费、检验费等附加费。

某项服务直接材料标准成本＝$\sum$（直接材料标准数量 × 直接材料标准价格）

（2）直接人工标准成本

① 工时标准：在现有技术条件下，提供单位服务所需的时间，包括必要的间歇和停工。

② 价格标准：即工资率（工资单价），在采用月工资制时，工资率＝月工资总额/工时总量。

某项服务直接人工标准成本＝$\sum$（直接人工标准工时 × 直接人工标准工资率）

（3）间接费用标准成本

① 变动性间接费用：是指随业务量成正比例变动的那部分间接费用，其标准成本是由变动性间接费用的分配率标准和工时用量标准两因素所决定的。

② 固定性间接费用：是指不随业务量成比例变化的那部分间接费用，如固定资产折旧费等，它通常根据事先编制的固定预算来确定其标准成本的。

3）成本差异的分析

实际成本与标准成本之间的差额就是标准成本差异，凡实际成本高于标准成本者称为不利差异；反之则为有利差异。差异分析的步骤有计算差异、调查产生差异的原因和改进成本控制。

（1）直接材料差异计算　直接材料成本差异是指医院在为病人提供医疗服务过程中，直接材料消耗的数额与标准成本中直接材料数额之间的差异。

直接材料成本差异是由材料价格差异和材料用量差异构成的。

$$数量差异＝（实际数量－标准数量）×标准价格$$

$$价格差异＝（实际价格－标准价格）×实际数量$$

【例7-6】 某医院CT室拍片,每一人次平均实际耗用CT胶片1.3张,实际单价为15元。按照标准成本规定,每人次平均标准耗用量1.2张,标准价格为18元,计算直接材料成本差异。

直接材料数量差异＝(1.3－1.2)×18＝1.8(元)(不利差异)。

直接材料价格差异＝(15－18)×1.3＝－3.9(元)(有利差异)。

差异分析的目的在于评价绩效,衡量绩效的标准是效果和效率。采购部门对购料价格有控制权,但有利的价格差异并不一定说明采购部门的工作绩效优良。造成有利差异的原因可能有:采购部门与供应商作了有效的议价;采购部门以低价购入低品质的材料;采购部门为取得折扣而大量订购。除了上述第一项原因能被医院接受外,其余的行为都将给医院产生额外的成本,如因质次而增加用量、高库存占用大量资金等。同样,造成不利价格差异的原因也可能有:供应商提价;不合适的运输方式;较远的供应地点;承接紧急订货等。

有利差异或不利差异不能直接作为业绩评价的最终依据,需要对差异进行更深入的分析和调查,才能明确最终原因和责任归属。切忌仅根据差异的有利或不利数据草率地下结论。

(2)直接人工差异计算 直接人工成本差异是指直接为病人提供医疗服务的人员劳务费,在实际成本和标准成本之间的差异。直接人工成本差异包括直接人工效率差异和直接人工工资率差异两部分。

$$直接人工效率差异＝(实际工时－标准工时)×标准工资率$$

$$直接人工工资率差异＝(实际工资率－标准工资率)×实际工时$$

一项医疗活动有时需要由几位医务人员来协同完成,如进行手术时就需要有各个级别的医生、麻醉师和护士参加,如果实际人员的等级比例与预定的不同,也会带来成本差异,这种差异包含在工时差异之中。

$$人工服务差异＝\sum(实际工时－标准工时)×标准工时结构×标准工资率$$

$$人工结构差异＝\sum(实际工时结构－标准工时结构)×实际工时×标准工资率$$

【例7-7】 某医院有关内科门诊医生的标准计划资料见表7.5。

表7.5 标准成本资料

医师类别	人数	出勤率(%)	标准工时	标准工时结构(%)	标准工资率	标准成本(元)
主任医师	2	90	313	13.50	23	7 199
主治医师	7	95	1 157	49.80	18	20 826
住院医师	5	98	853	36.70	12	10 236
合计			2 323	100.00		38 261

注:标准工时＝人数×出勤率×8小时×21.75天。

实际执行情况见表7.6。

表 7.6　实际成本资料

医师类别	人数	出勤率(%)	实际工时	实际工时结构(%)	实际工资率	实际成本(元)
主任医师	1	92	160	6.83	25	4 000
主治医师	6	95	992	42.27	17	16 864
住院医师	7	98	1 194	50.90	13	15 522
合计			2 346	100.00		36 386

则有关差异计算结果如表7.7所示。

表 7.7　成本差异分析

医师类别	实际总工时×实际工时结构×实际工资率	实际总工时×实际工时结构×标准工资率	实际总工时×标准工时结构×标准工资率	标准工时×标准工时结构×标准工资率
主任医师	4 000	3 680	7 284	7 199
主治医师	16 864	17 856	21 030	20 826
住院医师	15 522	14 328	10 332	10 236
合计	36 386	35 864	38 646	38 261

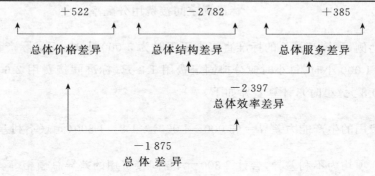

（3）间接费用成本差异计算　间接费用成本差异,是指实际间接费用与标准间接费用之间的差额。它由间接费用预算差异、间接费用效率差异和间接费用的生产能力差异3部分构成。

① 间接费用预算差异:是指间接费用实际发生数与预算数不一致而发生的差异。间接费用的预算数通常按弹性预算方法编制,其计算公式如下:

$$弹性预算数＝原预算固定费用＋（标准变动费用分配率×实际业务量）$$

$$间接费用预算差异＝间接费用实际发生数－按实际业务量调整的弹性预算数$$

【例 7 - 8】 某医院成本中心制剂室间接费用预算,每月固定费用为 9 000 元,变动费用每直接人工工时为 0.8 元,月标准产量的直接人工工时为 5 000 小时。因此,标准间接费用为直接人工工时每小时 2.6 元(单位固定费用为 9 000/5 000＋单位变动费用 0.8 元)。该月实际间接费用为 12 700 元(固定费用 9 200 元,变动费用 3 500 元),实际直接人工工时为 4 500 小时,实际产量按标准直接人工工时计算为 4 000 小时,计算间接费用预算差异。

弹性预算数＝9 000＋(0.8×4 500)＝12 600(元)

间接费用预算差异＝12 700－12 600＝100(元)(不利差异)

② 间接费用效率差异:是由于工作效率实际与标准不一致而产生的间接费用差异。其计算公式如下:

间接费用效率差异＝(实际直接人工工时－实际产量下的标准直接人工工时)× 标准变动费用分配率

仍用上例计算如下:

间接费用效率差异＝(4 500－4 000)×0.8＝400(元)(不利差异)

③ 间接费用的生产能力差异:是由于生产能力利用程度实际与标准不一致而产生的间接费用差异。其计算公式如下(假定生产能力的利用仍以直接人工工时计算):

间接费用的生产能力差异＝(预算产量下的标准工时－实际产量下的标准工时)× 标准固定间接费用分配率

仍按上例,预算产量下的标准直接人工工时为 5 000 小时,而实际产量只达到 4 000 小时,即损失 1 000 小时,每小时应分摊固定费用 1.8 元(标准间接费用 2.6 元/小时－标准的变动费用 0.8 元/小时),计算差异如下:

间接费用的生产能力差异＝(5 000－4 000)×1.8＝1 800(元)(不利差异)

以上 3 项均为不利差异,合计 2 300 元,与间接费用的差异总额相等。

即:间接费用的差异总额＝12 700－(4 000×2.60)＝2 300(元)

通过以上各因素的计算和分析,及时发现问题,随时考核各级管理部门的工作效率,发挥控制成本的作用,查明成本脱离标准的原因,以便采取措施,加以纠正。

思考题

1. 简述医院支出的概念和分类。
2. 简述医院成本费用与支出的关系。
3. 简述医院成本费用管理的原则和要求。
4. 试述医院如何进行成本费用控制。
5. 简述医院成本核算的内容和方法。
6. 简述标准成本控制方法的内容和成本差异分析的方法。

【案例】

新财会制度下商丘第一人民医院成本核算的实践与启示

作为市级三甲医院,在财务制度变革和要求下,商丘第一人民医院对成本信息系统架构、数据采集、核算流程、分摊政策等多方面进行了调整,完成了全成本核算体系的构建。

1) 成本核算信息系统架构

结合新财会制度要求,建立医院成本核算信息化平台,形成全成本核算体系。

(1) 划分成本核算单元　成本核算单元,是收入、成本的最终归集单位,应依据医疗服务活动的类别或内部管理的组织结构合理确定责任中心。为达到医院精细化管理的目标,建议对全院门诊、病房、行政管理科室重新梳理、调整,以科室功能为标准将成本核算单元分为4类,即临床科室、医技科室、医辅科室和管理科室。对每类科室进行梳理,按级次命名、编码,最终细分为252个成本核算单元,其中临床120个,医技58个,医辅17个,管理57个。

(2) 定义成本项目类别　商丘第一人民医院成本核算与会计核算采用并轨作业模式,共享成本信息,在避免重复劳动的同时,达到与会计数据一致的目的。以支出性质为标准,成本项目分为7类,即人力成本、卫生材料成本、药品成本、折旧成本、无形资产摊销、提取医疗风险基金和其他成本。以成本核算单元在其职权范围内对成本能否实现管控为标准,成本项目分为可控成本、不可控成本。按成本习性将成本项目分为固定成本、变动成本。商丘第一人民医院人力成本、折旧成本、无形资产摊销、其他成本中的大部分为固定成本,而卫生材料成本、药品成本、提取医疗风险基金、其他成本中的自筹科教经费、医疗赔偿费等为变动成本。

(3) 定义收入项目类别　临床科室收入项目分开单收入和执行收入两种统计结构。开单收入,是将病人发生的所有费用按开单医生统计到医生和所在科室,医技、药剂科室无开单收入;执行收入,是将病人发生的费用,按实际执行的单位统计到实际操作劳动的科室,只开单不操作劳动的科室将无此项收入。收入项目包含挂号、诊察、检查、化验、治疗、手术、卫生材料、西药、中成药、中草药、床位、护理、输血等。

(4) 盘点全院资产分布　新医院财会制度增加了对固定资产累计折旧的核算要求,需对全院资产分布进行全面、彻底的盘点,包括房屋占用面积。商丘第一人民医院物资科、财务科和器械科人员组成资产盘点小组,开展全院范围的固定资产盘点。通过资产盘点,掌握各成本核算单元固定资产分布情况,达到准确、合理归集折旧成本的目的。

(5) 采集全院人员信息　医院人员分布直接影响人力成本在不同核算单元之间的分配,必须对人员进行明细和动态的管理。为了方便人员管理,医生、护理人员可以分别在门诊、病房考勤。但为全成本核算提供准确数据基础,建议按坐诊医生人数将相应的医生在门诊考勤,其余医生、护理人员在病房考勤。人力资源系统每月生成考勤人员信息,作为成本合理分配、分摊的参数。

2) 成本核算方法

成本核算遵循可靠性、相关性、收支配比原则。对当期实际发生的可直接归集到成本核算单元的费用直接计入核算单元,否则需采用合理的分配方法进行核算。

(1) 人力成本 在日常核算中,人力资源部负责各科室人员及工资变动情况的调整与统计。经济管理办室按人力资源部划分的人员进行各单位绩效工资核算。财务科根据会计分期和权责发生制原则,按人力资源部人员划分,按成本核算单元、明细项目进行人员经费核算。人力资源部人员划分应和医院实际相符,坐诊医生人力成本归集到门诊,其他医生和护理人员人力成本在病房核算,对在同一会计期间内服务于多个核算单元的多重角色人员,应根据其实际工作量情况将人员经费分摊到相应的核算单元。

(2) 卫生材料成本 卫生材料费作为绩效考核的指标之一,成本核算单元应控制卫生材料领用周期和领用量,医院要加强对不收费性材料消耗的管理。物资管理科依据卫生材料明细项目类别,建立卫材库、试剂库、保管室、配件库、被服库和卫材库二级库等库房,根据重要性原则,优选个别计价法,进行卫生材料管理。根据各成本核算单元每月卫材领用汇总表,核算科室物资消耗成本。对高值耗材进行条码管理,每天根据 HIS 中高值耗材的收费信息,建立数据库接口,自动传输各核算单元高值耗材的使用情况,生成科室高值耗材入出库单。在物资入出库时,卫材会计按明细项目进行划分物资类别。在日常发放时,应采用先进先出法进行管理。要及时办理入出库手续,确保成本按期归集。

(3) 药品成本 药品成本占医疗成本的比重较高,也是核算单元最主要的成本。以"临床开单,药房发药"信息为基础,在药事服务系统中,药品会计按明细项目划分各药房和药库的药品类别,优先选择个别计价法采集药品采购成本,每月出具各药房、药库的科室药品消耗汇总表。药品价格调整时,差价部分费用归集到相应的药房、药库。

(4) 折旧成本 新医院财会制度增加了对固定资产累计折旧的核算要求,医院应定期对全院资产分布进行全面、彻底的盘点,包括房屋占用面积。通过资产盘点,掌握各成本核算单元固定资产分布情况,达到准确、合理归集折旧成本的目的。固定资产的明细管理,按固定资产管理办法进行管理。固定资产会计按固定资产分类标准对固定资产的入库、出库、移库进行日常管理,月底按各固定资产折旧年限使用平均年限法提取固定资产折旧。成本会计采集会计数据,归集各核算单元的折旧成本。

(5) 无形资产摊销 医院无形资产遍布广泛,全院范围使用,建议归入信息科或管理其他成本项目核算无形资产摊销。

(6) 提取医疗风险基金 根据各核算单元医疗收入,按 0.2% 比率提取各成本核算单元医疗风险基金。

(7) 其他成本 医院其他支出发生频繁且琐碎,在进行成本核算时,根据相关性、收支配比、权责发生制原则,经办人员之间应多交流沟通,从业务发生源头,按性质、受益单位确定核算单元和费用项目。能明确归集的费用均直接计入核算单元;对于多个核算单元共享的不能直接计入的费用采用合理的分配方法计入核算单元;对于道路、围墙、办公电梯等公用设施发生的费用,应记入"管理其他";对于年初或年期间发生一次书报杂志订购费可以一次性列支;对于一些大型维修费,应建立分摊科目,按期分摊进行核算;对于科室临时购买的物品,应办理入出库手续,按物资管理的要求落实。

3) 成本报表、分析与控制

通过成本核算的开展,按新财会制度规定每月生成《医院各科室直接成本表》《医院临床科室全成本表》《医院临床科室全成本构成分析表》,客观反映医院成本核算结果。根据医院内外部经济信息,运用比较分析、趋势分析、比率分析等方法,对医院成本及效益情况进行深入剖析,运用定额成本、预算成本、开支标准等方法,寻求有效的成本控制途径,达到节约成本提高效益的目的。

8 医院收入管理

【学习目标】

本章主要介绍医院收入管理的概念、内容、确认、预测和控制等内容。通过本章学习,应当掌握如下内容:

(1) 熟悉医院收入管理的要求、医院财政补助收入的类别、财政拨款管理要求和上级补助收入管理的基本内容。

(2) 掌握医院领拨款项的原则,医疗收入和药品收入管理的原则,医院收入的确认原则,医院收入的控制。

(3) 重点掌握医院收入的概念、内容,医院收入管理的原则,医疗收入管理的内容,药品收入管理的具体方法,医院收入的预测方法。

8.1 医院收入管理概述

医院收入管理是医院财务管理的重要组成部分。医院可以依照国家政策,通过开展医疗卫生活动和其他业务活动来取得收入,非营利性医院每年还可以依法从上级主管部门取得各项财政补助收入。医院加强收入管理,有利于合理地组织收入;有利于严格执行国家的卫生方针政策和法律法规;有利于提高卫生资源的利用效果,提高社会效益和经济效益;有利于提高医院的财务管理水平。

8.1.1 医院收入的概念和内容

1) 医院收入的概念

医院收入是指医院开展医疗业务活动及其他活动依法取得的非偿还性资金以及从财政和主管部门取得的补助经费。

医院的业务活动包括为病人提供的医疗服务活动、按照国家要求开展的社会区域卫生工作和预防保健活动、为提高医疗水平而开展的科研和人员培训活动,即包括医疗、预防、教育、科研等方面活动。开展这些活动时,需要消耗各种资源,为了使各项活动不间断地进行,需要不断地取得补偿,医院取得补偿的主要途径是向受益者收费——构成了医院的业务收入。非营利性医院还包括国家预算补助。此外,在市场经济条件下,医院可以利用暂时闲置的资产对外投资,投资时取得的收益也构成医院收入的一部分。

2) 医院收入的内容

按照《医院财务制度》的规定,按收入与服务方式的关系划分,医院收入的内容可分为:财政补助收入、上级补助收入、医疗收入、药品收入和其他收入。此外,还包括经营收入和附属单位上缴收入等。但营利性医院不包括财政补助收入和上级补助收入这两项内容。

（1）财政补助收入　是指医院从主管部门或主办单位取得的财政性事业经费（包括定额和定项补助）。主管部门根据医院的业务能力和医院等级采取不同的补助方式，一般情况下，综合性医院采取定项补助方法，而专科医院则采取定额补助方法。

（2）上级补助收入　是指医院从主管部门或主办单位取得的非财政性补助收入。医院在医疗业务活动中，由于经费不足难以维持正常业务活动的开支时，可以按财务隶属关系，申请事业经费补助。上级主管部门用财政补助收入以外的收入拨给医院，这种补助款就作为上级补助收入处理。

（3）医疗收入　是指医院在开展医疗业务活动中所取得的收入，包括挂号收入、床位收入、诊察收入、检查收入、治疗收入、手术收入、化验收入、护理收入和其他收入。医疗收入的多少，一方面体现了医院在行业内的生存竞争能力；另一方面也反映了医院医疗技术服务能力，是一项重要的财务考核指标。

（4）药品收入　是指医院在开展医疗业务活动中取得的中、西药品收入，它是医院药品销售方面的收入。因为医院的制剂收入不作为医院的主营业务，只能采取单独核算，盈余计入药品进销差价。

（5）其他收入　是指上述规定范围以外的各项收入，包括培训收入、救护车收入、废品变价收入、不受用途限制的捐赠和对外投资收益、利息收入等。其他收入繁杂、分散、零星，财会部门应加强对其的管理，严格执行有关规定和收费标准。

（6）经营收入　是指医院在开展医疗业务活动及其辅助活动之外开展经营活动取得的收入。需要强调的是，医院的经营活动，应当尽可能进行独立核算，执行企业财务制度，对经营性收入要依法缴纳各项税费。

（7）附属单位上缴收入　是指医院附属独立核算单位按有关规定上缴的收入。需要注意的是，附属单位补偿医院在支出中垫支的各种费用，应当相应冲减支出，不能作上缴收入处理。

8.1.2　医院收入管理的要求

1）实行财务收支统一管理

《事业单位财务规则》第十三条规定："事业单位的各项收入全部纳入单位预算，统一核算，统一管理。"这就要求医院将各项收入全部纳入到单位预算中，实行收支统管，这样不但适应了社会主义市场经济条件下医药体制和医院财务管理体制改革的客观需要，而且有利于医院进一步加强各项财务管理工作，提高各项资金使用的综合效益。

2）充分利用现有条件积极组织收入

在社会主义市场经济条件下，医院若要获得较快发展，除了政府财政部门积极给予支持外，医院还要按照市场经济的客观要求，充分利用人才、技术、设备等条件，拓宽服务范围，开展各种组织收入活动，不断扩大财源，增强自我发展能力。医院要注重选择合适的收入来源，优化资金结构，培养增收能力，同时又可以保持一定的举债能力，利用负债经营提高资金收益率，发挥财务杠杆作用，加快医院的发展。

3）正确处理社会效益与经济效益的关系

我国的卫生事业是政府实行一定福利政策的社会公共事业，这就要求医院必须将社会利益放在首位，必须有利于卫生事业的发展，有利于人民群众的健康。同时，医院组织收入活动又要按照市场经济的一般规律办事，要讲求经济效益。所以，医院要把经济效益与社会效益统一起来,在获得社会效益的同时获得较好的经济效益,不能单纯追求经济效益而忽视社会效益。

4)保证收入的合法性和合理性

医院的各项服务项目都有严格的收费标准和规定,在医院收入管理中,要特别强调收入的合法性和合理性,要求医院必须按照规定程序报批收取,将单位组织收入活动纳入正确轨道。

5)收入管理工作中应当注意划清几个界限

(1)划清基建投资与事业经费的界限。

(2)划清财政补助收入与上级补助收入的界限。

(3)划清事业收入与经营收入的界限。

(4)划清经营收入与附属单位上缴收入的界限。

(5)划清医疗收入与药品收入的界限。

8.1.3 医院收入管理的原则

1)严格执行国家规定的收费标准

国家为了保证公民能够得到基本的医疗健康保障,既为医院经营提供政策支持,同时也规定医院必须执行国家制定的收费项目和标准。这是国家对医疗服务市场的合理干预,医院必须严格执行国家的各项规定。

2)医院的收费必须使用财政部门统一监制的收费票据

统一票据的意义在于保证医院收入的合法性,保护病人的基本权利,避免医院收费混乱和乱收费等情况的发生;同时使医院的收入得到保护,不致流失,使国家能全面准确地了解医院的经济状况,保证国家税收的合理准确。

3)严格收入的确认

按照收付实现制原则,卫生事业单位收入的确认以款项收到与否为标志,来确认收入的实现;按照权责发生制原则,卫生事业单位收入的确认一般有两个标志:一是服务活动实现;二是收到货币资金或取得索要款项的权利,只有同时具备这两个条件,才能确认为收入的实现。考虑到医院服务的特殊性,医院应该采用权责发生制原则来确认收入。

4)医院的收入要全部入账,由财务部门统一管理

医院内部任何部门、科室均不得自行收费、私立小金库,财务部门也不得建账外账,必须纳入统一的核算体系,医院不得成立"院中院"、搞科室承包、挂靠等经营形式。门诊、住院的现金收入当日入账,不得坐支;应及时清理全院收入,特别是长期住院病人发生的费用;出院病人发生的欠费要及时清理,使收入的资金置于安全管理之下。

5)不同种类的收入要分别核算,分别管理

为了抑制医药费用增长过快、人民群众经济负担过重的问题,国家规定医疗收入和药品收入分别核算和管理,药品收入实行"核定收入、超收上缴"的管理办法,财政和主管部门核定医院药品收入总额(包括药品成本、加成收入、折扣等各项收入),超出核定部分的收入按规定上交卫生主管部门。同时,根据财政、税收法规的一些规定,医院的其他收入中有些项目是要交纳所得税的,故准确区分各类收入非常重要。

8.2 医院财政补助收入、上级补助收入管理

8.2.1 医院财政补助收入管理

医院财政补助收入,是指非营利性医院从主管部门取得的财政性预算补助收入,它属于财政拨款的范畴,包括经常性补助和专项补助,但不包括对医院的基本建设投资。国家对医院的基本建设投资的财务管理,按照国家有关规定办理。财政拨款是医院的一项重要的资金来源,加强财政拨款的管理,在医院收入管理中具有重要意义。

对医院财政补助收入,要严格按照国家规定的事业经费科目、内容、程序,进行申报、领拨、使用、核销,并按照预算级次和预算科目进行明细核算。医院应根据主管部门或财政部门核定的用款计划和预算规定的用途使用,未经财政部门或主管部门批准,不得改变用途。

1) 医院经常性财政补助拨款

医院经常性财政补助拨款是国家财政根据预算管理体制规定,按有关标准对非营利性医院或承担了相应社会福利职能的其他性质医院的补助。它一般由卫生主管部门统一领取,然后转拨给各医院。

国家对医院实行"核定收支,定额或定项补助,结余留用,超支不补"的政策。财政补助拨款分为定额补助和定项补助两大类。

(1)定额补助 定额补助是在核定医院全面收支的基础上,按照一定标准计算确定对医院的补助,如按门诊人次、出院人数、编制床位等指标,制定相应的补助标准,计算出补助总额。

(2)定项补助 定项补助是在核定医院全部收支的基础上,确定一项或几项支出由国家财政给予补助,其余项目的支出由医院自行解决,如对工资性支出或工资总额中的一些项目、离退休人员费用给予全额或部分补助。一般大中型医院以定项补助为主。

2) 专项补助

医院的专项补助拨款是财政机关在核定的经常性补助以外,根据卫生事业发展的专门需要,拨给的专门用途的资金。如根据区域卫生规划拨给相应医院的设备购置款、房屋修缮款、科研费用、进修培训专款等,这种补助主要是给予非营利性医院的,营利性医院在承担了相应的职能后,如科研、教学、传染病防治等,也可以给予补助。

对医院专项补助的管理,应重点做好以下几方面的工作:

(1)应按规定的用途和程序取得专项补助拨款,并按批准的用途开支,保证专款专用。财政专项拨款的使用,要划清同其他资金的界限。医院财政部门应根据财政预算,进行统一计划,集中管理,综合平衡。有关职能部门和业务部门应按批准的支出计划,精心组织实施,保证支出质量,按期完成规定的任务,提高专项拨款的经济效益。

(2)使用设备专款购建大型设备前,必须进行充分的可行性分析,组织临床、设备、财务、后勤、审计等部门人员进行论证和评议,必要时应邀请主管部门相关科室领导和社会各界专家参与,提出不同的方案,上报卫生行政主管部门和财政部门批准。

(3)对于用维修专款进行大型修缮工程,开工前应严格把住审核施工预算和签订合同关,控制工程预算,并对施工单位进行资格审查;施工进程中把好工程进度质量关,聘请专业监理人员进行监理,按工程进度支付工程款;竣工后把好验收结算关。通过事前、事中、事后

的监督和控制,使维修专款的使用效率达到最高。

(4)对于其他专门用途的补助资金,在拨款数额内,按照指定用途开支,且在补助项目结束后,按要求做专项结报。

(5)对于各项专项补助,补助项目结束后,余款按规定应交回的,要及时交回;按规定可留用的,转作事业基金,不得用于福利分配。同时,按有关规定编制专项补助使用情况报告,及时向财政部门和卫生行政主管部门报告。

3)财政拨款管理要求

(1)严格执行国家预算管理制度　根据相关预算管理制度的规定,中央和地方各级部门对医院的经费拨款,一律采用划拨资金的方式,财政部门根据核定的年度预算和单位用款计划,按照主管部门集中填制的拨款申请,填制预算拨款凭证,通过国库将资金划拨到卫生主管部门,由主管部门按照规定的用途办理支用,按预算管理级次转拨,对财政拨款领取和转拨的情况,要单独设置账户进行反映。财政部门、卫生主管部门和医院要定期对账,定期核对预算数字和经费领拨数字,对财政安排的专项资金拨款,要按规定加强管理和核算,保证专款专用,防止挤占挪用,并定期检查使用情况。

(2)划清经常性补助和专项补助的界限　财政对医院的经常性补助,是用于弥补医疗收费标准低于医疗服务的实际成本的,应属于业务收入的一部分,可用于医院的一切正常业务开支;而专项补助是有专门用途的资金,只能用于指定支出项目。医院必须划清二者的界限,不得相互挤占。

(3)划清财政补助收入与基本建设投资的界限　国家对基本建设投资也规定了明确的制度,它与财政补助有不同的经费来源和投资方向,不能相互挤占、挪用。

4)医院领拨款项的原则

医院领拨财政拨款是执行单位预算的重要环节。医院为了开展医疗服务等相关工作,需要按照批准的经费预算和规定的手续,向财政部门或主管部门请领财政拨款。领拨财政拨款要坚持以下原则:

(1)按照预算管理依次领拨　医院在领拨财政经费时,应当严格按照国家规定的预算管理级次逐级办理,各级主管部门不准向没有经费领拨关系的单位纵向拨款;同级主管部门之间,也不准发生横向的经费领拨关系。如需要,应通过同级财政部门办理划拨手续。财政部门一般也不直接与单位发生经费领拨关系,应遵循卫生主管单位会计向同级财政部门请领拨款,二级会计单位向主管部门请领,基层会计单位向上级单位请领,报销单位向主管单位领用款项的管理级次逐级领拨经费。这是因为不按预算级次领拨经费,不仅会打乱资金供应渠道,影响检查预算支出计划的执行情况,而且不利于加强预算资金管理,同时也不利于核对预算。

(2)按照计划领拨　医院应在每个季度开始前,根据核定的年度预算,在预算中列出分月的用款计划,报上级主管部门和财政部门审核后,作为领报经费的依据。医院不得办理无预算、无计划或超预算、超计划的请领拨款。

(3)按照进度领拨　财政部门或上级主管部门,应对所属医院上报的用款计划进行核定,并结合医院的事业计划执行进度和资金使用情况,按月办理划拨。

(4)按照支出用途领拨　各医院的经费,按照预算请领拨款,且必须用于指定的项目,不得随意更改支出的用途,特别是专项拨款,不得随意挪用。基本建设拨款、事业经费拨款、专项拨款属于不同类别的预算资金,不许互相流通。按规定用途领拨经费,关系到国家资金的合理分配和事业计划的完成,因而必须认真坚持。

8.2.2 上级补助收入管理

上级补助收入,是指非营利性医院从主管部门、上级单位取得的非财政性补助收入。医院按领拨关系取得的经费不足维持正常业务活动的开支时,还可以向主管部门或上级单位申请取得补助收入。上级补助收入是医院的主管部门和上级单位用财政补助收入之外的收入,如自身组织的收入和集中下级单位的收入拨给医院的补助收入,这种补助款作为上级补助收入核算,以弥补医院的业务活动支出的不足。如果是财政部门通过主管部门或上级单位转拨的财政性资金的补助收入,则只能计入财政补助收入,不能作为上级补助收入处理。

8.3 医疗收入、药品收入、其他收入管理

8.3.1 医疗收入的管理

医疗收入是指医院开展医疗服务活动所取得的收入。医疗收入是医院资金的主要来源,涉及面广、政策性强,关系到医患双方的切身利益。

1) 医疗收入管理原则

(1) 保证医疗收入的合法性和合理性 非营利性医院严格执行国家的物价政策,严格执行国家关于医疗收费的政策;营利性医院在认真做好成本测算的前提下,合理制定收费标准。

(2) 正确处理社会效益与经济效益的关系 在保证危重病人的治疗的前提下,合理检查,合理用药,并及时收取费用,做到应收则收,应收不漏。

(3) 大力挖掘和利用现有人力、设备和技术条件,充分考虑病人的需要与可能,扩大医疗服务延伸范围,提高医疗服务质量,增进两个效益。

2) 医疗收入的确认

医疗收入应当采用权责发生制核算,即在提供劳务或发出商品,同时收讫价款或者取得索取价款的凭据时予以确认。确认时应满足收入的以下确认原则:与交易相关的经济利益能够流入医院;有关的收入和成本能够可靠计量。

医患之间存在的医疗行为,在病人向医院提出进行诊查、治疗的请求时,该请求视为要约,经医院做出承诺挂号时医疗劳务合同成立。医疗收入的确认应结合合同的履行情况而定。院方因过失未适当履行其合同义务(法定义务或约定义务)构成违约,其向病人索取报酬的权利将丧失,造成人身损害后果的还要面临巨额的医疗损害赔偿。

3) 医疗收入的内容

在医疗服务过程中,按照就医方式的不同,医疗收入可分为门诊收入和住院收入。按照服务的内容不同,医疗收入又可分为挂号收入、床位收入、诊察收入、检查收入、治疗收入、手术收入、化验收入和其他收入等。

医院的医疗服务是医院业务工作的主体。在医疗服务过程中,医务人员借助各种诊疗手段和专业技术,为病人进行各种检查和治疗,这些检查和治疗有的在门诊进行,有的在住院部进行,有的在社区进行,具体形成门诊收入、住院收入和社区服务收入。

(1) 门诊医疗收入 是指向门诊病人收取的挂号收入、诊察收入、检查收入、治疗收入、

手术收入、化验收入和其他收入等。

（2）住院医疗收入　是指向住院病人收取的床位收入、诊察收入、检查收入、治疗收入、手术收入、化验收入、护理收入和其他收入等。

其他收入包括暖气、冷气、陪护、婴儿喂养、膳食等费用。

（3）社区服务收入　门诊治疗和住院治疗是医院医疗服务的最基本的形式，但随着医疗市场竞争的加剧和病人对医院要求的提高，社区服务市场必然成为各医院追逐的目标。大力开展和推进社区服务对医院和病人来说都是有利的。第一，对医院来讲，开展社区服务可以扩大医院服务辐射的半径，增加医院服务收入，同时可增加门诊或住院病人的来源。第二，可提高医院的知名度，增加医院的竞争力。第三，有利于医院对全科医师的培养，因为社区服务投入的人力相对较少，一名医生可能要独立面对各种不同的疾病，使医生自身的业务能力得以锻炼；对病人来讲，接受社区服务可节约时间，当病情不大时在社区就可得到一些简单的医疗服务，节约了往返于医院和住家间的时间和金钱，同时在社区很方便的就可得到一定的健康咨询和体检等，不会使小病延误成大病再到医院就医。

随着医疗市场竞争的加速和病人对医院服务要求的提高，社区医疗服务必将成为医院业务的主要部分，有些医院甚至会放弃部分传统的门诊、住院业务从而主要投入社区医疗服务，使社区医疗服务成为自己的特色项目。

4）医院收入管理的内容

（1）门诊医疗收入的管理　门诊收费工作接触面广、工作量大，工作责任也大。为了切实加强门诊的收费管理工作，医院要建立健全各项收费管理制度，积极合理地组织各项收入。

门诊收据是现金收入管理的重要原始凭证。一方面它可以与业务部门的诊疗单相核对，是审查收费是否正确的依据；另一方面它又是门诊收入核算的起点。

① 门诊收费处人员收到病人交付现金时，应根据医疗项目立即开出或打印出金额相同的收据。门诊收据一般要求一式三联，一联交病人收执，一联存根备查，一联随同处方、检查、诊疗单交有关科室作为核算的依据。未使用电脑收费的医院，门诊收费收据必须用双面复写纸一次填写，不得分开填写。

② 收据上要有医疗机构的名称、地址，并加盖现金收讫戳记。收据上的病人姓名、项目、金额、收款日期、收款人签章等必须填写清楚，金额数字、各明细项目可小写，合计金额必须大写，并严禁涂改。

③ 每日终了，收费人员应及时办理结算，核对所开（打印）收据与所收的现金是否相符。然后，根据存根汇总填制门诊收费日报表一式二联，一联随同现金交财会部门出纳核收，另一联存根备查。如发生收费（现金）差错，不论是多是少，都应及时向财会部门如实汇报。财会部门应及时帮助查找原因，并作出相应处理。

④ 内部稽核人员每天都要核对门诊收据存根与收费日报表的相关金额，如发现差错要及时查明原因，认真处理。

⑤ 收据必须按编号顺序使用，不得中断或间断。作废的收据，必须将一、二联贴在存根上，并注明作废原因，加盖"作废"戳记。

⑥ 退费的处理，如发生在当天，收费人员结账前，可索回原收据及检查诊疗单附在存根上，注明作废原因；如退费发生在结账后，除索回收据外，还应由有关科室出据退费凭证。

挂号费、诊察费、病历费收据，由财会部门专人保管，应建立领、交、销制度。挂号人员领取收据应先审核无误后在领取登记本上记录领取数额。每日终了挂号人员要将挂号收据、诊察费收据、病历费收据的使用数量按科室分别统计,填报门诊挂号室收入日报表,并与所收现金核对无误后,交财会部门出纳员。门诊挂号室收入日报表的格式如表8.1所示。

表8.1　　××医院门诊挂号室收入日报表

单位:元　　　　　年　　月　　日　　　　　　　　第　　号

项目	内科	外科	妇科	儿科	××	××	××	合计
初诊								
复诊								
诊察费								
病历费								
小计								
合计　大写							小计	

交款人:　　　　　　　　　　　　　收款人:

门诊医药费收据按处方或检查治疗单据据实填写,防止病人冒名顶替虚假报销的现象。医疗费与明细科目之间留有空档是为填写治疗诊断项目用,这样设计有利于控制科室核算联在医院科室之间流通,也有利于院内外的监督。门诊收费收据如表8.2所示。

表8.2　　××医院门诊收费收据

No:000001

姓名:　　　　性别:　　　　年龄:

工作单位或地址　　　　　　年　　月　　日

项目		金额
药品费	西药费	
	中成药费	
	中草药费	
医疗费	诊察费	
	检查费	
	治疗费	
	手术费	
	化验费	
	其他	
合计		
大写　　仟　　佰　　拾　　元　　角　　分		

收费员:

门诊收费日报表的格式如表8.3所示:

表 8.3　××医院门诊收费日报表

单位:元　　　　　　　　年　月　日　　　　　　　　　第　号

项　目	合计	自费病人	医疗保险	合同记账	本院职工	项　目	金额	备注
西药费						交现金		
中成药费						交支票		
中草药费						应收医疗款		
小　计						自费病人		
挂号费						医疗保险		
诊察费						合同记账		
检查费						本院职工		
治疗费								
手术费								
化验费								
其　他								
小　计								
合　计								

审核:　　　　　　　收款人:　　　　　　　交款人:

　　每日终了,门诊收费室要将当日收取的医药费用汇总,并与现金核对,记账病人要分账户登记并汇总。每日终了,核算室要将门诊各科室的科室核算收据收集汇总,并与收费收入日报表核对。医院应加强收费票据管理,建立健全票据管理制度。医院要统一结账时间,明确规定每日结账起止时间。财务部门要指定专人保管收费票据,建立领、交、销登记簿,收费人员每日使用多少交多少,对收费收据存根定期或不定期进行抽查复核。

　　(2) 住院医疗收入的管理　病人经门诊医生诊断需要住院治疗时,由医生开具入院通知单,到住院处办理住院手续。住院处根据病情轻重,收取一定的预交金。公费医疗、劳保医疗等记账病人应验收证件是否齐全,手续是否符合,介绍信是否有效;并建立住院病人分户账,将住院号、姓名、工作单位名称或地址、科别、床号等填写清楚。

　　① 病人预交金的管理:为了保障医疗资金的周转和尽可能减少病人欠费,应实行病人预交金制度。住院处收费人员收到住院病人交款后,应开预交款收据一式三联。一联交病人作结算凭证但不能报销,一联作交款凭证汇入报表报财会部门,一联存根作为登记病人分户账的凭证。

　　住院收费处每日终了,应编制住院收款日报表连同预交金收据和冲销凭证及现金、支票送财会部门出纳核收。

　　② 住院记账的管理:病人办理住院手续时,必须按照规定建立住院病人分户账。每一住院病人住院期间所发生的一切费用,都必须通过住院病人分户账进行记录和汇总核算,有条件的医院应实行日清制。根据《医院会计制度》的要求,在院病人的医疗费,必须实行定期结算。每天出院结账后的住院病人分户账必须装订成册,连同全部附件妥善保管,以备核查。

　　每日终了,住院处根据当日登记的住院病人费用分户账的发生额,与记账处方金额核对相符后汇总填制在院病人医药费用结算汇总日报表,如表 8.4 所示。

表 8.4　××医院在院病人医药费结算汇总日报表

单位:元　　　　　　　　年　　月　　日　　　　　　第　　号

序号	项目	金额	序号	项目	金　额
1	床位费		10	西药费	
2	诊察费		11	中成药费	
3	检查费		12	中草药费	
4	治疗费		13	小　计	
5	护理费		14	合　计	
6	手术费			其中:自费病人	
7	化验费			医疗保险	
8	其　他			合同记账	
9	小　计			本院职工	

审核:　　　　　　制表:

③ 出院结账管理:病人出院要由主管医生给病人开具出院证。出院证一式三联,病人持出院证到住院处办理出院手续。一联盖过章的出院证交病房退房,一联留住院处作为办理病人出院结算依据,一联交病人。

病人出院结算时,应交回预交金收据,凭其抵冲住院费用。如原预交金收据遗失,应办理遗失证明手续。结账人员必须按照住院病人分户账所记费用项目,开具住院医药费用收据。住院医药费收据一式四联,一联住院处存根,一联交病人,一联作为出院病人结算日报表的附件,报财会部门作为记账的依据,一联病历存档。住院收费收据的格式如表 8.5 所示。

表 8.5　××医院住院收费收据

No:000001

姓名:　　单位或地址:　　　　性别:　　　年龄:
科别:　　疾病诊断:　　年　　月　　日　住院自　月　　日至　月　　日共住　天

项目	金　额	项目	金　额	备　注	金　额
床位费		西药		西药费合计	
诊察费		中成药		预交住院金	
检查费		中草药		现收	
治疗费		小　计		应退	
护理费				欠费	
手术费					
化验费					
其　他					
小　计					
合计(大写)	万　　千　　佰　　拾　　元　　角　　分　　¥				

复核:　　　　　　　　收费员:

每日终了,住院处要编制出院病人汇总日报表。住院处领取住院费收据同门诊收费收据一样要建立健全领、交、销制度。在实际工作中病人预交金收入日报表,往往与出院病人结算日报表填制在一起。出院病人结算汇总日报表的格式如表8.6所示。

表 8.6　出院病人结算汇总日报表

单位:元　　　　　　　　　年　月　日　　　　　　　第　号

序号	项　目	金额	冲预交金	现　收		应退	欠费
				现金	支票		
1	自费病人医药费						
2	医疗保险医药费						
3	合同记账医药费						
4	本院职工医药费						
5	合　计						
6	收病人预交金		交现金		交支票		

复核:　　　　　　收款人:　　　　　　交款人:

　　公费医疗、劳保医疗病人出院时,应同样办理出院结算手续,具体方法同上。住院处在每日终了,应根据出院病人医药费收据和公费、劳保记账病人医药费用结算凭证,编制出院病人收入日报表,连同现金、支票报财会部门出纳核收;并由专人负责复核,做到账表相符。住院病人确因困难欠费时,应开具病人欠费结算单一式四联,一联存根,一联交病人收执,一联作病人分户账,一联交管理欠费部门作为欠费分户账。欠费结算单必须由欠费病人或家属签字,并报经主管领导批准。收到病人偿还欠费,应开给收据(发票)一式三联。一联交病人或家属收执,一联为欠费日报表附件,一联凭其冲减欠费分户账。

　　(3)业余医疗服务收入的管理　业余医疗服务收入,是由医院统一组织的业余时间开展医疗服务的收入。

　　医院所取得的业余医疗服务收入,应纳入预算内管理,由医院统一核算;对所取得的收入,均应开具正式收费收据。

8.3.2　药品收入的管理

　　加强和完善药品收入的管理,对加快药品资金的周转,减少资金占用,提高医院经济效益,圆满完成医院预算收入任务,具有重要意义。医院财会部门应依靠门诊药房、住院药房、门诊收费处和住院收费处共同加强对药品收入的管理。

　　药品收入是医院开展医疗业务中取得的各种药品收入,包括门诊、住院的西药收入、中成药收入、中草药收入。

　　1)药品收入管理原则

　　医院应按规定的标准收取药品费用,用以补偿药品支出。药品收入是医院收入的重要组成部分,医院从财务管理上应将医疗收入和药品收入彻底分开。为了控制医药费用的盲目增长,减轻人民群众的经济负担,克服卫生资源的浪费,制度上规定了对非营利性医院药品收入实行"核定收入、超收上缴"的管理办法,财政和主管部门核定医院药品收入总额,超出核定部分的收入按规定上缴财政,使医院经营从指导思想上摆脱"以药养医",逐步回到因

病施治,合理用药的正常轨道上来。医院在药品收入管理中应遵守以下原则:

(1)严格执行规定的药品价格管理办法及标准,实现正常的药品收入,药品价格不得突破国家的最高限价,确保广大群众的利益,同时保证药品收入的合法性和合理性。

(2)坚持把社会效益放在首位,杜绝盲目追求经济效益。药品收入应立足社会效益,必须有利于卫生事业的发展,有利于人民群众的身体健康,有利于社会主义精神文明建设。医院和医生应本着人道主义精神,正确处理好治病和用药、收入和病人负担间的关系,因病施治,合理用药,维护病人的利益和医院的声誉。

(3)严格执行药品采购管理制度,不得私设"小金库",不得账外收取药品回扣。

2)药品收入管理要求

医院要从财务管理上将医疗收支与药品收支彻底分开,这样从大类上将医院收支类别进行清楚地划分,使分类更加科学合理。

(1)财政和主管部门核定药品收入总额　包括药品成本、加成收入、折扣等各项收入,超出核定部分的收入按规定上交卫生主管部门。

(2)药品收入总额的规定　药品收入总额包括医院购进药品和自制药品的收入,含药品经营成本、加成收入、折扣收入、加工增加值等所有收入。符合国家规定的药品折扣收入必须记入药品收入,不得作为其他收入,更不允许不入账。

(3)药品收入总额的核定　应针对各个医院的实际情况,实行一年一定,一院一定。主要依据以下因素:

① 医院近3年药品收入情况及其剔除不合理因素的上涨幅度。

② 当年及上年医院药品收入占业务总收入的比重。

③ 当年及上年医院门诊人次数,病床使用率。

④ 当年及上年医院每门诊人次收费水平及每床日收费水平。

⑤ 商品零售价格指数。

其计算公式是:

$$Z = \sum_{i=1,2,3} A_i / 3 \times (1 + b\%) \times (1 - 5\%) \times C \times E_j \qquad (公式8.1)$$
$$j = 1,2,3,4,5$$

式中:Z——当年核定药品收入总额;

$\sum A_i$——前3年药品收入总和;

5%——剔除前3年药品收入不合理增长的修正系数;

$b\%$——前3年药品平均增长速度;

C——上年商品零售价格指数;

E——弹性系数。其中:E_1=上年药品收入占业务收入比重/当年药品收入占业务收入比重;E_2=上年每门诊人次收费水平/当年每门诊人次收费水平;E_3=上年每床日收费水平/当年每床日收费水平;E_4=上年医院病床使用率/当年病床使用率;E_5=上年医院门诊人次数/当年门诊人次数。

对专科医院及中医院的药品收入总额的核定可略高于同级综合性医院。

3)药品收入管理的具体方法

(1)凡从医药部门购入的药品,其零售价格应按照国家规定的加成率计算。

(2)门诊和住院药房从药库领取药品后,均应按药品的品名、规格进行领入和销售的登记,及时反映药品的收发和结存情况。

（3）要提高门诊、住院药房划价、发药人员的业务素质。划价人员要熟悉药品的品名、规格和价格,做到划价计算准确。发药人员要熟悉药品的陈列方式和药品的通用性,做到发药准确(不错发、不多发、不少发、不漏发),发药快。

（4）要按规定程序收取药款。

（5）及时报账。每日终了,门诊、住院药房根据发药处方笺分别按西药、中成药、中草药,分类计算出日销售药品的收入,并编制一式三联的药品销售日报表,如表8.7所示。在分别与门诊、住院收费处相核对无误后,报送财会部门审核,以盖有财务收款章的回单联为依据;一联登记药房药品明细账;一联做处方封面,将当日发药处方笺装订成册,妥善保存;一联财会部门留存,作为编制药品收入记账凭证的依据。

表 8.7 ××医院药房药品销售日报表

单位:元　　　　　　年　　月　　日　　　　　第　　号

项　目	现　金		记　账		合　计		备　注
	张数	金额	张数	金额	张数	金额	
西药							
中成药							
中草药							
合　计							

药房负责人:　　　　　　　　　复核:

4）药品超收上缴款

非营利性医院年度药品收入超过核定收入总额部分为超收上缴款。年度结束,超收上缴款全部上交同级行政主管部门。各级医院不得以任何理由拒缴,对拒缴的医院,主管部门可扣减其财政补助款。各级卫生主管部门集中的药品超收上缴款应作为专项资金纳入同级社会保障基金财政专户,实行收支两条线管理,主要用于改善医院设施条件、人才培养、学科建设,也可以用于预防保健和基层卫生工作。药品超收上缴款返还时,要根据医疗卫生事业的发展和区域卫生规划的要求,并结合医院的工作数量、质量、效率及药品收入占业务收入的的比例等指标进行考核,返还数目不得超过其上缴款。各级卫生主管部门和财政部门不得以任何理由截留医院上缴的收入,不得抵顶和减少预算拨款,也不得收取管理费和其他费用。

非营利性医院的结余必须首先扣除药品超收款。医院应将财政部门和主管部门核定的药品收入总额以外的药品收入全额上缴,而不能只上缴超收部分药品的进销差价。

假设某医院的药品进销差价率为20%,核定其全年的药品收入为100万元,年终执行结果药品销售收入为150万元,则医院应上缴50万元,而不是10万元。

8.3.3 其他收入的管理

其他收入指除财政补助收入、上级补助收入、医疗收入和药品收入以外的各项收入,包括培训收入、救护车收入、废品变价收入、不受用途限制的捐赠和对外投资收益、利息收入等。对这些收入应按照有关规定,分别进行管理。

1）其他收入的特点

（1）数额相对较小，现金收款较多，涉及面广泛，且零星分散。

（2）其他收入可能源于医院财产的损毁、转让。

（3）其他收入涉及税收。根据税法规定，非营利性医院的医疗、药品收入是免征企业所得税的，但对其他收入，除培训收入外均应缴纳企业所得税。

（4）其他收入与某些支出的冲回不易区分。

2）其他收入的管理

加强其他收入的管理，有利于保证收入及时、完整、合法，并减少收入流失，从而保护各方利益。

（1）严格凭证手续，严禁收入不交公　医院的其他收入必须有合法的凭证作为依据，能够取得外部凭证的，应以外部凭证为记账依据，没有外部凭证的，应在内部凭证上由经手、审批人签章，以示负责；任何科室不得截留、私分、挪用和私设"小金库"，收入全部交财务部门入账，并建立健全相关管理制度；财务部门收到款项，必须出具合法票据作为做账和双方监督的依据。

（2）合理进行收费　其他收入中明确了收费标准的（如救护车收入），应按标准收取，不得擅自定价；国家没有规定收费标准的，应按医院自定的收费标准收费，不得多收，也不能因关系、人情等少收，以保证医院的收入。

（3）严格来院的进修、培训人员管理　财务部门应定期与医务、科教部门联系，核对进修培训人员是否正常交纳费用。

（4）废品变价收入的管理　医院的各种废旧材料、包装物和过期报废设备较多，这些废品均有一定的价值，是医院的资产。其变价收入应统一交医院，不得由科室和个人占有，造成医院资产流失。医院应有专门机构或指定人员，对废品进行收集、分类、整理，可利用的再利用，不能用的统一交废品收购部门，变价收入交医院。

8.4　医院收入的确认、预测和控制

8.4.1　医院收入的确认

确认收入的条件应该是经济利益流入。医院收入也应该以经济利益的流入为依据。医院收入的确认，应根据业务性质合理确定收入的实现。

（1）财政补助收入、上级补助收入，以收到款项时予以确认。

（2）医疗收入、药品收入，应根据实现原则予以确认。实现原则由两个条件所决定，一是与收入有关的诊疗服务已提供；二是收入的获得过程实际上已完成，已经获得在将来取得医药费用的法定权利。不论款项是否收到，医疗收入和药品收入都应以实际发生数予以确认。

（3）其他收入以实际收到款项予以确认。

（4）医院取得的收入为实物时，应根据有关凭证确认其价值，没有凭证可供确认的，参照其市场价格确定。

8.4.2　医院收入的预测

医院收入的预测是指运用一定的方法，通过对医院历史资料和医院诊疗业务条件的分析、研究、总结,考虑发展趋势,预先测算出医院未来一定期间的收入水平。通过预测,可以更有效、合理地使用人、财、物等资源,实现人尽其才,物尽其力,优化组合,更好地提高医院的社会效益和经济效益。

预测方法分为定量预测法和定性预测法。定量预测法主要有移动平均趋势法、指数平滑法、加权算术平均法等。

1）移动平均趋势法

趋势预测法的要点是,把预测对象从过去至现在的变化趋势延伸到未来,据以测算未来某个时期可能达到的目标。

【例 8 - 1】 某医院 2007—2015 年度医疗收入的变动情况如表 8.8 所示,预测该医院 2016 年度的医疗收入。

表 8.8　2007—2015 年度医疗收入变动情况

年度	医疗收入总额(元)	移动平均数(元)（每 3 期）	平均数的变动值(元)（相邻两期）	变动值的平均数(元)（每 3 期）
2007	250 000			
2008	290 000			
2009	450 000	330 000		
2010	550 000	430 000	＋100 000	
2011	590 000	530 000	＋100 000	
2012	750 000	630 000	＋100 000	100 000
2013	790 000	710 000	＋80 000	93 333
2014	860 000	800 000	＋90 000	90 000
2015	900 000	850 000	＋50 000	73 333

其预测步骤如下:

第一步,按时期顺序,设每 3 期为一组计算各组的平均值。

第二步,根据以上计算出的平均值,选择两个相邻的平均值相减求出一个变动量,这些变动量就是变化趋势。

第三步,把以上计算所得的变动量,再按顺序 3 个一组逐一计算变化趋势的平均数,以避免变动量受个别年份因素的影响。变动量平均数即为平均变动趋势。

第四步,以邻近预测年份的变动量平均数为基数,计算预测年份的数值。

预测值＝最后一期的移动平均数＋间隔期数×最末一项移动平均变动趋势值

2016 年医疗收入预测值＝ 850 000＋3×73 333＝1 069 999(元)

2）指数平滑法

指数平滑法是以预测期的前一期的预测值和实际值为依据,对其过去的变化趋势加入权数因素来预测未来的方法。其计算公式为:

$$F_t = F_{t-1} + a(A_{t-1} - F_{t-1}) = a \times A_{t-1} + (1-a)F_{t-1} \qquad (公式 8.2)$$

式中:F_t——本期预测数;

　　　F_{t-1}——上期预测数;

　　　A_{t-1}——上期实际数;

a——平滑系数。

【例 8-2】 某医院 4 月份药品收入预测值为 1 000 000 元,实际收入为 990 000 元,用指数平滑法预测 5 月份药品收入。

根据公式 8.2 可以得出:

若 $a=0.3$,则 $F_t=0.3 \times 990\,000 + (1-0.3) \times 1\,000\,000 = 997\,000$(元);

若 $a=0.7$,则 $F_t=0.7 \times 990\,000 + (1-0.7) \times 1\,000\,000 = 993\,000$(元)。

从以上计算可以看出,这种方法的关键是确定平滑系数 a 的值,a 的值越大,近期实际值对预测结果的影响越大。a 的值是一个在 0~1 之间变化的数值,由实际值与预测值的误差来确定,若前期预测与实际值误差大,则 a 宜取较大的值(0.7~0.9);反之取较小值(0.1~0.3);波动不大,a 取值在 0.3~0.7 之间为好。

3)加权算术平均法

加权算术平均法认为:通常而言,医院以前各期业务收入资料对未来业务收入预测值的影响程度与其距预测期的远近有关,越近影响越强烈,越远影响越弱。

加权算术平均法,就是根据现实期限内不同时期资料的重要程度给予不同的权数(近期权数大些,远期权数小些),然后求其加权平均数,作为下一期的预测值的一种方法。其计算公式为:

$$\overline{X} = \frac{x_1 f_1 + x_2 f_2 + \cdots + x_n f_n}{f_1 + f_2 + \cdots + f_n}$$

$$= \frac{\sum_{i=1}^{n} x_i f_i}{\sum_{i=1}^{n} f_i} \quad (i=1,2,3,\cdots,n) \qquad \text{(公式 8.3)}$$

式中:$\overline{X}$ ——预测数;

f_i ——各期的权数;

x_i ——各期的实际发生数;

n ——资料值的个数或期数。

【例 8-3】 某医院某年 1~6 月份药品收入金额情况如表 8.9 所示,要求预测 7 月份药品收入金额。

表 8.9 某医院 1~6 月份药品收入情况表

月　份	金额(万元)x_i	权数 f_i	$x_i f_i$
1	50	1	50
2	60	2	120
3	80	3	240
4	90	4	360
5	80	5	400
6	70	6	420
Σ	430	21	1 590

根据表 8.9,则:$\overline{X} = \dfrac{\sum\limits_{i=1}^{n} x_i f_i}{\sum\limits_{i=1}^{n} f_i} = \dfrac{1\,590}{21} = 75.71(万元)$

4)定性预测法

常用的定性预测法一般采用意见综合法,是指预测人员召集医院有关方面的专业人员,共同根据已经得到的信息结合个人主观经验,对医院未来收入做出判断性预测,最后将个人意见统一起来分析,从而得到收入的预测结果。

8.4.3 医院收入的控制

医院收入是补偿医疗活动中各项支出和耗费的来源,是医疗事业维持和发展的重要基础。医院收入控制管理是指对收入整个过程中的控制和管理。规范收入控制管理是保证收入的完整性,维护国有资产的完整性,防止收入流失的有效途径。

(1)统一每日结账起止时间,门诊收费、住院结算应与各科室、药房结账时间统一,以利核对。门诊、住院收费收入,当天收入当天结账、交账,不能推迟或挪用现金。

(2)财务部门对医院的收据要指定专人保管,建立健全收据管理制度,严格执行收据的印制、保管、领发、销号制度,防止错收、错发。对门诊、住院收费收据存根,要组织人员进行复核,并制度化、经常化。

(3)医院社区卫生服务收入,要建立健全收入管理制度,统一纳入预算内管理。

(4)加强门诊收入日报表、在院病人医药费汇总日报表与科室核算日报表的核对工作,核对二者是否相符,是保证收入安全最有效的手段。

(5)医院内审人员要定期对财务记账收入、科室核算收入和门诊、住院收费收入进行三核对工作,对不符的要查明原因。

(6)医院要加强对医疗欠费的管理和催收工作,经常检查病人预交金使用情况,尽量减少欠费,建立欠费责任人员负责制度。

思考题

1. 我国医院在医院收入管理中面临哪些难题?

2. 现阶段,非营利性医院的药品为什么要实行"核定收入,超收上缴"的管理办法?其主要内容是什么?

3. 某非营利性医院的药品进销价差率为 18%,全年共实现药品收入 430 万元,年终各项收支节余(含药品收支节余)为 1 000 万元。假定该医院主管部门核定其全年的药品收入为 320 万元。要求:分析该医院是否应上缴药品超收款;若上缴,应缴多少?若该医院是一个营利性医院,是否应上缴药品超收款?

9　医院分配管理

【学习目标】

本章主要介绍非营利性医院的结余分配管理、营利性医院的利润分配管理和股份制医院的股利分配管理。通过本章学习,应当掌握如下内容:

(1) 掌握非营利性医院收支结余的概念、特点、内容。

(2) 熟悉非营利性医院收支结余管理的要求,掌握收支结余分配方法。

(3) 理解营利性医院利润分配的意义和原则,掌握利润分配的程序。

(4) 了解股份制医院股利政策的影响因素,掌握股利分配政策的基本模式。

9.1　非营利性医院的结余分配管理

9.1.1　医院收支结余的概念和特点

1) 医院收支结余的概念

医院收支结余是指医院收入与支出相抵后的余额。它反映了医院年度财务收支的结果。医院收支结余包括医疗收支结余、药品收支结余、其他结余和财政专项结余等。

医院是国家实行一定福利政策的公益性事业单位,是非营利性组织。非营利性单位的"非营利"不等于没有结余。特别是市场经济条件下,随着医院的发展和医院业务的扩大,医院在保证社会效益的前提下必须讲求经济效益,增收节支,为医院的发展增加积累。因此,非营利性医院更应该加强对结余的管理、核算和控制。

2) 医院收支结余的特点

医院的收支结余,具有以下两个特点:

(1) 医院的结余是医院全部收入与全部支出相抵后的余额　因为医院的收入包括财政补助收入、上级补助收入和医院依法取得的医疗收入、药品收入和其他收入,支出是全部支出,按照规定全部收支都要纳入预算管理,实行统收统支,所以医院的结余是医院全部收入与全部支出相抵后的余额。

(2) 医院的结余与企业的利润有着本质的区别　企业生产经营活动以盈利为目的,其利润是在严格的成本核算的基础上,通过产品的销售和提供劳务而形成的,体现了企业的经济效益。医院的医疗业务活动不以盈利为目的,实行低成本收费,国家给以财政拨款补贴,其结余的形成可能是医院增收节支的结果,也可能是事业计划和工作任务调整造成的结果,并不完全体现为医院医疗业务工作的经济效益。

非营利性医院结余与企业的利润相比有以下特点:

① 非营利性医院结余不具有营利性质:非营利性医院是具有一定福利职能的公益事业单位,以实现社会效益为目标,虽然有时收支相抵后有一定结余,但不具有营利性质。

② 医院结余一般不向资金提供者分配：企业实现的利润，通常要向所有者分配。医院结余，一般不向出资者分配，除按规定提取职工福利基金外，其余全部转入事业基金，用于事业发展，以便取得更大的社会效益。

9.1.2 医院收支结余的内容

医院开展医疗业务活动及其他活动，必然要发生各项支出，大部分活动都会取得一定收入，收入与支出相抵后的余额为结余。医院收支结余包括医院业务收支结余和财政专项结余两部分。

1）业务收支结余包括医疗收支结余、药品收支结余、其他收支结余

计算公式如下：

$$业务收支结余＝医疗收支结余＋药品收支结余＋其他收支结余$$

$$医疗收支结余＝医疗收入＋财政补助中经常性补助收入＋上级补助收入－医疗支出$$

$$药品收支结余＝药品收入－药品支出$$

$$其他收支结余＝其他收入－其他支出$$

2）财政专项补助结余

财政专项补助结余是指在年度内有结余，需结转下年继续使用的未完工项目的财政专项补助。其计算公式如下：

$$财政专项补助结余＝财政专项补助上年结余＋财政专项补助收入－财政专项支出$$

财政专项补助收入是有特定用途的专项资金，项目尚未完工需结转下一年度使用的，应作为净资产专项管理；项目完工的，按规定应转入事业发展基金。

3）待分配结余

待分配结余是指医院进行业务和其他活动取得的收入和支出相抵后所形成的尚未进行分配的部分。平时待分配结余表示医院收入和支比相抵的尚未分配的余额，如果上年"待分配结余"余额为零，待分配结余的余额即为当期收支结余余额；如果上年"待分配结余"余额为负数，待分配结余的余额即为当期收支结余与年初待分配结余的合计数。年末时，待分配结余一般无余额，如有余额，即是负数，反映的是事业基金不足以弥补的损失。

9.1.3 医院结余管理要求

医院收支结余的核算与管理是财会工作的一项重要内容，其核算方法不仅关系到资金使用效果的考核，而且关系到各个收支项目的划分，关系到核算结果的真实程度。因此，必须正确核算医院收支结余的分配或亏损的弥补情况，向决策者提供信息，以发现业务过程中存在的问题和管理上的薄弱环节，促进医院加强经济核算，提高财务管理水平。

随着对经济效益的重视和市场物价等因素的影响，医疗费用以较快的速度上涨，为了控制医疗费用过快上涨，《医院财务制度》规定了对医院药品实行"核定收入，超收上缴"的管理办法，这一管理办法，既可以把医疗费上涨控制在一定水平上，又可以避免医院出现大比例的结余，使医院坚持非营利的办院宗旨。

医院结余的管理要求一般有以下三个方面：

1）正确计算结余

医院在计算各项结余前,应当按照规定的计算方法和计算内容,对全年的收支活动进行全面的清查、核对、整理和结算,凡属于本年度的各项收入,都要按照规定的类别及时入账,凡属本年度的各项支出,都要按照规定的开支渠道和标准列支,正确计算如实反映全年收支结余情况。

2）分清结余类别

医院在计算结余时,要根据规定和要求,对不同性质的结余,如专项资金结余、医疗收支结余、药品收支结余、其他收支结余分别计算,避免相互混淆。

3）按规定分配结余

医院在结余分配或者结转时,要严格执行国家有关规定。财政专项补助结余需结转下年继续使用,财政专项补助收入是特定用途的专项资金,项目尚未完工需结转下年度使用的.应作为净资产专项管理;医院可供分配的结余,要按照规定计提职工福利基金等,剩余部分要转入事业基金。

医院年终出现亏损,不得提取和分配职工福利基金,应使用事业基金中的一般基金进行弥补。如果事业基金中的一般基金不足以弥补的,暂时挂账,亏损额在"结余分配"账户的"待分配结余"明细账户中反映。第二年如果医院出现结余,首先用来弥补以前年度的亏损,直至有了结余后,再按规定进行分配。

9.1.4 医院结余分配

1）结余分配前的扣除

医院的收支结余在进行分配前,首先应扣除药品超收上缴款和财政专项补助结余。药品超收款必须上缴主管部门,即使收支结余是负数。财政专项补助结余不应进行结余分配,而应按照规定结转下一年度继续使用。

2）结余分配方法

（1）医院收支结余在扣除药品超收上缴款和财政专项补助结余后,为正数的,可按一定比例提取职工福利基金(具体提取比例由主管部门和财政部门确定),提取职工福利基金以后的剩余部分作为事业基金,用于弥补以后年度收支差额。

（2）医院收支结余在扣除药品超收上缴款和财政专项补助结余后,为负数的,用事业基金弥补,事业基金不足以弥补的,保留待分配结余(即负结余)。

3）结余分配应注意的几个问题

（1）结余分配一般在年终进行,平时不进行分配。

（2）按照有关规定加强会计基础工作管理,准确计算收支结余,按规定分配结余。

（3）主管部门返还医院的药品超收上缴款,直接转入专用基金或事业基金,不能重复作收入,不应进行结余分配,但可以用以弥补亏损。

（4）捐赠资金不得进行分配。限定用途的捐赠不作收入,直接转入固定基金或专用基金;非限定用途的捐赠作为其他收入,全部列支转入事业基金,不应进行结余分配,但可以用以弥补亏损。

（5）上级补助收入中的专项补助,全部列支后转入固定基金或专用基金,不得进行结余分配。

（6）已完工财政专项补助结余,经批准后转入事业基金,不得进行结余分配。

9.2 营利性医院的利润分配管理

9.2.1 利润与利润分配

1）利润的含义

利润是营利性医院在一定时期内全部收入抵减全部支出后的余额,它是医院的最终经营成果,就利润的基本性质而言,它是医院的净资产。

在市场经济条件下,加强医院的利润管理,具有十分重要的意义。

（1）利润是营利性医院财务管理所追求的目标 即追求利润最大化,通过对利润的考核、分析,可以评价医院的经营效率、经营业绩及实现经营目标的能力。

（2）利润是医院投资者和债权人进行投资决策和信贷决策的重要依据 投资者的主要目的在于获得既定风险条件下的最大投资收益率,债权人则要求保证其贷出款项的安全性。这些都要求医院必须具备较好的获利能力,而利润额正是表现医院获利能力大小的主要指标。

（3）利润是营利性医院分配的基础 医院收益最终要在国家、投资者和职工之间进行分配,各个方面在每个时期究竟能分配到多少数额,要视国家的经济政策、医院的利润水平、偿债能力和医院的发展前景等因素而定。就某一特定时期来说,利润水平一般代表可供分配的最高限额,因此,它是分析、确定利润分配关系的最重要依据。

2）利润分配的含义

利润分配是利用价值形式对医院全体劳动者所创造的社会剩余产品所进行的分配。生产决定分配,而分配对生产又起着积极的促进作用。通过利润分配能正确处理医院与各方面的经济关系,调动各方面的积极性,促进医院经营发展。因此,利润分配对医院和相关方面具有重要的意义。

（1）通过利润分配,国家财政能够取得财政资金,按国家发展需要有计划地分配使用,实现国家政治职能和经济宏观调控职能,为社会经济的发展创造良好条件。

（2）通过利润分配,医院由此而形成一部分自行安排使用的积累性资金,可增强医院经营的财力,有利于医院适应市场需要扩大发展,提高可持续发展能力。

（3）通过利润分配,投资者能实现预期的收益,从而提高医院的信誉程度.有利于增强医院继续融通资金的能力,促进医院的经营发展。

9.2.2 利润分配的原则

利润分配是指营利性医院按照国家财经法规和医院章程,对所实现的净利润在医院与投资者之间、利润分配各项目之间和投资者之间进行分配。

医院利润分配主要应该遵循以下几个原则:

1）遵守国家政策的原则

医院利润分配的对象是一定时期内实现的税后利润。税后利润是医院投资者拥有的重要权益,对这一部分权益的处置与分配,国家法律有明确的规定,特别是利润分配,如《公司法》中对利润分配的各种限制因素作出了具体规定。

一般地说,营利性医院的税后利润除国家另有规定外,应该按下列顺序进行分配:一是弥补以前年度亏损;二是提取盈余公积金;三是提取公益金;四是向投资者分配利润。也就是说,营利性医院以前年度亏损未弥补完,不得提取盈余公积金、公益金;在提取盈余公积金、公益金以前,不得向投资者分配利润。

2)积累优先原则

利润分配原则从根本上说是为了保护医院投资者的利益而在利润分配上采取的财务约束手段。医院的积累从最终产权归属看,仍为医院的投资者所有。因此,医院必须尊重市场竞争规律的要求,为提高医院自我发展和抗风险能力进行必要的积累,其数额必须与医院所承受的经济责任的大小和所实现的经济效益的高低相适应。因此,我国企业财务制度规定:企业必须按照当年税后利润扣减弥补亏损后的 10% 提取法定盈余公积金,已达到注册资本的 50% 时可不再提取;企业以前年度未分配利润,可以并入本年度利润分配;企业在向投资者分配利润前,经董事会决定,可以提取任意公积金。营利性医院参照执行该规定。

3)考虑医院职工利益的原则

医院在利润分配时,在保障投资者利益的前提下,要想调动职工工作的积极性,就必须适当考虑职工的利益。因此,营利性医院应在税后利润中提取一定比例的公益金,用于职工基本的、正当的物质福利需要,在一定程度上有利于提高职工的工作积极性。股份制医院还可以设立"内部职工股",以提高医院职工的主人翁意识。

4)坚持以丰补歉、保持稳定的分红比例的原则

营利性医院从税后利润中留存一部分利润,不但可以为医院未来经营筹措资金,提高医院应付不测事件的能力,而且可以用于未来的利润分配。医院在景气时期的较高获利中留存一部分利润,可以在衰退时期用于对投资者分配。因此,医院在利润分配中,还应当注意以丰补歉,给投资者以稳定的回报。

9.2.3 利润分配的程序

1)弥补医院亏损

按国家相关规定,医院发生的年度亏损,可以用下一年度的税前利润弥补;下一年度利润不足弥补的,可以连续在 5 年内用所得税税前利润弥补;延续 5 年未弥补完的亏损,用缴纳所得税之后的利润弥补。

2)缴纳所得税

所得税按年计征,分期预交。医院应从全局利益出发.正确计算和缴纳所得税数额。其计算公式如下:

$$应纳所得税额=应税所得额×所得税税率$$

上式中,所得税税率是由国家税法规定的,医院必须严格执行,不得随意改变。正确计算应纳所得税额的关键是正确计算应税所得额。应税所得额是根据国家规定,在利润总额的基础上增加或扣减有关不符合税法规定的收支项目加以计算的。

3)分配税后利润

缴纳所得税后的利润一般应按下列顺序进行分配:

(1)支付被没收财物的损失和违反税法规定而支付的滞纳金和罚款 把这项支出作为税后利润分配的首要项目,是为了维护国家的法律权威,促使医院遵纪守法。

(2)弥补以前年度亏损 如果医院的亏损额较大,用税前利润在 5 年的限制期内抵补

不完,就转由医院的税后利润弥补。

（3）提取公积金　现行制度规定,根据税后利润扣除前两项分配数额后的余额的一定比例提取公积金,主要用于弥补亏损,补充投资者分利的不足,以及按规定转增资本金。

（4）提取公益金　公益金是医院用于职工集体福利设施支出的基金。它是根据税后利润扣除前两项分配数额后的余额的一定比例提取的。

（5）向投资者分配利润　向投资者分配利润是税后利润分配的最后一项。值得注意的是,在未弥补完亏损和提取公积金和公益金之前,不得向投资者分配利润。

9.3　股份制医院的股利政策

股利政策是股份制医院就股利分配所采取的政策,它主要是权衡医院与投资者之间、股东财富最大化与提供足够的资金以保证医院扩大再生产之间、医院股票在市场上的吸引力与医院财务负担之间的各种利弊,然后寻求股利与留存利润之间的比例关系。

9.3.1　影响股利政策的因素

股份制医院在制定股利分配政策时,一般要考虑以下几个因素:

1）法律方面的规定

一般来说,医院在制定股利分配的政策规定时,除遵守我国《公司法》、《证券法》和《税法》的有关规定外,还必须遵守 3 个原则:一是保护资本完整,即不能因支付股利而减少资本总额。目的在于使医院能有足够的资本以保护债权人的权益。二是股利出自盈利。税后净收益是医院支付股利的前提。三是债务契约。如果医院已经无力偿还债务或因发放股利将极大地影响医院的偿债能力,则医院不准发放股利。

2）筹资能力和偿债需要

如果医院筹款能力较强,短时间内可筹措到所需的货币资金,就可以按较高的比例支付股利;如果用医院现有货币资金偿还债务,就应尽量减少股利的分配金额。

3）资产的流动性

如果医院资产的流动性较高,变现能力强,就可以采取较高的股利率分配股利;反之,就应该采取低股利率。

4）投资机会

医院股利政策在较大程度上要受投资机会的制约。如果医院选择到有利的投资机会,需要大量资金,则宜采用较紧的股利政策;反之,股利政策就可以偏松。

此外,医院股东对股利分配的态度等,都会影响股利政策的制定,由于这些因素不能完全用定量方法来测定,因此,决定股利政策主要依靠定性方法来判断。

9.3.2　股利政策的基本模式

股份制医院的股利政策,按照股利发放占医院净收益的比例分类,可以分为 4 种基本模式:

1）剩余股利政策

剩余股利政策是为维护医院最佳资本结构而采用的股利政策。其基本要点是:当医院有良好投资机会时,根据一定的目标资本结构(最佳资本结构),测算出投资所需权益资本,并将其先从盈余中留用,然后将剩余的盈余作为股利予以分配。

这种股利政策在操作时,主要有以下 4 个步骤:

(1) 确定目标资本结构,在此资本结构下,加权平均资本成本将达到最低水平。

(2) 确立目标资本结构下投资所需的权益资本数额。

(3) 将投资所需的权益资本数额从盈余中扣除。

(4) 将扣除投资所需盈余后的剩余盈余作为股利向股东分配。

该种股利政策的优点在于能够使医院维持最佳资本结构,使综合资本成本最低。缺点在于不利于股利的稳定支付,特别是在医院的投资需求在各个期间不稳定的情况下,可能导致股利的大幅度波动。

2) 固定股利或稳定增长股利政策

固定股利或稳定增长股利政策是为了维持稳定的股利支付而采用的一种政策模式。其基本要点是:将每年发放的股利固定在某一水平上,并在较长时期内保持不变,只有当医院认为未来的盈余会显著地、不可逆转地增长时,才提高年度的股利发放额。

采用该股利政策的主要理由有以下几点:① 稳定的股利向社会传递着医院正常发展的信息,有利于树立医院的良好形象,增强投资者对医院的信任。② 稳定的股利政策有利于投资者安排股利的收入和支出,特别是那些对股利有着很强依赖性的股东尤为如此。③ 股利稳定的股票有利于吸引机构投资者购买。因为,许多国家的政府机构为控制和防范机构投资风险,对属于社会保障、保险等方面的机构投资者的证券投资作了法律上的限制,在这种情况下,对于采用固定或稳定增长股利政策的医院,无疑会首先受到机构投资者的青睐。

该种股利政策尽管有利于股利的稳定支付,但也存在着以下缺陷:① 股利支付与医院盈余相脱节,使股利分配水平不能反映医院的绩效水平。② 当医院盈余较低时仍要支付固定股利,这可能导致医院资金短缺,甚至陷入财务困境。

3) 固定股利支付率政策

该股利政策的基本要点是:确定一个股利占盈余的比例,长期按该比例支付股利。在该股利政策下,各年股利额将随医院经营的好坏而上下波动,获利较多的年份,支付的股利额较多;反之,在获利较少的年份,则股利支付额较少。

采用该股利政策的主要理由是,它能体现股利与盈余的关系,即多盈多分、少盈少分、不盈不分,这就有利于公平地对待每一位股东。该股利政策的缺陷在于当医院盈余在各个期间波动不定时,其支付的股利也将随之波动,这不利于维护医院形象。

4) 低正常股利加额外股利政策

该股利政策的基本要点是:在一般情况下,医院每年只支付一固定的、数额较低的股利,在盈余多的年份,再根据情况向股东发放额外股利。

采用该股利政策的主要理由在于:

(1) 能使医院具有较大的财务灵活性,即当医院盈余较少或因有较好的投资机会而需大量投资时,可维持较低的正常股利,股东不会因此而失望。而当医院盈余较多或无投资需求时,可适度增发股利,以增强投资者的持股或投资信心,提升股票价格。

(2) 能使那些对股利依赖性较强的股东有稳定的固定收入,从而吸引住这部分股东。

9.4 医院净资产管理

医院净资产是医院资产减去负债后的余额,它表明医院的资本规模和经济实力。其主要来源于财政投入、医院运转的结余以及吸收社会不需要偿还的资金等。医院净资产的增加,表明医院筹集资金大于消耗资金;反之,则表明筹集资金小于消耗资金。按照现行《医院财务制度》规定,非营利性医院净资产主要包括事业基金、固定基金、专用基金、财政专项补助结余和待分配结余等。营利性医院净资产主要包括实收资本(或股本)、资本公积、盈余公积和未分配利润。因此,应加强医院净资产管理,保护医院财产不受侵蚀和提高净资产利用效益。

9.4.1 非营利性医院的净资产管理

1) 事业基金

根据《医院财务制度》规定:事业基金是指非营利性医院未限定用途的基金,包括滚存结余资金、主办单位以国有资产形式投入医院且未限定专门用途的资金和资产评估增值等转入形成的基金。

事业基金的主要作用在于调节非营利性医院年度之间的收支平衡,年终结余按规定提取职工福利基金后自动转入事业基金,出现亏损则用事业基金弥补,事业基金在医院的资金运动过程中起着“蓄水池”的作用。在安排年初预算时,如支出安排出现缺口,在事业基金较大时,可以安排一部分事业基金用于平衡收支,在年度之间不再直接安排支出。

医院事业基金的主要来源有以下几个方面:

(1) 结余分配转入的资金。

(2) 主管部门或主办单位以国有资产形式投入医院且未限定用途的资金。

(3) 由财政专项补助结余和专用基金转入,即在完成指定项目后仍有结余,经批准后转入的资金。

(4) 资产评估增值。

2) 固定基金

固定基金是非营利性医院固定资产占用的资金,固定基金的多少一般能反映医院的规模。固定基金随着固定资产的增加而增加,同时随着固定资产的减少而减少,固定基金反映固定资产的原始价值。

一般情况下,固定基金与固定资产的数额应是相等的,但也有可能出现两者不相等的情况:一是融资租入固定资产租赁期未满、租赁费尚未偿付完毕期间;二是发生固定资产盘盈盘亏尚未经有关部门处理,仍处于待处理财产损益状态时。

固定基金的主要来源有以下几个方面:

(1) 主管部门或主办单位以固定资产形式投入形成。

(2) 由于专用基金的使用形成的资产价值,从专用基金转入。

(3) 融资租入固定资产形成。

(4) 捐赠的固定资产形成。

(5) 资产评估形成的增值等。

3) 专用基金

专用基金是指医院按照规定提取的或设置的有专门用途的资金,包括修购基金、职工福利基金和经批准设立的其他基金。

医院专用基金在使用过程中,有其自身的特点:一是专用基金的取得均有特定的渠道。修购基金是按固定资产原始价值的一定比例提取的;职工福利基金是根据结余的一定比例提取转入的;其他基金的设置也都有专门的规定。二是各项专用基金都规定有专门的用途和使用范围。三是专用基金的使用,均属一次性消耗,没有循环周转,不可能通过专用基金支出直接取得补偿。

(1) 修购基金 修购基金是医院按固定资产账面价值的一定比例提取,用于固定资产的更新和大型修缮的资金。

修购基金的管理要按照以下要求来进行:

① 修购基金的支出范围仅限于固定资产的更新和大型修缮,不得用于其他方面的开支。

② 修购基金的支出管理要求:一是做好计划;二是实行项目管理,讲究效益。

(2) 职工福利基金 职工福利基金是医院按规定提取的和结余分配形成的、用于职工福利的资金。

① 提取办法:职工福利基金是按国家规定标准和结余的一定比例提取形成的。医院要严格按照规定的提取比例提取,不得随意提高职工福利基金的提取比例。

② 管理要求:职工福利基金的支出范围一般有职工救济支出、集体福利设施建设支出、单位职工食堂的补助、按照国家规定可由职工福利基金开支的其他支出。职工福利基金的支出,直接牵涉到单位职工的切身利益,其重大的开支项目、计划安排和支出决算要充分发扬民主,接受群众监督。

(3) 其他专用基金 其他专用基金是医院按照有关规定提取或设置的住房基金、留本基金等其他专用基金。

留本基金是由资金提供者提供给医院,限定只能动用其本金所带来的收益,而本金不得动用的资金。这类资金的存在形式主要有两种情况:一是在资金提供者规定的期限内不准动用本金,但超过规定期限后,资产提供者不收回本金,而是作为捐赠,归医院所有的;二是期限内不准动用本金,期限后资产提供者要收回本金的。

4) 财政专项补助结余

财政专项补助结余是指财政专项补助收入在年末时结余,需结转下年继续使用的款项。

5) 待分配结余

待分配结余是指非营利性医院进行业务和其他活动取得的收支相抵后,所形成的尚未进行分配的部分。年末时,待分配结余一般无余额;如有余额,为负数,反映的是事业基金不足以弥补的亏损。

9.4.2 营利性医院的净资产管理

1) 实收资本(或股本)

营利性医院的投入资本集中在"实收资本"项目中核算;股份制医院的投入资本集中在"股本"项目中核算。

实收资本的增减变动主要是由于医院设立投入资本、增资扩股及需要减资等业务所形成的。医院投资者必须按照医院章程规定的出资方式、出资期限及其他要求履行其义务;医院增资必须符合增资条件,并经有关部门的批准;医院减资也必须按法定的程序报经批准,方可减少注册资本。如医院减资必须满足三个条件:第一,应事前通知医院所有债权人,债权人无异议;第二,经医院股东大会决议同意,并修改医院章程;第三,减资后的注册资本不得低于法定注册资本的最低限额。

股本是股份制医院按照医院章程、合同和投资协议的规定向股东募集的资本,代表股东对医院净资产的所有权。股份制医院的股本,是在核定的医院资本总额及核定的医院股份总额的范围内,通过向股东发行股票的方式募集的。通常股本不发生变化,只有在股份制医院设立、增资扩股和减资时发生变化。各股东要按照医院章程、合同、协议规定的出资方式出资,各种出资方式的比例要符合国家制度规定,如我国法律规定,无形资产出资的金额不得超过股份有限公司注册资本的20%;采用募集方式设立的股份有限公司,发起人认购的股份不得少于公司股份的35%等。

2)资本公积

资本公积是指非经营性因素形成的不能计入实收资本的所有者权益,如投资者实际缴付的出资额超过其资本份额的差额等。

3)盈余公积

盈余公积是营利性医院按照规定从税后利润中提取的积累资金,它是具有特定用途的留存收益,主要用于弥补亏损和转增资本,也可以按规定用于分配股利。股份制医院的盈余公积包括法定盈余公积、公益金和任意盈余公积3个部分;非股份制的营利性医院包括法定盈余公积和公益金。法定盈余公积应按照规定的比例和要求提取;公益金和任意盈余公积应按医院章程或董事会决定提取。提取盈余公积的依据主要是税后利润按规定作必要的扣除后的余额(一般应扣除被没收财物损失、违反税法规定支付的罚款等项目)。

医院盈余公积的使用,必须经过一定的授权批准手续,并按规定的用途使用。如公益金只能用于职工集体福利设施,不得挪作他用。

4)未分配利润

未分配利润是指医院未作分配的净利润,即这部分利润没有分配给投资者,也未指定用途。未分配利润是医院当年税后利润在弥补以前年度亏损、提取公积金和公益金以后,加上上年未分配利润,再扣除向所有者分配的利润后的结余额。它是医院留于以后年度分配的利润,是医院所有者权益的一个重要组成部分。

思考题

1. 简述非营利性医院收支结余的概念、内容。
2. 简述医院收支结余分配的内容。
3. 简述营利性医院利润分配的程序。
4. 论述股份制医院股利分配政策的基本模式。
5. 简述非营利性医院和营利性医院净资产的内容。

10 医院财务报告与财务分析

【学习目标】

本章主要介绍医院财务报告和财务分析的基本理论与方法,通过本章的学习,应当掌握如下内容:

(1) 熟悉医院财务报告的概念、作用和编制要求。

(2) 掌握医院对外报送的财务报表的内容与结构,了解医院内部的财务报表。

(3) 熟悉医院财务分析的内容,掌握财务分析的基本方法。

10.1 医院财务报告概述

10.1.1 医院财务报告的概念和作用

1) 医院财务报告的概念

医院财务报告是指医院根据日常的会计核算资料加以归集、加工、汇总,系统、全面地反映医院一定时期的财务状况和业务开展成果的总括性书面文件。医院财务报告主要包括会计报表和财务情况说明书。

医院日常的会计核算,主要依赖会计凭证和账簿,虽然也可以反映医院的经济活动,但所提供的信息是分散的,很难满足投资者、债权人和社会有关方面了解医院会计信息的需要,也不能满足医院加强内部经济管理的需要。医院财务报告是医院向投资者、债权人、国家宏观经济管理部门等提供的总括反映医院一定时期财务状况和业务成果的总结性材料。因此,定期对医院日常的会计资料进行分类和处理,形成财务报告也就成为了会计核算工作的最后一个步骤。

2) 医院财务报告的作用

根据财务报告提供的有关资料,医院及其他各方信息使用者可以考核、分析医疗及药品等收入、支出和结余情况,评价医院经济工作的质量,分析、研究、预测医院经济前景,以利于做出决策,加强财务管理。医院财务报告的具体作用表现在以下几个方面:

(1) 医院管理者利用财务报告,有利于加强医院自身的财务管理工作。医院管理者可以通过财务报告,了解医院财务状况和报告期内的事业成果、分析预算执行情况,结合业务工作,考核、分析医院事业计划和工作任务完成情况。通过报表数据,医院管理者可以分析各项资金的取得和使用是否合理,是否执行国家规定的收支标准,检查国家有关方针、政策、财务会计制度和财经纪律的执行情况。通过对报表数据的分析,医院管理者可以考核资金使用效益情况,总结医院财务管理经验,分析医院经济情况,进一步找出薄弱环节,从而改善医院财务管理工作,提高财务管理水平,确定医院下一步工作计划。

(2) 主管部门和财政部门等利用财务报告,有利于对医院的检查、监督和考核。国家及各级卫生主管部门、财政部门,通过财务报告能掌握医院经济活动和财务收支状况,检查医院预算执行情况,考核医院对财经纪律、法规、制度的遵守情况,分析不同类型、不同地区、不同规模的医院在经营中存在的问题,为制定医院发展和财政预算等相关政策提供依据。

(3) 其他的财务报告使用者利用财务报告,有利于全面了解医院的财务状况。投资人通过财务报告可以了解医院的财务状况和经营成果;债权人则可以从财务报告中获得医院的偿债能力信息;银行、审计等部门通过财务报告也可以了解和评价医院的财务状况和资金的使用效果。其他各种当前或潜在的信息使用者也都可以利用财务报告提供的信息,做出他们合理的决策。

10.1.2　医院财务报告的组成

1) 会计报表

医院会计报表是医院会计核算的最终产品,是对各种会计核算资料加以整理、汇总加工而形成的具有内在联系、相互配合、相互补充的综合性信息资料。

根据《医院会计制度》,会计报表由资产负债表、收入支出总表、医疗收支明细表、药品收支明细表、基金变动情况表组成。其中,资产负债表、收入支出总表、基金变动情况表是主报表,医疗收支明细表、药品收支明细表是辅助报表。此外,为了完整反映医院的社会效益和经济效益,还包括一种统计报表——基本数字表。

医院由于内部管理的需要,还可自行设计内部财务报表,如管理费用明细表、其他收支明细表等,以满足医院进行经济核算、开展增收节支、合理分配结余资金以及财务分析的需要。

医院会计报表按照编报时间不同,可分为月报表、季报表和年报表。月报表每月报送一次,在下月 5 日内报送;季报表在每季度结束后 10 日内报送;年报表在每年结束后 15 日内报送。

2) 财务情况说明书

财务情况说明书是为了帮助报表使用者了解医院财务状况和财务成果,对财务报表进行补充说明的书面资料。

根据《医院财务制度》,财务情况说明书主要说明医院的业务开展情况、结余实现与分配、资金增减与周转、财务收支、财产变动、财务分析评价等情况,对本期或下期财务状况发生重大影响的事项,专项资金的使用情况以及其他需要说明的事项。由于财务情况说明书侧重于文字说明和分析,便于报表使用者阅读和理解,医院在编制财务报告时,既要注意编制财务报表,也要注重编写财务情况说明书。

10.1.3　医院财务报告的编制要求

财务报告是医院主管部门和财政部门以及其他报告使用者了解医院财务状况和成果的主要资料来源,也是医院加强内部管理进行管理决策的重要依据,因此必须全面、真实、及时地编制财务报告。编制财务报告最主要的工作是编制财务报表,在编制财务报表时要按要求进行。

(1) 财务报表应按照规定的格式、内容和期限向有关部门报送。要求编制及时、客观、公正,具有相关性和可靠性,真实、准确,能使使用者获得有用的信息,以供决策需要。

(2) 在编制报表前,要切实做好以下基础工作:一是确保本期所有经济业务全部登记入账,不能提前结账或者是推迟不入账;二是核对账簿记录,做到账证相符、账账相符,对于不相符的要查明原因并作出处理;三是期末进行财产清查,包括各项货币资金、往来款项、各种财产物资等,做到账实相符。对发生盘盈、盘亏、毁损等情况的流动资产和固定资产,应查明原因,按规定处理入账,年终应尽量处理完毕。

(3) 编制财务报表时,要注意会计计量和填报方法应保持前后会计期间的一致,不得随意变动。如有变动,应另加说明;要注意各种报表之间、各项目之间凡是有对应关系的数字以及本期报表与上期报表之间有关数字应相互衔接一致。

(4) 编制财务报表,要能够全面反映医院的财务状况和财务成果。医院要根据财政部门和主管部门的要求编制,不能任意取舍。重要会计事项要编写情况说明书,以免报表使用者产生误解和偏见。

总之,编制财务报表必须做到内容完整,数字准确,账账相符,账实相符,账表相符,报送及时,说明清楚。

10.2　医院财务报表的内容与结构

10.2.1　医院对外报送的财务报表

《医院会计制度》规定,医院对外报送的会计报表主要有资产负债表、收入支出总表、医疗收支明细表、药品收支明细表、基金变动表 5 个。医院对外的会计报表应严格按照《医院会计制度》规定的格式和内容进行编制和报送。

1) 资产负债表

资产负债表是反映医院在某一特定时点财务状况的报表,又称财务状况表。它是按照一定的分类标准和次序,把医院的资产、负债、净资产予以适当排列编制而成的,反映医院月末、季末或年末全部资产、负债和净资产的情况。不同报表使用者可以根据各自的需要有选择地利用资产负债表中提供的丰富资料。

(1) 资产负债表的主要内容　资产负债表的内容反映了医院拥有的经济资源、承担的债务和净资产的状况,是医院财务状况的静态表现。资产负债表包括资产、负债和净资产三类项目。报表的资产项目用来说明医院所拥有和掌握的经济资源及这些经济资源的分布和结构;报表的负债项目用来说明医院所负担的长、短期债务的种类和数额,可以分析医院的偿债能力和支付能力,了解医院面临的财务风险;报表的净资产项目用来表明医院资金提供者提供资金的总量、结构及尚未分配的结余,可以了解医院的财务实力。

利用资产负债表可分析、检查资产、负债和净资产三者的构成是否合理,医院各项资产的配置是否合理,是否有较好的偿债能力和一定的经济运行能力,从而总结和评价医院的整体经济活动和财务状况的好坏。利用资产负债表同期项目的横向对比和不同时间相同项目的纵向对比,还可以了解医院财务状况的未来发展趋势,预测医院的发展前景。

(2) 资产负债表的结构　资产负债表的结构分为左右两方,左方反映医院的资产构成情况;右方又分为上下两段,上段反映医院的负债情况,下段反映净资产构成情况,如表10.1所示。右方上下两段合计数相加之和等于左方合计数,符合"资产 = 负债 + 净资产"的平衡原理。左方资产按照流动性强弱先后排列,依次为:"流动资产"、"对外投资"、"固定资产"、"无形资产及开办费"。负债类按清偿权顺序排列,依次为"流动负债"和"长期负债"。净资产类用来反映基金的构成内容,包括"事业基金"、"固定基金"、"专用基金"、"财政专项补助结余"和"待分配结余"。

表 10.1 资产负债表

编制单位: 　　　　编制时间: 　　年　　月　　日　　　　　金额单位:万元

资　　产	年初数	期末数	负债与净资产	年初数	期末数
1. 流动资产			1. 流动负债		
货币资金			短期借款		
应收在院病人药品费			应付账款		
应收医疗款			预收医疗费		
减:坏账准备			应付工资		
其他应收款			应付社会保障金		
药品			其他应付款		
减:药品进销差价			应缴超收款		
库存物资			预提费用		
在加工材料			流动负债合计		
待摊费用			2. 长期负债		
待处理流动资产净损失			长期借款		
流动资产合计			长期应付款		
2. 对外投资			长期负债合计		
对外投资			负债合计		
3. 固定资产			3. 净资产		
固定资产			事业基金		
在建工程			固定基金		
待处理固定资产净损失			专用基金		
固定资产合计			财政专项补助结余		
4. 无形资产及开办费			待分配结余		
无形资产			净资产合计		
开办费					
无形资产及开办费合计					
资产合计			负债及净资产合计		

2) 收入支出总表

收入支出总表反映医院在一定期间内收支结余及结余分配的实际情况,是医院业务收入与业务支出依据权责发生制进行确认计量并相互配比的结果。

（1）收入支出总表的主要内容　收入支出总表主要记载医院一定时期取得的各项收入和发生的各项支出,反映医院一定时期经营活动和财务成果的变化。它包括医疗收支明细表和药品收支明细表两张附表。

《医院会计制度》规定,收入支出总表采取结余计算和结余分配合二为一的形式编报,既反映医院在一定期间业务活动的成果,又反映业务活动成果的分配过程,结余的实现和结余的分配同出一表,一目了然。其中,"收入"项目包括"财政补助收入"、"上级补助收入"、"医疗收入"、"药品收入"和"其他收入"5项;"支出"项目包括"医疗支出"、"药品支出"、"财政专项支出"和"其他支出"4项;"收支结余"项目由本表"收入"减"支出"计算填列;"结余分配"项目由年终根据本表计算填列或根据"结余分配"账户发生额填列;"期末待分配结余"项目,月末为本表的"收支结余"数,期末则是事业基金不足以弥补亏损时的负数,且应与资产负债表的"待分配结余"数相对应。

收入支出总表所反映的信息不但是衡量医院业务活动业绩的主要指标,也是对业务活动成果进行分配的依据。利用收入支出总表可以评价、解释和预测医院的获利能力和偿债能力,也可以客观地评价和考核医院的工作人员和管理人员的业绩,因而医院的工作人员、管理人员和有关部门都非常重视这一会计信息。

（2）收入支出总表的结构　收入支出总表的结构左右分为"本月数"和"累计数"两部分,"本月数"栏反映各项目的本月实际发生数,"累计数"栏反映各项目自年初至报告期末的累计发生数。上下分为"收入"、"支出"、"收支结余"、"结余分配"及"期末待分配结余"5部分内容,如表10.2所示。

表 10.2　收入支出总表

编制单位：　　　　　　　　编制日期：　　　　　　　　金额单位：万元

项　　　目	行　　次	本月数	累计数
一、收入	1		
财政补助收入	2		
其中:财政专项补助	3		
上级补助收入	4		
医疗收入	5		
药品收入	6		
其他收入	7		
二、支出	8		
医疗支出	9		
药品支出	10		
财政专项支出	11		
其他支出	12		
三、收支结余	13		
减:财政专项补助结余	14		
减:应缴超收款	15		

项　　目	行　次	本月数	累计数
四、结余分配	16		
加:事业基金弥补亏损	17		
加:年初待分配结余	18		
减:提取职工福利费	19		
转入事业基金	20		
期末待分配结余	21	——	

　　医院日常的每一项业务活动,无论是收入的取得,支出的发生,最终将归结为取得净收益或发生亏损。医院取得净收益或发生亏损后,必然使医院的资产、负债及净资产发生变化,即医院的财务状况必然因其经济业务活动的成果好坏而有所变动。由此可见,医院的资产负债表和收入支出总表之间存在着密切的内在联系。资产负债表可以从静态上了解医院在某一特定时点的财务状况,而收入支出总表则可以反映医院在一定期间业务活动的动态成果,二者相互依存,缺一不可。

　　3) 医疗、药品收支明细表

　　这两张报表是收入支出总表的附表和进一步细化,是按照医疗和药品要"分开核算,分别管理"的原则各自单独设置的。

　　(1) 医疗收支明细表　医疗收支明细表是反映医院一定时期的医疗收支情况的报表,是收入支出总表的进一步说明和细化。通过医疗收支明细表,可以了解医院主要医疗业务活动的经济成果和变化规律。

　　医疗收支明细表的结构分为左右两部分,如表 10.3 所示,左方反映"医疗收入"项目,包括"门诊收入"(挂号、诊察、检查、治疗、手术、化验、其他收入)和"住院收入"(床位、诊察、检查、治疗、手术、化验、护理、其他收入)两大部分。右方反映"医疗支出"项目,包括"人员支出"、"日常公用支出"、"对个人和家庭的补助支出"、"固定资产购建和大修理"四大部分。右下方最后反映"医疗收支差额"项目,根据"医疗收入"减"医疗支出"的差额计算填列。本表中的"医疗收入"、"医疗支出"项目应与收入支出总表中的相应项目对应一致。

表 10.3　××医院医疗收支明细表

编制单位:　　　　　　编制日期:　　　　　　　　　金额单位:万元

项　　目	行次	金额	项　　目	行次	金额
医疗收入	1		医疗支出	19	
门诊收入	2		人员支出	20	
挂号收入	3		其中:基本工资	21	
诊察收入	4		津贴	22	
检查收入	5		奖金	23	
治疗收入	6		社会保障缴费	24	
手术收入	7		日常公用支出	25	

项　　目	行次	金额	项　　目	行次	金额
化验收入	8		其中:专用材料购置费	26	
其他收入	9		卫生材料	27	
			其他材料	28	
住院收入	10		对个人和家庭的补助支出	29	
床位收入	11		其中:离休费	30	
诊察收入	12		退休费	31	
检查收入	13		固定资产购建和大修理	32	
治疗收入	14		其中:购置费	33	
手术收入	15		修缮费	34	
化验收入	16		收支差额	35	
护理收入	17		其中:盈余	36	
其他收入	18		亏损	37	

（2）药品收支明细表　药品收支明细表是反映医院一定时期的药品收支情况的报表，是收入支出总表的另一张附表。通过药品收支明细表,可以了解医院药品相关业务活动的经济成果和变化规律。

药品收支明细表的结构也分为左右两部分,左方反映"药品收入"项目,包括"门诊收入"（西药收入、中成药收入、中草药收入）和"住院收入"（西药收入、中成药收入、中草药收入）两大部分,如表10.4所示。右方反映"药品支出"项目,包括"人员支出"、"日常公用支出"、"对个人和家庭的补助支出"、"固定资产构建和大修理"四大部分。右下方最后反映"药品收支差额"项目,根据"药品收入"减"药品支出"的差额计算填列。本表中的"药品收入"、"药品支出"项目应与收入支出总表中的相应项目对应一致。

表10.4　××医院药品收支明细表

编制单位：　　　　　　　编制日期：　　　　　　　金额单位:万元

项　　目	行次	金额	项　　目	行次	金额
药品收入	1		药品支出	10	
门诊收入	2		人员支出	11	
西药收入	3		其中:基本工资	12	
中成药收入	4		津贴	13	
中草药收入	5		奖金	14	
住院收入	6		社会保障缴费	15	
西药收入	7		日常公用支出	16	
中成药收入	8		其中:专用材料购置费	17	
中草药收入	9		药品	18	

项 目	行次	金额	项 目	行次	金额
			西药	19	
			中成药	20	
			中草药	21	
			维修费	22	
			对个人和家庭的补助支出	23	
			其中:离休费	24	
			退休费	25	
			固定资产购建和大修理	26	
			其中:购置费	27	
			修缮费	28	
			收支差额	29	
			其中:盈余	30	
			亏损	31	

按照《医院会计制度》规定,医疗收支明细表和药品收支明细表的编报期为月、季、年,分"本月数"和"累计数"单独反映。

4) 基金变动表

基金变动表是反映医院本年度基金变动情况的报表。基金的变动是基金提供者较为关注的,他们虽然不要求投资带来经济上的利益,但对资金的使用情况以及所产生的效果更为关心。而资产负债表作为静态报表只能反映特定时间的静态财务情况,无法反映基金的动态变化情况,因此有必要单独设立基金变动表,向基金提供者报告基金的增加、使用和结存情况。

基金变动表的纵向按"事业基金"、"固定基金"、"专用基金"列示,其中"专用基金"列示"修购基金"、"福利基金"、"留本基金"和"其他基金"4个明细项目,如表10.5所示。同时,各项目基金按期初数、本期增加数、本期减少数、期末数列示,其中:本期增加数又分为提取、拨入、转入、其他4项;本期减少数又分为支出、转出、其他3项。

表 10.5 ××医院基金变动表

编制单位:　　　　　　　编制日期:　　　　　　　　金额单位:万元

项 目	行 次	金 额
一、事业基金	1	
期初数	2	
本期增加数	3	
本期减少数	4	
期末数	5	
二、固定基金	6	

项　　目	行　次	金　额
期初数	7	
本期增加数	8	
本期减少数	9	
期末数	10	
三、专用基金	11	
（一）修购基金	12	
期初数	13	
本期增加数	14	
本期减少数	15	
期末数	16	
（二）福利基金	17	
期初数	18	
本期增加数	19	
本期减少数	20	
期末数	21	
（三）留本基金	22	
期初数	23	
本期增加数	24	
本期减少数	25	
期末数	26	
（四）其他基金	27	
期初数	28	
本期增加数	29	
本期减少数	30	
期末数	31	

5）基本数字表

基本数字表是反映医院在一定时期内职工人数、床位数、病床使用率、门急诊人次等医院经营状况的基本情况报表，如表 10.6 所示。它由统计指标、财务指标、统计分析指标和财务分析指标等构成，是统计报表和财务报表的结合，也是财务报表的使用者了解医院基本情况最主要的报表之一。

基本数字表通过统计指标和财务分析指标反映医院运营中各项任务完成情况、工作效率、资金运转等情况，对综合分析医院经济状况，检查医院发展方向有着重要的意义，也是进行社会经济分析必不可少的一种报表。

表 10.6 ××医院基本数字表

编制单位：　　　　　　　　编制日期：

项　目	单　位	数　额
基本数字		
机构数	个	1
年末在职职工人数	人	710
平均在职职工人数	人	710
离休人员	人	0
退休人员	人	160
临时工人数	人	90
在职职工工资	万元	6 207.91
临时工工资	万元	149.28
职工福利费	万元	149.28
离退休人员费	万元	1 126.91
管理费用	万元	
固定资产总值	万元	9 849.03
其中:房屋建筑物	万元	7 731.10
专业设备	万元	1 126.50
房屋建筑物面积	万平方米	45.00
其中:业务用房	万平方米	23.00
其他用房	万平方米	22.00
编制床位	张	450
实际开放床位	张	450
实际开放床位日	床日	162 000
实际占用床位日	床日	36 300
出院者占用床位日	床日	36 300
出院人数	人	6 550
门急诊人数	人次	135 420
财务分析		
职工平均业务收入	元	16 467.00
百元固定资产医疗收入	元	39.57
每床位占用固定资产	元	21 886.73
其中:专业设备	元	2 503.00
每门诊人次收费水平	元	78.14

项 目	单 位	数 额
其中:药品费用	元	55.37
每床日平均收费水平	元	30.57
其中:药品费用	元	8.17
出院者平均医药费	元	169.44
药品收入占医药收入	%	66.67
流动比率	%	112.20
速动比率	%	97.35
资产负债率	%	18.30
管理费用占总支出比例	%	
病床使用率	%	22.41
病床周转次数	次	15
出院者平均住院天数	天	6
职工平均门诊人次	人次	191
人均年财政补助	元	2 407.65
职工人均收入	元	8 743.54

10.2.2 医院内部财务报表

医院根据内部管理的需要,可自行设计编报内部会计报表。与对外报送的会计报表相比,它的主要特点是格式灵活、没有统一的规定,报出时间长短不同,报送对象不固定。

医院常用的内部报表一般有管理费用明细表、其他收支明细表、往来款项明细表、制剂明细表、低值易耗品明细表、固定资产明细表、固定资产购建支出表、成本核算表、科室经济核算表、现金流量表等。这里简要介绍几种常见的内部报表及其在医院内部管理中的作用。

1) 管理费用明细表

管理费用明细表,是反映一定时期内医院行政、后勤管理部门为管理和组织医院医疗业务活动发生各项费用的内部管理会计报表。

利用此报表可以分析医院的管理费用支出是否符合财务制度的规定。将此表的本期发生数与上年同期和本期计划进行对比,通常采取对比法和比重分析法,可以检查医院管理费用的支出情况,分析引起管理费用升降的主要原因,以便尽可能加以控制,节约资金支出,提高医院的经济效益。

2) 其他收支明细表

其他收支明细表是反映一定时期内医院其他收入和其他支出的明细报表。通过编制其他收支明细表,可以了解医院医疗、药品收支以外的其他收支情况。其他收支明细表,按其他收支的明细账户余额编制,计算其他收入与其他支出的收支差额。

3) 往来款项明细表

往来款项明细表,是反映一定时期医院应收应付款项情况的内部管理会计报表。通过此表可以了解医院往来款项发生的时间,督促有关部门及时催收、清理,减少死账、呆账的发生,盘活资金,提高资金使用效率。

4)制剂明细表

制剂明细表是反映一定时期内制剂情况的明细报表。通过此表可以了解医院制剂加工成本费用、产值利润、资金占用情况,可以从中找出减少资金占用、加速资金周转、降低成本消耗的途径。

5)低值易耗品明细表

低值易耗品明细表,是反映一定时期内医院低值易耗品的在库、在用、摊销等情况的报表,是医院内部财产物资管理中较重要的一项工作。医院的低值易耗品品种多、数额大,是医院财产管理中较为薄弱的环节。通过此表的编制,可以了解低值易耗品的分布状况,督促建立健全低值易耗品管理制度,减少低值易耗品的损失和浪费。

6)固定资产明细表

固定资产明细表是反映一定时期内医院固定资产分布情况的报表。通过此表可以了解医院固定资产的分布状况,找出固定资产利用中的问题和矛盾,掌握固定资产动态,以提高固定资产利用率。

7)固定资产购建支出表

固定资产购建支出表,是反映一定时期内医院购入或自制固定资产的费用支出情况的内部管理会计报表。通过此表,可以了解医院为购建固定资产而发生的各项目的支出情况,通过对在建工程的分析,促进医院加快工程进度,尽早发挥固定资产的能力,从而提高整个资金的使用效率。

10.3　医院财务分析概述

10.3.1　医院财务分析的概念与作用

医院财务分析是指运用经营管理计划、财务报表、统计数据和其他有关资料,对一定时期内的财务收支状况和经营活动过程进行比较分析和研究,并进行总结和做出相应评价的一种方法。

通过财务分析与评价,可以客观总结医院财务管理的经验,揭示医院财务管理中存在的问题,规范财务流程,改进财务工作,提高医院的财务管理水平。具体说来,财务分析的主要作用可概括为以下几个方面:

1)通过对事业计划完成情况的分析,保证事业计划顺利完成

对事业计划完成情况的分析主要是对各项基本数字实际完成数与计划数进行对比分析,查明事业计划完成或未完成的原因以便采取切实的措施解决存在的问题。

2)通过对预算执行情况的分析,有助于改进医院的预算管理工作

医院的预算是根据医院负担的任务、组织机构设置、人员配备及规定的各项定额和开支标准安排的,是医院财务活动的重要依据。医院预算编制是否合理、各项收支能否按照预算执行直接关系医院工作能否正常进行。因此通过定期或不定期对预算管理情况进行分析,可以了解医院预算编制是否科学合理、符合实际,预算执行是否符合规定要求,以便及时总结经验,发现问题,保证医院收支预算的圆满完成。

3）通过对医院财务状况的分析，可以提高医院的资金使用效益

医院财务状况的分析主要是对医院资金的筹集和使用情况进行分析。收支管理是医院日常性的财务管理工作，通过财务分析能够更好地了解和掌握收支规律，促进医院充分挖掘内部潜力，努力增收节支，不断提高医院的资金使用效益。

对于在财务分析中发现的问题，医院应及时找出原因，采取恰当的措施不断改进财务管理工作。

10.3.2 医院财务分析的原则

医院财务分析作为医院财务管理的一项重要工作，应该遵循如下的基本原则。

1）坚持国家有关法律、法规和财务制度

在社会主义条件下，一切经济活动必须在法律规定的范围内进行。医院的财务管理要执行国家有关的法律、法规和财务制度。财务分析就是要通过各种方法和途径了解和检查医院财务活动是否认真执行了财务制度和财经纪律，有无违法乱纪行为，使医院的各项财务管理工作在法制轨道上运行，促进医院财务管理工作健康有序地开展，这是医院财务分析应遵循的最基本原则。

2）坚持实事求是

财务分析的目的是为了了解医院在一定时期内的财务活动状况和规律，并对一定时期医院的财务管理工作作出总结和评价，因此，财务分析必须坚持实事求是的原则，一切从实际出发，以全面、系统的真实数据和客观事实为依据，认真地研究分析，正确地评价医院财务活动情况，总结成绩，找出工作中存在的不足，以利于医院改进财务管理工作。

3）坚持运用辩证的分析方法

财务分析方法是认识和揭示财务活动规律，正确评价医院财务管理工作状况的重要手段。在财务分析中必须运用"一分为二"的辩证方法分析资金的运动情况。在分析中要注意划清内部因素与外部因素、主观因素与客观因素、人的因素与物的因素、现象与本质等的界限和关系。既要分析财务活动的现象，更要揭示财务活动的规律；既要总结经验，更要发现问题。这就要求在财务分析中必须运用各种不同的财务分析方法，以正确地分析医院的财务状况及其成因。

10.3.3 医院财务分析的形式

根据财务分析不同的目的和要求，财务分析可以采取不同的形式。

1）按照财务分析的内容划分

（1）全面分析　是指对医院的经济活动和财务收支进行全面的、系统的综合分析，包括对执行政策法令、规章制度、财经纪律的情况，完成事业工作计划和单位预算的情况，人员结构、资金运动、经济效益、社会效益以及对财务活动产生的影响等各种因素进行综合性研究分析，以发现主要矛盾，揭示主要问题，研究制定措施。这种分析工作量大，需要人力多，时间长，要求在经过一定调查研究和全面考核工作成果的基础上，借助于各种综合资料有计划地进行。全面分析一般在年终进行，形成综合、全面地财务分析报告。

（2）专题分析　是指对医院某个重大的政策性问题、经济措施、某个薄弱环节，或者经济活动、财务收支中的某个特定问题，单独地、深入地进行具体分析，以便研究各项政策措施的经济和社会效果。专题分析重点突出，针对性强，方式灵活，不受时间限制，能及时、深入

地揭示医院在某方面的财务状况,为决策者提供详细的资料信息,对解决医院的关键性问题有重要作用,可用以补充全面分析的不足。

2) 按照财务活动的过程划分

(1) 事前分析 是指医院在财务活动实施之前,对其可行性、编制依据和不利因素以及预算产生的经济效益和社会效益等情况进行的分析预测。事前分析可以使医院的各项财务活动计划更加科学、合理和符合实际,避免财务盲目决策和工作失误。

(2) 事中分析 是指对医院某一阶段或某一特定时间执行中的财务活动进行的分析。事中分析有利于及时发现问题,采取措施,对财务活动进行有效的控制,保证财务活动按预算计划顺利完成。

(3) 事后分析 是指对医院某项财务活动结束后所进行的总结分析。事后分析便于总结经验、发现问题,吸取教训,改进财务管理。

3) 按财务分析的时间划分

(1) 定期分析 是指按照规定的时间对医院财务活动情况进行分析,一般是在财务报告期(月、季、半年或一年)结束后对医院事业计划、单位预算执行等情况进行的分析。定期分析的要求和内容与全面分析基本相同。

(2) 不定期分析 是指在日常财务工作中,为了研究和解决某些特定问题或者按照上级部门的要求进行的一种临时性分析。这种分析针对性较强,要求抓住典型事例进行及时分析。

10.3.4 医院财务分析的主要内容

1) 预算编制情况分析

医院进行预算编制情况分析,主要是分析医院预算编制是否符合国家有关方针政策、法律、法规和财务制度的规定,是否符合事业计划和任务的要求,预算依据的可靠程度,数量指标是否合理,定额是否可行。对有的预算项目还要进行预期效益分析估计,对收支的可靠性进行分析。

2) 预算执行情况分析

医院预算在执行过程中,要分析对比收支实际数与同期预算数在进度和时间上的关系是否相适应,分析预算执行情况与上年同期比较增减的原因,找出影响收支预算执行的因素以及这些因素对预算执行情况的影响程度。在分析中,应重点分析主要开支项目和与预算差异较大的项目,以便揭示医院经济管理中的主要矛盾,并从中吸取经验教训,改进经济管理工作。

3) 收支情况分析

(1) 收入情况分析 主要是对医院取得收入的来源、总量、结构、潜力等情况的分析。具体而言,包括以下几个方面:

① 收入来源分析:主要分析各项收入的项目范围和标准是否符合国家有关规定,有无乱收费情况。

② 收入总量分析:主要是分析医院各项收入的预算计划完成情况,超收或减收的主要原因,研究分析加强收入管理的办法和措施。

③ 收入结构分析:主要分析各项收入的构成情况,如医院的财政补助收入、上级补助收入、医疗收入、药品收入、其他收入分别占总收入的比重变化情况及其变化的原因。

④ 收入潜力分析：主要分析医院是否充分挖掘内部潜力，依法积极组织收入。

（2）支出情况分析　医院支出情况分析主要是对医院支出的总量、结构、范围、标准和效益的分析。

① 支出总量分析：主要分析医院支出预算的执行情况和变化趋势，分析超支或节支的主要原因。

② 支出结构分析：主要分析各项支出在医院总支出中所占的结构比例，如人员经费占总支出的比重及其变化原因，公用经费各支出项目占公用经费和总支出的比重及其变化原因，管理费用占总支出的比重及其变化原因。

③ 支出范围和标准的分析：主要分析医院各项支出贯彻执行国家规定的开支范围和标准的情况，有无乱支滥用、铺张浪费、擅自扩大开支范围或提高开支标准等问题，有无违反规定的开支，有无挪用等情况。

④ 支出效益分析：主要分析资金的使用是否在坚持社会效益的同时追求较好的经济效益。

通过对医院收入支出情况的分析，能够及时总结医院收支管理中的成功经验，发现存在的问题，改进工作，保证收支目标的实现。

4）资产、负债及净资产情况分析

资产情况分析主要包括：内部控制制度是否建立健全，内部控制制度执行的效果，流动资产是否按规定进行管理，固定资产增加、使用、维修、保养、处理的情况，无形资产是否得到有效的保护和合理利用，对外投资是否建立健全审批制度，投资收益的情况等。

负债情况分析主要包括负债规模的大小，负债结构是否合理，举债的风险程度，举债运营的效益，偿债能力如何等。

净资产情况分析主要包括净资产的构成情况，事业基金的构成比例是否合理及其保全情况，专用基金的提取、使用情况，净资产的受益情况等。

5）各项资金活动情况分析

对各项资金活动情况分析，主要是对资金来源是否合理、资金运用是否恰当、流动资金周转速度是否正常、往来资金是否及时清理、专项基金是否按规定提取和使用、资金利用效果如何等进行分析。

10.4　医院财务分析的方法

财务分析是一项技术性很强的工作，其重点在于选择合适的方法并进行计算与分析。医院财务分析方法主要包括比较分析法、比率分析法、因素分析法等。

10.4.1　比较分析法

比较分析法，又称对比分析法，是指把两个或两个以上相关可比的指标进行对比，借以发现差异，进而分析原因的一种分析方法。比较分析法简单易行，是财务分析中普遍和经常使用的经济方法。比较分析法的主要作用在于揭示客观存在的差异，发现问题，为进一步分析原因、挖掘潜力指明方向或线索。根据分析的目的和要求不同，常用的比较分析方法有如下几种。

1）本期实际完成数与本期预算数进行比较

这种比较可以考核评价医院财务预算的完成情况,通过比较可以揭示实际与预算之间的差异,计算公式为:

$$实际指标较预算指标增减数额＝分析期的实际完成数－分析期的预算数$$

$$预算完成百分比＝分析期的实际完成数÷分析期的预算数×100\%$$

$$实际指标较预算指标增减百分比＝预算完成百分比－100\%$$

2）本期实际数与历史同期进行比较

这种比较可以了解不同时期财务活动的发展变化情况,分析其发展变化趋势及其原因。计算公式为:

$$本期实际指标较前期指标增减额＝本期实际指标－前期实际指标$$

$$本期实际指标为前期指标的百分比＝本期实际完成数÷前期实际完成数×100\%$$

$$本期实际指标较前期增减百分比＝本期实际指标为前期指标的百分比－100\%$$

【例 10－1】 某医院 2014 年和 2015 年各项支出数据如表 10.7 所示,运用比较分析法分析 2015 年各项支出的变动情况。

表 10.7 支出对比表

编制单位　　　　　　　　　　2015 年 12 月　　　　　　　　　　　　　单位:万元

行次	项　目	2015 年	2014 年	两年同期相比	
				增减额	增减率（%）
1	基本工资	222	202	20	9.9
2	补助工资	110	102	8	7.8
3	其他工资	176	262	−86	−32.8
4	职工福利费	121	104	17	16.3
5	社会保障费	147	133	14	10.5
6	人员费小计	776	803	−27	−3.4
7	药　品	698	763	−65	−8.5
8	卫生材料	154	105	49	46.7
9	其他材料	6	11	−5	−45.5
10	材料费小计	858	879	−21	−2.4
11	购置费	143	87	56	64.4
12	修缮费	32	50	−18	−36.0
13	租赁费	3	4	−1	−25.0
14	修购费小计	178	141	37	26.2
15	公务费	21	11	10	90.9
16	业务费	105	94	11	11.7

行次	项　目	2015 年	2014 年	两年同期相比	
				增减额	增减率（%）
17	其他费用	24	21	3	14.3
18	其他小计	150	126	24	19.0
19	合　计	1 962	1 949	13	0.7

单位负责人　　　　财务负责人　　　　复核人　　　　制表人

通过表 10.7 可以看出：

① 人员费比上年下降 3.4% 的主要原因是其他工资发放数额比上年锐减 86 万元。人员费其他各项均比上年增加，可见该项目是医院支出的主要部分之一。

② 材料费项目除卫生材料比上年增长 46.7% 外，其他各项均比上年有所下降。卫生材料费比上年增长 49 万元，应联系收入情况，看看是否医院的药品收入减少而医疗收入增加了。

③ 修购费增长的主要原因在于因固定资产增加而引起的修购基金提取数的增加。

④ 从总体上讲，支出总额只比上年增加 13 万元，增幅 0.7%，说明该院在收入增长的情况下费用控制工作做得较好。

3）本期实际执行数与同类医院先进进行比较

这种比较可以找出与先进水平医院之间的差距，推动本医院改善经营管理。

应用比较分析法进行比较时，要注意各项指标的可比性，比较双方的指标内容、计算方法、采用的计价标准和时间、单位等应当相同可比，还要注意各项指标数量的真实性和科学性，以保证分析结果的正确和有效。

10.4.2　比率分析法

有人将财务分析与比率分析等同起来，认为财务分析就是比率分析。这是不全面的，比率分析法实质上是将影响财务状况的两个相关因素联系起来，通过计算比率反映它们之间的关系，借以评价财务状况和经营状况的一种财务分析方法。

1）比率分析法的主要种类

根据医院财务分析的不同内容和要求，可以计算各种不同的比率进行对比，主要有以下几种：

（1）对应关系比率　对应关系比率是指将两个不同而又相关的指标对比求出其比率，然后进行各种形式的比较，以便从经济活动的客观联系中更深刻地认识经济活动状况，并评价这种平衡关系是否正常、合理。例如，医院的流动资产和流动负债之间就存在着对应关系，医院要想按期偿还流动负债，就必须有足够的流动资产偿还，此时由流动比率指标就可以看出医院偿还短期债务的能力。

（2）结构关系比率　结构关系比率是用来计算某项经济指标的各个组成部分占总体的比率。结构关系比率实际上是进行构成分析，通过对比可以明显地看出总体中各个不同项目之间的相对地位。计算比较结构关系比率，可以了解某项经济指标的构成情况，以便考察总体组成部分的构成比率是否合理，发展变化趋势是否更加有效。如把资产负债表上的各项数字分别除以资产总额就可以揭示总资产的构成情况及其合理性。

【例 10 - 2】 对某医院 2015 年的资产负债表运用结构分析法分析如表 10.8 所示。

表 10.8 资产负债表的结构百分比分析

编制单位： 2015 年 12 月 31 日

行次	资　　产	年初数（%）	期末数（%）	行次	负债与净资产	年初数（%）	期末数（%）
1	1. 流动资产：			26	1. 流动负债：		
2	货币资金	27.5	31.7	27	短期借款	1.1	1.5
3	应收住院病人医药费	1.1	0.5	28	应付账款	11.0	9.0
4	应收医疗款	4.4	4.4	29	预收医疗款	2.2	2.3
5	减:坏账准备	0.3	0.3	30	应付工资		
6	其他应收款	1.7	1.2	31	应付社保障金	0.6	0.4
7	药品	6.9	7.8	32	其他应付款	5.9	5.7
8	减:药品进销差价	1.4	1.5	33	应缴超收款		
9	库存物资	0.6	0.6	34	预提费用	0.01	0.03
10	在加工材料	0.1	0.1	35	流动负债合计	20.8	19.0
11	待摊费用	0.3	0	36	2. 长期负债：		
12	待处理流动资产净损失			37	长期借款	1.8	1.3
13	流动资产合计	40.9	44.5	38	长期应付款	3.0	1.6
14	2. 对外投资：			39	长期负债合计	4.8	2.9
15	对外投资	1.5	1.4	40	3. 净资产：		
16	3. 固定资产：			41	事业基金	13.8	13.7
17	固定资产	55.1	52.8	42	固定基金	55.1	52.8
18	在建工程	0.8		43	财政专项补助结余	5.5	11.6
19	待处理固定资产净损失			44	待分配结余		
20	固定资产合计	55.9	52.8	45	净资产合计	74.4	78.1
21	4. 无形资产及开办费：			46			
22	无形资产	1.7	1.3	47			
23	开办费			48			
24	无形资产及开办费合计	1.7	1.3	49			
25	资产合计	100	100	50	负债及净资产合计	100	100

单位负责人　　　　财务负责人　　　　复核人　　　　制表人

从表 10.8 中可以看出,该院期末流动资产比例比期初上升了 3.6%,而流动负债比例却下降了 1.8%,说明资金管理工作做得较好。货币资金比例由年初的 27.5% 上升到 31.7%,说明货币资金的占用量可能过大。

（3）动态比率　动态比率是以不同时期的某项财务指标的数据相除后求得的,主要分析某项财务指标的发展趋势,可以用几个时期的同一指标的数据相除,计算出一系列表示逐期变化的情况的动态比率。

动态比率由于计算时采用的基数有所不同,分为两种:一种是以某一个时期数量为基数,将比较期的数据逐一与基期数据进行对比,计算各个时期较基期的增减比率,称为定基比率。另一种是将各个比较期的数据都与前一期的数据进行对比,计算较前一期的增减比率,称为环比比率。

比率分析法以其简单、明了、可比性强等优点在财务分析实践中被广泛采用。

2)主要财务指标

医院财务比率分析以财务指标为依据,对医院的偿债能力、营运能力、结余能力以及现金流量指标做出评价,找出存在的问题,为改进医院的管理工作和优化经济决策提供重要的财务信息。

(1)偿债能力比率　偿债能力是指医院偿还所欠债务的能力。医院偿债分析的内容受医院负债的内容和偿债所需资产内容的制约,不同的负债其偿还所需要的资产也不同。一般地说,由于负债可分为流动负债和长期负债,资产可分为流动资产和非流动资产,因此偿债能力分析通常被分为短期偿债能力分析和长期偿债能力分析。

① 流动比率:流动比率是用以衡量医院流动资产在短期债务到期时可变现用于偿付流动负债的能力。其计算公式为:

$$流动比率＝流动资产÷流动负债$$

通常情况下,此比率较低,意味着医院短期偿债能力不强,可能会出现短期债务危机。而此比率越高,则说明医院偿债能力越强,对债权人越有保障。事实上,有很多因素会影响到流动比率水平的高低,流动比率指标本身并不能涵盖所有的影响因素。例如,如果医院应收账款占流动资产的比例较大,同时这些应收款项的质量欠佳,实际可能发生的坏账比按规定计提的坏账准备要大。在这种情况下,即使流动比率的数值较大,其实际的偿付能力仍然是比较差的。因此,在分析流动比率时应注意,本指标只有和同行业平均水平、本医院历史水平进行比较,才能知道该比率是高还是低,并没有适合任何一个医院的唯一合理的流动比率水平。

② 速动比率:速动比率是速动资产与流动负债的比率关系,可用于衡量医院流动资产中可以立即用于偿还流动负债的能力。因为流动资产中的存货(其中尤以药品为重)变现能力较差,变现速度较慢,而待摊费用则无变现能力,不能用于还债。从稳健性原则出发,速动比率比流动比率更能直观地体现医院实际的短期偿债能力,是对流动比率的重要补充说明。计算公式为:

$$速动比率＝速动资产÷流动负债＝(流动资产－存货－待摊费用)÷流动负债$$

流动比率和速动比率是常见的反映医院短期偿债能力的指标。这两个指标都是直接用财务报表中的数字计算出来的,现实中医院流动资产和速动资产的偿债能力可能会与财务报表反映的情况不同。当医院有可动用的银行贷款指标,有准备很快变现的长期资产,或者有较好的偿债能力声誉时,会在某种程度上增强其短期偿债能力。而当医院有未做记录的流动资产或者提供担保责任引起的负债时,其短期偿债能力就会受到不利影响。

③ 资产负债率:资产负债率是综合反映医院偿债能力,尤其是反映长期偿债能力的重要指标。它是医院的负债总额与资产总额之间的比率。计算公式为:

$$资产负债率＝负债总额÷资产总额×100\%$$

此指标既可用于衡量医院利用债权人资金进行经营活动的能力,也可反映债权人发放贷款的安全程度。该指标对于债权人来说越低越好,因为在医院破产清算时,资产变现所得可能低于其账面价值,债权人可能蒙受损失。但就医院的所有者和经营者而言,通常希望该指标高些,这样一方面有利于筹集资金扩大医院规模;另一方面有利于利用财务杠杆增加所有者获利能力。但资产负债率过高会增加医院的财务风险,反过来又会影响医院的筹资能力。因此对资产负债率的分析也要结合具体情况具体分析。

(2)营运能力比率　营运能力主要指医院运用资金进行经营活动的能力。医院的营运能力主要通过各项资产的周转率或周转速度表现出来。

① 病床使用率和周转次数:

$$病床使用率＝实际占用床日数÷平均开放床日数$$

$$病床周转次数＝出院病人数÷实际开放床位数$$

此指标表明病床的利用程度和住院业务工作效率的高低。

② 流动资金周转次数:流动资金周转次数反映一定时期内流动资金完成的周转数。周转次数越多,说明流动资金利用效率越高。计算公式如下:

$$流动资金周转次数＝周转额÷流动资金平均占用额$$

周转额为医院在计划期内占用一定数量的流动资金所完成的周转任务,一般以实现业务收入表示。这是因为业务收入的实现表示一次资金循环结束,另一次资金循环开始。流动资金平均占用额,按期初和期末资金占用额平均计算。计算公式如下:

$$月度流动资金平均占用额＝(月初流动资金占用额＋月末流动资金占用额)÷2$$

$$季度流动资金平均占用额＝3个月流动资金平均占用额之和÷3$$

$$年度流动资金平均占用额＝4个季度流动资金平均占用额之和÷4$$

③ 应收账款周转速度:应收账款周转速度反映医院在一定会计期内收回应收账款的能力,包括应收账款周转率(周转次数)和周转天数两个指标。这一指标说明年度内应收账款转换为货币资金的能力,体现了应收账款的有效性和周转速度,说明医院应收账款资产的管理能力。

应收账款周转率是指在一定会计期内业务收入净额与应收账款全年平均余额的比率关系。其计算公式为:

$$应收账款周转率(次)＝业务收入净额÷应收账款全年平均余额$$

业务收入包括医疗收入、药品收入和其他收入。该指标说明的是应收账款在 1 年内可以周转几次,一般地说,周转次数越多,说明应收账款回收的能力越强;周转次数越少,说明应收账款回收的能力越差,发生坏账的可能性越大。

应收账款周转天数是指一定时期内(一般为 1 年)应收账款收回的平均天数。其计算公式为:

$$应收账款周转天数(天)=日历天数(365天)\div应收账款周转率(次)$$

④ 每百元固定资产业务收入:每百元固定资产业务收入,是医院在一定期间内所完成的总产值与固定资金平均占用额的比率。每百元固定资金提供的业务收入越多,说明固定资金利用效果越好。计算公式如下:

$$每百元固定资产业务收入=(业务收入\div固定资产平均原始价值)\times100$$

(3) 盈利能力比率

① 收入收益率:本指标衡量每1元收入赚取净收益的数额,表明医院收入的获利水平。本指标越高越好。

$$收入收益率=收支结余\div收入总额\times100\%$$

由于医院其他收入和其他支出包含的内容大都是非经常、非正常项目,在有对外投资的情况下,如果是采用权益法进行核算,其投资收益也记入其他收入,故有必要对本指标作如下变形:

$$保守收入收益率=收支结余净额\div主营业务收入\times100\%$$

② 资产收益率:本指标用于衡量医院利用其资产赚取收益的能力,该值越高,表明资产的利用效果越好。

$$资产收益率=收支结余\div平均资产总额\times100\%$$

$$保守资产收益率=收支结余净值\div(平均资产总额-对外投资)\times100\%$$

医院收支结余的多少与医院的资产总额、资产结构乃至经营管理水平有关。为了评价医院的经济效益,挖掘提高结余的潜力,可将本指标与医院前期、行业平均及行业先进水平进行比较.以便找出差距,改进工作。

③ 净资产收益率:本指标的作用与收入收益率和资产收益率近似。

$$净资产收益率=收支结余净值\div净资产\times100\%$$

本指标和产权比率不同,分母没有用净资产净值的原因是:在具有负债性质的福利基金没有支付而被医院占用时可视作医院的一项资金来源,也能产生效益。

④ 经营能力比率:本指标用来评估业务收入波动对收支结余的影响,说明业务收入以"如此多倍数"的比例改变收支结余。

$$经营能力比率=(业务收入-变动成本)\div收支结余$$

$$保守经营能力比率=(主营业务收入-变动成本)\div收支结余净值$$

(4) 现金流量分析　医院现金流量分析是对医院的整个资金运动过程开展的分析。现金流量体现了资金的流动性,对现金流量开展分析反映了社会发展和医院管理的需要,可以弥补传统的医院会计报表和财务分析的不足。通过现金流量分析可以为决策提供可靠的信息,促使医院更合理有效地调度资金。

目前使用的现金流量指标主要有如下几个:

① 现金流量对流动负债比率＝现金净流量÷流动负债,反映医院偿还短期债务能力的大小。

② 现金流量对债务总额比率＝现金净流量÷负债总额,反映医院每年现金流量偿还全部债务的能力,这是衡量长期负债偿还能力大小的一个指标。

③ 业务收入对经营活动现金流量比率＝(经营活动现金净流量÷业务收入)×100%,反映医院每1元业务收入中所能获得的现金,是考核经营活动效益的一个指标。

④ 盈余现金保障倍数＝(经营活动现金净流量÷收支结余)×100%,反映医院开展经营活动创造或获取现金的能力。

虽然比率分析被认为是财务分析的最基本或最重要方法,但应用比率分析时必须了解它的不足:第一,比率的变动可能仅仅被解释为两个相关因素之间的变动;第二,很难综合反映比率与计算它的财务报表的联系;第三,比率计算所使用的财务报表数据不一定真实;第四,比率不能给人们财务报表关系的综合观点。

10.4.3　因素分析法

因素分析法是依据分析指标与其影响因素之间的关系,按照一定的程序和方法,确定各因素对分析指标差异影响程度的一种技术方法。因素分析是经济活动分析中最重要的方法之一,它是对比较分析法的发展和深化。应用比较分析法可以确定各项经济指标发生变动的差异,而引起差异形成的因素以及各种因素对差异的影响程度,则需要进一步应用因素分析法来解决。

因素分析根据其分析特点可分为连环替代法和差额计算法两种。

1) 连环替代法

连环替代法是因素分析法的主要形式,应用连环替代法应遵循一定的程序。

(1) 确定分析指标与其影响因素之间的关系。通常是用指标分解法,即将经济指标在计算公式的基础上进行分解或扩展,从而得出影响因素与分析指标之间的关系式。这一关系式既能说明哪些因素影响分析指标,又能说明这些因素与分析指标之间的关系及顺序。

(2) 根据分析指标的实际数值与基期数值列出两个关系式,将实际数值与基期数值的差额作为分析对象。

(3) 连环顺序替代,计算替代结果。所谓连环顺序替代就是以基期指标体系为计算基础,用实际指标体系中的每一因素的实际数顺序地替代其相应的基期数,每次替代一个因素,替代后的因素被保留下来。计算替代结果就是在每次替代后按关系式计算其结果。有几个因素就替换几次,并相应确定计算结果。

(4) 比较各因素的替代结果,确定各因素对分析指标的影响程度。比较替代结果是连环进行的,即将每次替代所计算的结果与这一因素被替代前的结果进行对比,二者的差额就是替代因素对分析对象的影响程度。

(5) 检验分析结果。就是将各因素对分析指标的影响额相加,其代数和应等于分析对象。若二者相等,说明分析结果可能是正确的;如果二者不相等,则说明分析结果一定是错误的。

【例 10 - 3】 某医院 2015 年某药品销售资料如表 10.9 所示,试对药品销售情况进行因素分析。

表 10.9 某药品销售资料

指 标	计划数	实际数	差异数
药品数量(盒)	5 000	5 500	+500
销售单价(元)	10.5	8.36	-2.14
药品销售额(元)	52 500	45 980	6 520

药品销售额＝药品数量×销售单价

第一步,药品计划销售额＝5 000×10.5＝52 500(元)   (1)

第二步,逐项替代。先替代销售数量(假定价格不变):

$$5\ 500×10.5＝57\ 750(元) \qquad (2)$$

再替代销售价格(假定销售数量不变):

$$5\ 500×8.36＝45\ 980(元) \qquad (3)$$

第三步,分析各因素对药品销售额的影响程度。

由于药品销售数量变动的影响[(2)式－(1)式]:

$$57\ 750－52\ 500＝+5\ 250(元)$$

由于销售价格变动的影响[(3)式－(2)式]:

$$45\ 980－57\ 750＝-11\ 770(元)$$

第四步,计算得出两个因素共同影响使药品销售额下降 6 520 元(即－11 770＋5 250)。

结论:由于数量的增加,使药品销售额增加 5 250 元,但是由于价格的下降,使药品销售额下降 11 770 元,所以药品销售额总的变动为下降 6 520 元。

2) 差额计算法

差额计算法是连环替代法的一种简化形式,当然也是因素分析法的形式之一。差额计算法作为连环替代法的简化形式,其因素分析的原理与连环替代法是相同的。区别只在于分析程序上差额计算法比连环替代法简单。差额计算法是将连环替代法的第三步骤和第四步骤合并为一个步骤进行,即它直接利用各影响因素的实际数与基期数的差额,在其他因素不变的假定前提下,计算各影响因素对分析指标的影响程度。

具体说来,差额分析法的程序如下:

第一步,计算出各因素的实际数与计划数的差额。

第二步,以第一因素的差额与其他因素的计划数相乘,求出第一因素变动对总差异的影响值,凡已分析过的因素在式中要保持实际数,正在分析的因素在式中以差额替代,未分析过的因素以计划数反映,这样逐步分析各因素,直到所有因素分析完为止。

第三步,将每个因素的影响值相加,就是总的差异数。

10.4.4　医院财务分析报告

医院财务分析报告是对医院财务分析结果的概括与总结，它对医院的经营者、投资者、债权人、其他有关单位和部门及个人了解医院的业务经营和财务状况，进行投资、经营和决策都有着重要意义。

医院财务分析报告的格式与内容，根据分析报告的目的和用途的不同而有所不同。

1）综合分析报告

综合分析报告需要系统地说明医院的整体财务状况，要求格式正规，内容完整，一般应包括如下内容：

（1）基本财务情况反映　基本财务情况主要说明医院各项财务分析指标的完成情况，包括医院偿债能力、营运能力及结余能力等。例如，医院的负债结构如何，短期偿债能力和长期偿债能力的大小，医院药品周转速度的快慢，各项费用率的高低等。对于一些对外报送的财务分析报告，还应说明医院的性质、规模、主要业务、职工人数等基本情况，以便财务分析报告使用者对医院有比较全面的认识。

（2）主要成绩的说明　这一部分主要对医院经营管理中取得的成绩及原因进行说明。

（3）存在问题的分析　这是医院财务分析的关键所在。一个财务分析报告如果不能将医院在财务管理中存在的问题分析清楚，分析的意义和作用就不大，这样的分析报告也是不完善的。分析问题一要抓住关键问题；二要分清原因。

（4）提出改进措施意见　财务分析的目的是为了发现问题并解决问题。财务分析报告对医院存在的问题必须提出切实可行的改进意见。

2）专题分析报告

专题分析报告针对医院某一特定问题或某项重大决策进行专题分析，要求重点突出，短小精悍。在专题分析报告中，一般是先提出分析的问题，然后针对问题运用各种不同的分析方法，并根据分析结果指出问题症结所在，揭示问题的实质，最后寻求解决问题的最优途径和最佳方案。

要写好财务分析报告，除了要明确财务分析报告的格式和内容外，还应该满足如下要求：

（1）重点突出，兼顾一般　编写财务分析报告必须根据分析的目的和要求突出分析重点，不能面面俱到。即使是编写全面分析报告也应有主有次。但突出重点并不意味着可忽视一般。在对重点问题进行分析的同时，兼顾一般问题，有利于做出全面正确的评价。

（2）客观公正，真实可靠　这一点既取决于财务分析资料的真实可靠，又取决于财务分析人员能否运用正确的分析方法进行客观公正的评价，二者缺一不可。人为地夸大某些方面，缩小某些方面，甚至弄虚作假，都会使财务分析报告使用者得出错误结论，造成决策失误。

（3）注重时效，编报及时　财务分析报告具有很强的时效性，过时的财务分析报告将失去意义，甚至产生危害，尤其是对于某些决策者而言。在当今信息社会中，对财务分析报告的时效性要求上升到了一个更高的层次。能否及时提供也成为了一项判断财务分析报告质量的重要因素。

（4）条理清楚，文字简练　条理清楚指的是财务分析报告的结构要清晰明确，文字简练指的是财务分析报告的表述要简明扼要。不能为了简练而报告不清，也不能为了清楚而长篇大论。这二者实际上是要求在编写财务分析报告时要同时兼顾报告的实质与形式。

思考题

1. 简述医院的财务报告体系。
2. 编制医院的财务报表要遵循哪些原则？
3. 医院财务分析的形式有哪些？
4. 医院财务分析有哪些常见的方法？
5. 简述医院财务比率分析的内容。
6. 如何撰写医院的财务分析报告？

【案例】

新医院会计制度改革对大型公立医院财务分析的影响研究

1）S医院基本概况

截止到2012年底，S医院拥有正式员工3 188人，具有博士学位的医务人员664名，博士后人员51名，同时拥有终身教授6名，博士生导师90名，硕士生导师242名，拥有泰山学者岗位特聘专家12名，享受国务院特殊津贴人员40余名。除了良好的人力保障外，医院还具有学科齐全、特色专科突出的特点。S医院现设有146个临床和医技科室，其中，国家临床重点专科7个，省医药卫生重点实验室12个，同时医院拥有省内条件最好、规模最大的动物实验室。

2）新制度对医院财务分析方法的影响

（1）医院原有财务分析方法及其不足　　在旧的会计制度下，由于医院的会计核算以收付实现制为基础，因此对于财务分析的要求较低，财务评价也相对简单，所以这些财务分析方法只能进行简单的分析，无法对医院的财务状况进行全面科学的分析。而新会计制度以权责发生制作为会计核算的基础，不仅要求医院继续实行原有的财务分析方法，还鼓励医院会计人员采用新的财务分析方法，综合全面地分析医院的财务状况，从而提供有价值的会计核算信息。

（2）新制度对医院原有财务分析方法的新要求　　在医院财务状况说明书中应加强趋势分析法的应用。趋势分析法是医院财务分析中重要的方法之一。首先，它可以用于某些重要财务指标的比较，医院会计人员可以通过对不同时期的财务报告中的重要财务指标进行比较分析，从而预测出其趋势变化情况；同时，趋势分析法还可以用于编制医院比较会计报表，即将连续多期的医院财务报表排列起来，对相同的指标进行对比分析，从而说明和预测医院的财务状况和经营成果。此外，趋势分析法还可以用于分析会计报表的项目组成情况，即先将需要分析的某个总体指标指定为100%，随后将报表中项目组成占该总体指标的比例计算出来，从而对各个组成项目进行分析和趋势预测。

充分利用比较分析法对各个医院的财务状况进行对比分析。比较分析法主要有两种形式，一种是医院内部不同时期财务状况的比较，包括各个时期同一指标的对比分析，同时也包括医院各个财务指标实际发生数和预算数之间的比较。前者主要应用于趋势预测，而后者主要是考核评价医院财务预算的完成情况，并试图通过比较分析找到实际发生数和预算数之间差异的原因，通过分析原因从而不断改善医院的财务状况，并合理制定下一步的预算。而另一种比较分析则主要是医院和医院之间的比较分析。这种分析主要是比较不同医院之间的财务状况，尤其是资产、负责和所有者权益的各个部分组成情况。同时这种对比分析有利于明确S医院在该行业的地位，有利于医院准确定位，明确发展方向和战略规划。

对医院成本进行分析时应加强应用比率分析法。新会计制度规定,医院成本应在各个具体负责的科室进行分别核算,因此各个科室可以应用比率分析法对各自预算和任务的完成情况进行分析,所以说,比率分析法突破了比较分析法仅仅与历史数据比较的局限性,更适合各个部门各个科室之间相关财务指标,尤其是成本指标的比较分析。

3)新制度对医院财务分析指标体系的影响

(1)原有财务分析指标体系的缺陷　由于新旧会计制度存在较大差异,因此在新制度下的财务分析指标体系也发生了较大变化。具体而言,旧制度下的财务分析指标体系主要存在以下缺陷:一是没有衡量现金流量的指标;二是缺少必要的非财务信息指标;三是不重视预算考评和财政拨款监督指标的建立;四是缺少对无形资产、人力资源的衡量。

(2)新制度下的财务分析指标体系

① 预算管理类指标:财政拨款使用率、预算完成率。

② 偿债能力指标:流动比率、速动比率、资产负债率、利息保障倍数。

③ 营运能力指标:存款周转率、资产周转率、流动资金周转次数、应收账款周转率。

④ 收入成本类指标:主要有每科室人次收入支出、科室收入成本率、每出院人次收入支出、卫生办公材料消耗、医务人员成本费用比率、管理费用率和药品收入占医疗收入比例等。

⑤ 盈利能力指标:资本金利润率、资产收益率、成本费用利润率、净资产收益率、经营能力比率、现金流对流动负债比例、现金流对债务总额比例、业务收入对经营活动现金流量比例倍数等。

⑥ 发展能力指标:收入增长率、资产增长率、净资产增长率等。

4)完善新医院会计制度下医院财务分析的建议

(1)转变财务分析理念,做好财务分析准备工作　作为医院的会计人员,由于新旧会计制度存在较大差别,因此财务人员需要做好财务分析的必要准备工作。在新会计制度下,由于引入了权责发生制和现金流量表,原有的财务分析观念和方法已经难以适应现代医院的发展。因此,医院财务人员应尽快转变观念,从收付实现制向权责发生制转变,并重视医院的现金流量,从而适应新会计制度发展的要求。

(2)强化财务管理信息化建设　由于每个医院的具体情况不同,因此在选取财务管理信息系统时应充分考虑S医院的具体情况,选择适合S医院的财务管理信息系统。同时,应对系统进行二次开发,根据S医院的具体财务环境进行个性化定义,真正达到财务信息最大程度的共享和传递,保障医院各个科室部门实现信息的无缝连接,从而最大限度地提高医院的管理水平。

(3)借鉴企业综合财务分析方法　从新会计制度规定来看,医院的财务制度已经越来越趋近于企业的财务制度,从收付实现制到权责发生制,从会计科目的改变到引入注册会计师审计等,因此,对于财务分析方法的改进,也可以借鉴企业先进的财务分析方法对S医院的财务状况进行分析衡量,这里具体包括杜邦分析法、平衡记分卡法两种综合方法。

（4）建立财务分析预警机制　现阶段，S医院在财务预警机制建设方面还处于起步阶段，因此有必要建立健全S医院财务预警机制，通过建立财务风险警戒体系，核算财务风险指标，从而及时发现异常指标并果断采取有效防范措施，从源头上尽早避免财务危机的发生。因此，医院财务人员应进一步完善财务危机的预警机制，及早发现财务风险，避免财务危机。

11 医院财务预算管理

【学习目标】

本章主要介绍医院财务预算的概念、编制方法和内容以及医院的责任中心和绩效管理。通过本章学习,应当掌握如下内容:

(1) 了解预算管理的发展历史,理解预算管理的意义。

(2) 熟悉医院预算的原则、内容和预算编制前的准备工作。

(3) 掌握医院预算的概念,预算编制的方法和预算编制的内容。

(4) 掌握医院责任中心的类型及其绩效考核。

11.1 医院预算管理概述

11.1.1 预算管理的发展历程

预算管理是将组织的决策目标及其资源配置方式以预算的方式加以量化,并使之得以实现的组织内部管理活动或过程的总称。预算管理的依据是预算,即对企业某一特定时期如何取得和有效使用财务资源的详细的计划。

20世纪60年代以来,由于战略管理理论与方法的实用化,预算管理理论与方法也随之丰富并逐步完善起来。至今看来,预算管理理论在西方管理理论发展过程中走过了3个阶段:第一阶段是"为计划而计划"的财务计划阶段,这一阶段财务计划是一种"唯美"式计划,它拥有庞大的计划管理部门,并从事单一的计划职能管理;第二阶段是以"预测为基础"的成长计划阶段,针对上一阶段财务计划管理的不足,如财务计划不切实际、计划基础不可靠等问题,提出计划管理必须以预测为中心,有了相对准确的预测,才有相对可行的计划;第三阶段是以环境变动为前提,以应对市场竞争为核心,以资源再分配和组织再造为重点的战略预算管理阶段。目前西方企业管理所处的正是第三阶段,也称为战略预算管理阶段。

我国1951年发布的《预算决算暂行条例》是第一部关于预算管理的规范性文件,对如何进行预算的编制做出了明确的规定。1991年国务院发布《国家预算管理条例》,进一步加强对预算管理的要求和规定。1994年国务院发布第一部预算法——《中华人民共和国预算法》,这是规范预算管理内容、原则的最高级的规范性文件,表明我国预算管理已上升到法律的高度。

11.1.2 医院预算的概念和内容

1) 医院预算的概念

医院各项活动的开展,直接关系到人民群众的身心健康,对于促进经济发展和社会和谐进步具有重要的作用。为了保证各项活动的顺利开展,医院必须以政府要求、病人要求和市场为导向有效地配置资源,合理安排和使用资源,这就需要编制预算。

医院预算是指医院根据事业发展计划和任务编制的年度财务收支计划,是国家预算有关医疗卫生事业内容的具体化。它反映了医院与国家之间预算资金缴拨关系,反映了医院的业务活动方向和范围以及医院的经费安排。医院预算是对计划年度内医院财务收支规模、结构和资金渠道所作的预计,是计划年度内医院各项事业发展计划和工作任务在财务收支上的具体反映。

国家对医院实行"核定收支,定额或定项补助,超支不补,结余留用"的预算管理办法。通常,大中型医院以定项补助为主,小型医院以定额补助为主。医院应根据以前年度预算执行情况、本单位事业发展需要和财力情况,按照以收定支、收支平衡的基本原则,合理编制预算。

2) 医院预算的内容

医院预算包括收入预算和支出预算,医院所有收支应全部纳入预算管理。医院预算是以决策确定的运营目标为指导,以运营预算为基础,根据医院的人力、财力和物力资源而确定的。

医院预算是通过编制一整套预计的财务报表和其他报表来实现的,这些报表相互衔接,共同组成医院的预算体系。具体包括以下几个方面:

(1) 运营预算　运营预算是指为保证医院正常运营而编制的预算。它是预算体系的核心,由收入预算和支出预算组成。

① 收入预算:医院的收入预算,包括财政补助收入、上级补助收入、医疗收入、药品收入、其他收入等项预算内容。

② 支出预算:医院的支出预算,包括医疗支出、药品支出、其他支出等项内容。

支出按其用途列入相应的预算科目,具体如下:基本工资、补助工资、其他工资、职工福利费、社会保障费、公务费、业务费、药品费、低值易耗品、材料费、购置费、修缮费、其他费用等。

(2) 财务预算　财务预算是关于资金筹措和使用的预算,它以运营预算为基础,主要编制现金预算、信贷预算、预计总收入支出、预计资产负债和预计现金流量等。

(3) 专门(专项)决策预算　专门(专项)决策预算是指医院投资决策所编制的投资支出预算,即经医院有关部门反复论证确定的项目支出预算。它可能只涉及现金支出,也可能同时涉及固定成本(提取固定资产更新维护费)。

11.1.3　医院预算编制的原则

由于医院预算在财务管理中具有极其重要的作用,医院必须重视和加强预算编制工作,按照一定的原则合理编制预算。为科学合理地编制好医院预算,必须遵循以下基本原则。

1) 政策性原则

卫生事业发展计划是国民经济和社会发展总体规划的重要组成部分,医院财务管理是为完成卫生事业计划服务的,医院预算又是国家预算的组成部分,因此,作为医院财务管理重要内容之一的医院预算编制,要正确体现和贯彻国家有关方针、政策和规章制度。

医院在编制预算时,要按照国家统一设置的预算表格和统一口径、程序以及统一的计算方法填制有关指标。

2）量入为出，收支平衡的原则

医院编制预算要做到积极稳妥，坚持以收定支、量入为出、收支平衡、略有结余，不能搞赤字预算。收入预算要实事求是，留有结余，无把握的收入不能列入预算，支出要打紧，坚持努力勤俭办事业的方针，把效益放在突出位置，对无收入保障的支出不能安排预算，对每一项收支项目的数字指标，要运用科学的方法，依据确切可靠的资料和收支变化的规律，认真进行预算和计算，力求各项数据的真实准确，不得任意编造。医院预算一经批准，就要严格按预算执行，不得随意调整。

3）收支统管，统筹兼顾的原则

医院编制预算时，必须将一切财务收支全部纳入预算管理，包括计划部门根据项目功能、规模核定安排的基建计划以及医院自筹用于发展建设和对外投资的资本支出等。医院编制预算要统筹兼顾，正确处理好整体与局部、事业需要与财力可能、消费和发展等之间的关系，做到科学合理地安排各项资金，使有限的资金发挥较大的效益。预算编制，既要保证重点，又要兼顾一般，分清轻重缓急、主次、先后，优先安排人员经费之类的刚性支出，优先安排医疗业务活动正常开展必不可少的支出，然后根据需要及财力可能，本着先急后缓，先重后轻的原则，妥善安排其他支出项目。预算编制要既保证重点又兼顾一般，力求预算安排科学合理。

医院在编制预算过程中，要以国家有关方针政策和各项财务制度为依据，按照上级主管部门下达的计划指标、任务，本着统筹兼顾、收支平衡的原则，合理安排和分配使用各项资金，保证国家下达的卫生事业计划能够顺利完成。

11.1.4　医院预算管理的意义

1）有利于国家有关方针政策的贯彻落实

非营利性医院是具有一定政府福利职能的公益性事业单位，国家对医院实行财政补贴。因此，医院的预算一方面是国家实施有关方针政策的有效手段；另一方面又是促进医院发展，保证事业计划任务完成的必要条件。医院预算安排是否合理，执行是否正确，都直接或间接关系着人民群众的健康水平。因此，在医院财务管理工作中，必须合理安排预算，认真执行预算，严格预算管理，才能确保国家有关方针政策的贯彻执行和落实。

2）有利于协调医院各部门的运营活动

通过预算的编制、执行、调整与考评等一系列管理行为，达到管理上的综合协调，能够避免传统管理中的"各自为政"。医院为实现决策层所提出的既定目标，必须使医院内部各部门、各科室、各班组之间紧密联系，有机配合，避免医院运营过程相互脱节。通过编制预算，可以把各部门、各科室、班组、个人和每一环节的目标有机地结合起来，明确各自的经济责任和相互关系，有助于医院各层次、各个部门、科室、班组和个人通过正式渠道加强内部沟通。同时，有助于发现医院未来时期运营活动的薄弱环节，从而为加强薄弱环节的管理和控制，克服消极因素的影响，更好地协调医院内部各项运营活动，最终实现医院社会效益、经济效益和技术效益最大化创造良好条件。

3）有利于评价、考核各部门、人员的工作绩效

预算一旦经过全院各部门充分酝酿、讨论、起草、修改，就确立为医院内部各部门、科室、员工行动的目标和考核的经济责任。预算管理使激励自明、约束有形，做到激励与约束相统一，使管理者与被管理者、上级与下级对各自的责任、权利与义务相互统一，达到有目标、有

动力、有约束。在预算执行过程中,各部门、各医技科室应以预算为依据,通过计量、对比,及时发现实际偏离预算的差异数额并分析其原因,以便采取有效措施,挖掘潜力,巩固成绩,纠正缺点,保证预定目标的完成。医院可以通过对实际完成数与预算数的比较分析,检查完成预算目标的程度,考核评价各部门、员工的工作业绩。预算是激励与约束的统一,单单强调任一方都不能使预算管理发挥应有的效果。

4) 有利于提高医院财务管理水平

医院预算贯穿于医院财务活动的全过程,是医院财务管理的核心。严格的医院预算管理对于提高医院财务管理水平,具有三个方面的作用:第一,通过全面反映医院各项财务收支状况,为医院财务管理奠定了基础,提供了依据;第二,可以使医院财务管理按照预算规定的内容,有计划、有步骤地进行,避免工作的盲目性;第三,根据预算与实际的偏差,检查预算的编制质量,以便提高预算编制水平。此外,预算管理,还有利于找到降低成本、提高效益的措施和途径,有利于调动全院职工为实现医院的总体目标努力工作。

11.2 医院预算编制的方法和程序

11.2.1 预算编制方法

1) 基期法

基期法,也称基数法或基数增长法,是指在编制本年度预算时,首先确定基期(通常是上一年度)预算收支的基数,然后在基期执行数的基础上,加上计划期影响预算收支的各种增减因素,比较两期的事业计划和工作任务,根据有关因素的发展变化,按照一定的增减比例或数额确定预算年度收支指标的方法。

通常而言,影响医院收入的指标主要有:业务工作量、每单位工作量的收费水平、医疗收费标准的调整。影响医院费用支出的因素主要有:业务工作量、每单位工作量的费用支出水平、医药卫生材料的价格等。采用基期法,应详细分析医院在扩大服务、增收节支等方面的潜力,充分、客观地估计预算年度采取增收节支等管理措施的效果,还要考虑医疗收费标准和价格等客观因素变动的影响。

如预算年度某项业务收入的计划数为:

$$\frac{预算年度某项}{业务收入计划数} = \frac{上年度该项业务}{预计收入数} \times \frac{预算年度计划工作量}{上年度预计工作量}$$

$$\times \left[1 + \frac{预算年度单位}{工作量增收百分比} \left(或 \frac{综合增收}{因素的百分比} \right) \right]$$

在财务收支规模不大,编制预算所需信息不足的情况下,采用基期法编制预算不失为一种较好的选择。但是基期法也有其局限性,运用基期法编制预算的一个前提是承认既成事实,而不考虑影响收支的因素是否发生变动,也不考虑已经发生的收支是否合理。运用基期法编制预算,实际上是增量预算,只能升,不能降,都是在上一年度的基础上增加增长比例。因此,基期法不利于加强财务管理。

2) 零基法

在实际工作中,人们在普遍感到传统预算方法存在的问题之后,开始了深入探索改变这种做法的途径,在这个背景之下,出现了零基预算。1952年,美国维恩·刘易斯发表了一篇题为《预算编制理论新解》的文章,其文章介绍的预算方法的内涵与后来的零基预算是完全一致的,研究者普遍认为刘易斯是最早提出零基预算理论的学者。

零基预算是20世纪70年代由美国德州仪器公司所创建的。在对零基预算编制法的评价存在着巨大差异的情况下,零基预算法却以出人意料的速度在美国传播、发展起来,随之又传播到其他国家。在我国大约在20世纪80年代初期,开始有人在文章中使用零基预算这个名词,并且介绍国外(主要是美国)政府实行零基预算的情况。80年代中期,理论界的一些人士开始研究该方法,进入90年代,陆续有一些地区和部门试行,90年代中期,试行零基预算编制法的地区和部门逐渐增加。

零基预算法也称零期法,是指在编制预算时,不考虑基期情况,将对比基数定为零,对预算期内各项支出的必要性、合理性、预算收入的可能性以及预算数额的大小,逐项审议决策从而确定收支水平的一种预算方法。即单位编制预算时,不以以前年度预算收支范围、收支预算安排水平和实际执行结果为依据,一切从零开始计算编制预算。

零基预算要求针对一切业务活动,在对各项目成本效益分析的基础上,按项目的轻重缓急和财力可能分配预算金额,工作量较大,但这样可以排除以前年度的不合理因素,使预算更切合实际;有利于调整部门之间的利益格局。

11.2.2 编制医院预算的计算方法

编制医院预算过程中,由于计算各项预算收支数额的依据不同,必须采取不同的计算方法,通常采用的计算方法有以下几种:

1)定额计算法

定额计算法是指依据定员定编等相关的基本数字与预算定额进行计算的方法。它适用于按照定员或其他基本数字计算的项目,如人员经费等,是编制单位预算常用的一种基本方法。

2)比例计算法

比例计算法是指依据某个基础数据的一定比例进行计算的方法,通常用于按比例掌握开支的经费预算,如养老保险金、失业保险金、住房公积金、职工福利费、工会经费、科研费、折旧费等,可以运用这种方法计算。

3)标准计算法

标准计算法是指按照制度规定的收支标准进行计算的方法,它适用于国家有明确规定收支的项目,如冬季取暖费等,可以运用这种方法计算。

4)比较分析法

比较分析法是指在与上年相同项目或不同单位条件相同项目比较的基础上,进行比较计算的方法。

5)估计计算法

估计计算法是指综合各种因素预计收支数额的方法。

比较分析法、估计计算法通常用于无法核定预算定额,又无规定标准的预算项目。

在实际工作中,一般都是交叉综合运用上述编制预算的方法。

11.2.3 医院预算编制的程序

医院的预算,从编制到审批,一般按照两上两下的程序进行,即医院自下而上编制年度预算建议数,财政部门和主管部门自上而下下达预算控制数,医院根据上级下达的预算控制数自下而上编制正式年度预算,财政部门和主管部门自上而下核定并批复单位年度预算。

1) 编制预算建议数

根据上级有关编制预算的要求,医院在充分做好预算编制准备工作的基础上,由医院财务部门根据年度事业计划、工作任务及财务收支状况,按轻重缓急,拟定医院年度预算建议数,由主管领导或总会计师审查,并经院务会审议通过。预算建议数中主要包括收支数字的基本情况及其计算的依据,比上年增减变化情况及其主要原因,各种专项资金安排项目的详细说明书。

医院要在规定的时间内将编好的预算报表连同文字说明上报主管部门,主管部门进行审核汇总后报送同级财政部门。

2) 财政部门和主管部门下达预算控制数

财政部门在接到卫生主管部门报送的医院预算建议后,要从政策性、可靠性、合理性、完整性和统一性等诸多方面对其进行审核,并根据同级人民代表大会批准的财政预算及时将指标分解下达到卫生主管部门或单位,作为单位编制年度正式预算的依据。

3) 医院编报正式预算

医院根据财政部门和主管部门下达的预算控制数,结合本单位预算年度的收支情况,特别是财政补助数和主管部门补助数变动情况,本着量入为出、收支平衡的原则,按轻重缓急,对相关收支项目进行调整,编制正式预算,按照规定时间将正式预算报送主管部门审核汇总,由主管部门报财政部门审批。

4) 财政部门正式批复预算

财政部门对医院预算审查后,正式核定、批复。医院预算一经批准以后,即成为预算执行的依据。

11.3 医院预算的编制

11.3.1 编制医院预算的准备工作

编制预算是医院预算管理的基础环节,是一项细致、复杂、政策性很强的工作,为了保证预算编制的科学合理,保证预算编制的质量,必须做好编制前的各项准备工作。

1) 医院的事业计划

事业计划是党和国家发展国民经济计划的一项内容。医院根据上级主管部门的有关指标和下达的任务,结合本单位实际情况,制定出单位的工作计划。工作计划规定了医院的方向、任务以及为完成事业计划所采取的措施,这是编制医院预算的重要内容和依据。随着改革开放的不断深入,卫生主管部门对医院的微观管理逐步放开,医院的工作计划在符合国家政策、符合卫生区域发展规划的前提下,要主动适应社会需求,提高竞争意识,不断改进,为编制医院预算提供参考依据,使预算更具有操作性。

2) 核实各项基本数字

基本数字是反映医院规模、工作量多少和人员配置等情况的基础统计数据,是编制预算最基础的依据,主要包括人员编制数、在职职工实有数、离退职工实有数、房屋及建筑面积、固定资产总值、专业设备价值、编制床位数、实际开设床位数、病床使用率等基本数据资料,这些都是编制预算计算收支的重要依据。

3）对上年度预算执行情况进行全面分析研究

正确计算和分析上一年度预算执行情况，是编制本年度预算的一项非常重要的工作。上年度预算执行情况是上年业务活动和预算收支情况的综合反映，是实践的总结。通过对这些资料的科学分析研究，检查预算执行情况好坏，总结经验，发挥积极因素，吸取教训，克服存在的不足，掌握财务收支和业务规律，预测新年度医院发展趋势，这也是编制预算的主要依据。

4）正确分析影响预算期收支的各种因素

编制医院收支预算，要充分考虑预算期内各种变动因素对预算的影响，主要包括以下几个方面的因素：医院事业计划和工作任务安排的影响，如新增病床、新进设备、新开展医疗服务项目和计划进行的大修缮、改造等对资金需求和收入的影响等；各类人员实有数或定编数比例变动的影响；国家有关政策对医院收支的影响，如增加收费项目，提高收费标准，实行医疗保险，实行基本药物制度等对收入的影响，提高工资标准、实行房改、社会保障等对支出的影响；医疗市场竞争等对医院预算收支的影响等。

5）准确掌握有关预算的编制要求

医院在编制预算时，要以上级主管部门对编制预算的要求和有关规定为依据，认真学习编制预算的有关规定，正确领会编制预算的有关要求，熟悉预算收支科目和预算表格，理解其内涵和内在联系，以保证预算编制的统一性和规范性，高质量地完成预算编制工作。

只有充分做好上述各项准备工作，才能将预算编制得切合实际，具有可操作性。

11.3.2 医院预算编制的程序

1）基本数字的计算

（1）职工人数　按预算期内全年平均职工人数计算，这是计算人员费用的重要依据，测算方法有以下两种：

① 根据年初实有人数和预算年度计划增减人数及月份，用加权平均法计算，计算公式如下：

$$全年平均职工人数 = 年初实有数 + \frac{计划增加人数 \times 所发工资月数}{12} - \frac{计划减少人数 \times 未发工资月数}{12}$$

【例 11 - 1】　某医院 2015 年初职工人数为 100 人，计划 7 月份招聘 10 人，8 月份预计将辞退 5 人，该医院预算年度平均职工人数为：

$$全年职工平均人数 = 100 + \frac{10 \times 6}{12} - \frac{5 \times 5}{12} \approx 102（人）$$

② 根据上级对医院的定员定编来确定，医院定员的计算是按年度平均开放病床数的定员比例来确定，计算公式如下：

$$全年平均职工人数 = 预算年度平均开放病床数 \times 按定员比例每张病床所需工作人员数$$

【例 11 - 2】　某医院预算期内计划开放病床 200 张，病床与工作人员的比例为 1 ：1.4，该院预算年度平均职工人数为：

$$全年平均职工人数 = 200 \times 1.4 = 280（人）$$

在实际工作中,应用何种方法计算预算年度的职工平均人数,要根据实际情况而定。

(2)离退休人数　预算期内平均离退休人数根据医院人事部门提供的离退休人员增加情况计算。

$$平均离退休人数 = 年初离退休人员实有数 + 计划离退休人数 \times \frac{所发离退休费月数}{12}$$

【例 11-3】 医院 2015 年初实有离退休人员 30 人,预计 4 月份退休 2 人,7 月份退休 2 人,11 月份退休 5 人,计算 2015 全年离退休人员平均数:

预算年度离退休人员平均数＝30＋(2×9＋2×6＋5×2)÷12＝33(人)

(3)病床数　指实际开放病床数,按预算年度平均开放病床数计算。

$$预算年度平均开放病床数 = 年初开放病床数 + \frac{新增病床数 \times 使用月数}{12} - \frac{减少病床数 \times 不使用月数}{12}$$

【例 11-4】 某医院 2015 年初有病床 600 张,计划年度内 7 月 1 日起新增床位 140 张。10 月 1 日起减少 40 张。

该院年度平均病床数＝600＋(140×6)÷12－(40×3)÷12＝600＋70－10＝660(张)

(4)病人实际占用床日数　它同住院收入有着密切的联系,是预算住院收入的主要依据,其计算公式如下:

病人实际占用床日数＝预算年度平均开放病床数×全年病床工作日×预算年度病床使用率
　　　　　　　　＝预算年度平均开放病床数×预算年度每一病人平均占用床日数
　　　　　　　　＝计划开放总床日数×预算年度病床使用率

病床使用率是全年病床占用天数占全年计划开放总床日数的百分比,计算公式如下:

$$病床使用率 = \frac{病人实际占用床日数}{计划开放总床日数} \times 100\%$$

病床使用率的确定,要根据上年的实际水平,结合预算年度的变化确定。病床周转次数,是出院病人总数和年平均开放病床数之比。计算公式如下:

$$病床周转次数 = \frac{出院总人数}{年平均开放病床数}$$

【例 11-5】 接例 11-4,若全年计划病床使用率为 90%,则:

该院全年病床使用床日数＝660×365×90%＝216 810(床日)

(5)出院人数　出院人数是一个重要指标,与住院的几个有关指标有着密切的联系,也是计算住院收入的重要数据,出院人数测算的准确与否,直接关系到其他指标及住院收入的准确性,因此,财务部门要会同统计部门及有关部门科室认真地测算。

(6)门急诊人次　门急诊人数是编制门诊收入预算和有关费用开支的主要依据,门急诊人次测算的准确与否,直接关系到门诊收入及其他支出费用指标的准确与否,因此,财务部门要会同统计部门及有关科室认真测算。

$$预算年度总门诊人次数 = 上年预计平均日门诊人次数 \times \left(1 \pm \frac{预算年度门诊人}{次比上年增减百分比}\right) \times 年门诊计划工作日数$$

式中:年门诊计划工作日数一般为 302 天(日历天数 365 天减 52 个休息日和 11 个法定节日)。

【例 11-6】 某医院上年度 1~4 季度门诊总人次数为 612 000 人次,因卫生部门在医院所处居民点增设了医疗网点,预计预算年度门诊量比上年度减少 10％,则:

$$该院预算年度计划总的门诊人次数=\frac{612\,000}{302}\times(1-10\%)\times302=550\,800(人次)$$

2) 医院收入预算的编制

医院收入由财政性补助收入、上级补助收入、医疗收入、药品收入和其他收入组成,各项收入预算的编制方法如下:

(1) 财政补助收入预算　财政部门对医院一般采取定额或定项补助的办法。定额补助,是财政部门根据医院的收支情况,按照相应的补助标准,确定一个总的补助额度的方法。定项补助是财政部门根据医院的收支情况,对医院的特定支出项目进行补助的方法。在实际工作中,财政部门往往是综合运用这两种补助方法。因此,医院在编制"财政补助收入"预算时,应依据同级财政部门确定的具体补助办法进行编制,实行"定额补助"办法的医院,应根据定员或基本数字,按照财政部门确定的补助定额标准进行计算编制;对实行"定项补助"办法的,应按照财政部门确定的补助项目,根据事业发展计划和财力可能逐项计算编制。

(2) 上级补助收入预算　根据上级主管部门或主办单位的补助标准和要求进行编制。

(3) 医疗收入预算　医疗收入包括门诊收入和住院收入两大部分,编制"医疗收入"预算,要根据医疗收入明细项目,逐项编制。

① 门诊收入:门诊收入包括挂号收入、诊察收入、检查收入、治疗收入、手术收入、化验收入和其他收入。

对有收费标准的收入项目,应根据门诊业务量按标准计算;对没有明确收费标准的项目,则应根据上年收入完成情况,结合本年度相关因素编制,也可以全年计划门急诊人次为基础,按每一门急诊人次计划收费水平(不含药费)计算编制。

$$门诊医疗收入=平均每门诊人次收费水平(不含药费)\times计划门诊人次数$$

【例 11-7】 如上例,若平均每门诊人次计划收费水平(不含药费)为 40 元,则:

预算年度门诊医疗收入＝40×550 800＝22 032 000(元)

② 住院收入:住院收入包括床位收入、诊察收入、检查收入、治疗收入、手术收入、化验收入、护理收入、其他收入。

医院的床位收入,应根据预算年度住院病人实际占用床日数,乘以规定的收费标准计算,检查收入、化验收入按住院病人检查人次数乘以平均收费规定标准计算,其他没有明确收费项目、不易分别计算的,根据上年度收入完成情况,结合本年度相关因素编制,也可以全年计划病床占用床日数为基础,按每一个床日计划收费水平(不含药费)计算编制。

$$住院医疗收入=平均每床日计划收费水平(不含药费)\times计划占用床日$$

【例 11-8】 如例 11-5,若平均每床日计划收费水平(不含药费)为 110 元,则:

预算年度住院医疗收入＝110×216 810＝23 849 100(元)

(4) 药品收入预算　医院的药品收入,可以根据上年药品收入完成情况,结合本年度业务状况直接编制,也可以上年度每一门诊人次和每占用床日药费的实际收入水平为基础,结合预算年度工作量计划变动因素计算,计算公式为:

$$住院药品收入=计划每床日药品收费水平\times计划病床占用日$$

$$门诊药品收入＝计划每门诊人次平均药品收费水平×计划门诊人次$$

【例 11-9】 依例 11-6,若平均门诊人次计划药品收入水平为:西药 25 元,中成药 11 元,中草药 14 元,则:

计划年门诊西药收入＝25×550 800＝13 770 000(元)

计划年门诊中成药收入＝11×550 800＝6 058 800(元)

计划年门诊中草药收入＝14×550 800＝7 711 200(元)

计划年门诊药品收入＝13 770 000＋6 058 800＋7 711 200＝27 540 000(元)

依例 11-5,若平均每床日计划药品收入水平为:西药 40 元,中成药 22 元,中草药 28 元。则:

计划年住院西药收入＝40×216 810＝8 672 400(元)

计划年住院中成药收入＝22×216 810＝4 769 820(元)

计划年住院中草药收入＝28×216 810＝6 070 680(元)

计划年住院药品收入＝8 672 400＋4 769 820＋6 070 680＝19 512 900(元)

计划年药品收入总计＝27 540 000＋19 512 900＝47 052 900(元)

(5)其他收入预算 主要参照上年度实际水平,并结合预算年度具体情况编制。

3)医院支出预算的编制

医院支出按照具体支出项目可以划分为医疗支出、药品支出及其他支出 3 部分。在编制医院支出预算过程中,有支出定额的按定额计算编列,没有支出定额的根据有关规定并结合实际情况测算编制。医院支出预算的编制应本着既要保证医疗业务正常进行,又要合理节约的精神,根据计划年度事业发展计划、工作任务、人员编制、开支定额和标准、物价等因素合理编制。

(1)医疗支出预算 医疗支出是指医疗过程中发生的各项费用,包括在开展医疗业务活动中的基本工资、补助工资、其他工资、职工福利费、社会保障费、公务费、业务费、卫生材料费、其他材料费、低值易耗品、修缮费、购置费和其他费用。

① 基本工资、补助工资及其他工资:基本工资即医院按照国家规定支付给在职人员的基础工资和津贴部分,以及半脱产人员的生活费补助和保留工资及毕业生见习期间工资等。补助工资及其他工资是医院按照国家统一规定支付给在职人员的补助工资,以及除基本工资、补助工资外,发给在职人员的属于国家规定工资总额范围内的其他津贴和补贴。医院原则上应按照机构编制主管部门核定的在职人员编制数作为编制预算的人员基数,或以预算年度全年平均职工人数为基数,再以上年全年人均工资额为基数,考虑预算期内的各种调整因素后计算。

② 职工福利费及社会保障费:即医院按照规定标准提取和国家规定允许医院的开支用于在职人员各项福利性的费用,以及按照规定支付给离退休人员的离退休金及离退休人员的其他开支、单位交纳的各种社会保障支出。编制预算时,有的项目可按规定的比例提取计算,如工会经费、福利费按工资总额计提。有的项目可按上年实际执行情况和预算年度各种变动因素来确定,按每项测算结果汇总编制。离退休人员费用,按上年末的离退休人数或预期内离退休人员平均数,乘以上年离退休人员平均费用计算。

③ 公务费:即医院用于日常行政管理及有关公务活动的费用,包括办公费、邮电费、差旅费、宣传学习费、其他费用等。公务费预算的确定方法可以采用两种方法;一是比较计算法,即单位按照公务费上年实际执行数,结合预算年度预计发展变化因素予以调整和修订;

二是标准计算法和估计计算法相结合的方法,即医院将公务费用中的每个明细项目,分别计算,有定额按定额计算,对没有定额的明细项目,参照历史情况和预算年度发展变化情况估计测算,最后综合汇总计算出公务费的预算数。

$$\frac{\text{某部门的计划}}{\text{公务费支出数}} = \text{该部门年平均人数(或计划工作量)} \times \text{每人(或单位工作量)公务费定额}$$

$$\frac{\text{部门预算年度}}{\text{公务费计划数}} = \text{上年实际支出的公务费} \times \text{计划年度工作量增长百分比}$$
$$\times (1 - \text{预算年度公务费节约百分比})$$

④ 业务费:即医院用于开展业务活动的费用,包括资料印刷费、燃料动力费、科研费、动物饲养费、职工培训费等。业务费的计算,能按比例计算填列的按比例计算;有定额的,按定额计算;无定额的,按上年实际执行情况考虑预算变化情况测算,然后汇总计算编制。

【例 11-10】 如例 11-9,若医院上年度预计药品收入 4 450 600 元,业务费支出 218 024 元,根据增收节支措施效果预测,预算年度业务费可比上年度节约 2%,则:

药品部门业务费计划数 = 218 024 × 4 705 290 ÷ 4 450 600 × (1-2%) = 225 890.6(元)

⑤ 卫生材料费:即医院向病人提供医疗服务过程中,使用的医用材料物资,包括血费、氧气费、化验材料费、其他材料费等。卫生材料费的计算方法,可以采取上年百元卫生材料收费水平,与预算年度内医疗收入预算比较计算填列,也可以参考国内百元卫生材料医疗收入水平的先进数,与单位预算年度的医疗收入预算比较计算填列。采取此方法有利于降低卫生材料消耗,节约成本支出,有利于增强成本意识。

⑥ 其他材料费:即医院医疗服务过程中使用的其他材料费用,包括办公用品、清洁用品、棉纺织品、印刷品、杂项材料等。其他材料费的计算,可以采取定额计算,无定额的可以参照上年其他材料实际执行情况,考虑预算年度内的实际情况测算编制。

⑦ 低值易耗品:即医院医疗服务过程中,领用低于固定资产标准的物资,包括医疗用品、办公用品、修理工具、其他用品等。低值易耗品的计算,应参考上年度实际执行情况,及预算年度的工作量计划和有关定额标准及变化因素测算编制。

⑧ 购置费和修缮费:购置费即医院按固定资产原值一定比例提取的费用,提取比例各医院根据实际情况测算报批后执行。修缮费即医院一般修购费和大型设备更新维修费,一般修购费按业务收入的一定比例计提列支;大型设备更新维修费按大型医疗设备原值的一定比例计提。

预算年度大型设备更新维修费 = 年度大型医疗设备平均值 × 大型设备更新维修费计提比例

$$\begin{aligned}\text{年度大型医疗设备平均原值} = &\text{年初占用大型医疗设备原值} + \text{年度增加的大型医疗设备}\\&\text{平均原值} - \text{年度减少的大型医疗设备平均原值}\end{aligned}$$

$$\text{年度增加的大型医疗设备平均原值} = \sum \frac{\text{某月增加的大型设备原值} \times \text{年度内使用月数}}{12}$$

$$\text{年度减少的大型医疗设备平均原值} = \sum \frac{\text{某月减少的大型设备原值} \times (12 - \text{年度内已使用月数})}{12}$$

【例 11-11】 某医院预计上年末大型医疗设备原值 3 080 000 元,计划年度 5 月份甲设备投入使用,价值 250 000 元;7 月乙设备投入使用,价值 300 000 元;8 月报废原丙设备,价值 100 000 元;6 月报废原丁设备,原值 180 000 元。若规定大型设备更新维修费按固定资产原值的 10% 年率计提。

$$预算年度增加的大型医疗设备平均原值=\frac{250\,000\times7+300\,000\times5}{12}=270\,833(元)$$

$$预算年度减少的大型设备平均原值=\frac{180\,000\times(12-6)+100\,000\times(12-8)}{12}=123\,333(元)$$

$$年度大型医疗设备平均原值=3\,080\,000+270\,833-123\,333$$
$$=3\,227\,500(元)$$

预算年度大型设备更新维修费计划数 $=3\,227\,500\times10\%=322\,750(元)$

(2)药品支出预算 医院药品支出有关项目预算的编制参照医疗支出计算方法编制。下面仅介绍药品费支出预算的编制方法。

药品费,包括西药费、中成药费、中草药费。药品费预算的编制有两种方法:一是根据预算年度药品收入预算和国家规定的加成率或差价率计算编制;二是参考上年度实际的药品加成率或药品差价率合理计算。

【例 11-12】 按例 11-9,若预算年度药品加成率为:西药 15%;中成药 17%;中草药 30%,则:

预算年度药品费计划数 = 预算年度计划药品收入 ÷ (1 + 药品加成率)

西药药品费计划数 $=(13\,770\,000+8\,672\,400)\div(1+15\%)=19\,515\,130(元)$

中成药药品费计划数 $=(6\,058\,800+4\,769\,820)\div(1+17\%)=9\,255\,231(元)$

中草药药品费计划数 $=(7\,711\,200+6\,070\,680)\div(1+30\%)=10\,601\,446(元)$

医院药品费计划数 $=19\,515\,130+9\,255\,231+10\,601\,446=39\,371\,807(元)$

(3)其他支出 医院其他支出即医院除医疗支出、药品支出以外的其他支出。其他支出包括转让无形资产成本、被没收的财物损失、各项罚款、赞助、捐赠、财产物资盘亏损失、与医院医疗业务无关的基础性科研费、医疗赔偿支出等。

其他支出的预算一般参照历史实际支出情况,结合预算年度各种变化因素和实际需要测算编制。

4)医院基金收支预算的编制

(1)事业基金 医院事业基金指医院拥有的非限定用途的净资产,包括医院滚存结余资金、主办单位或其他单位个人投入医院未限定专门用途的资金等。

事业基金计划年度增加预算的编制,一般按预算年度收支预算结余,除财政专项补助结余外以及应缴超收药费后结余数一定比例以及专用基金转入数编制,上级拨入、其他转入或对外投资评估增加的,参考上年度实际情况及预算年度内的变化情况编制。

事业基金计划年度减少预算的编制,一般根据预算年度收支结余,如果为负数,按事业基金弥补数编制,其他减少按预算年度的变化情况编制。

(2)专用基金 专用基金,指主管部门拨入的及医院内部形成的有专门用途的资金,包括修购基金、职工福利基金、住房基金、留本基金等。

专用基金增加预算的编制,一般按规定的提取比例和预算年度主管部门及其他单位个人拨入转入的数额编制。修购基金按固定资产总值的一定比例计提计算和固定资产残值收入及其他拨入数编制;职工福利基金按工资总额一定比例计提及预算年度收支结余减财政专项补助收支结余、应缴超收药费后的一定比例计算编制；住房基金按预算期工资总额的一定比例计算编制；留本基金按上年实际情况及预算年度变化情况编制，然后汇总编制。

专用基金减少预算的编制，一般根据事业计划、购置和修缮项目、职工福利支出以及专用基金转出，测算编制。

（3）固定基金　固定基金指医院因购入、自制、调入、融资租入、接受捐赠以及盘盈固定资产等形成的基金。

固定基金增加的预算，根据医院工作计划安排测算。

固定基金减少的预算，根据医院工作计划安排及固定资产使用状况等因素编制。

11.3.3　编制医院预算应注意的问题

要正确归集各项收入和支出项目，特别是正确划分事业收入与经营收入、事业支出与经营支出的界线；按照规定应当上缴财政预算的收入不列入单位收入预算；医院的财政补助收入只能用于安排医院支出，上级补助收入和医疗收入、其他收入除另有规定者外，一般也应该用于安排医院支出；等等。另外，为适应社会主义市场经济的发展，按照市场经济规律和事业发展规律办事，要与事业发展计划相衔接等方面也十分重要。

11.3.4　医院预算的调整

医院预算在执行过程中，一般不予调整，但是因特殊情况需要，可以按照规定的程序报批后，进行预算调整。

医院预算在执行过程中，由于客观因素影响，当上级下达事业计划有较大调整或根据国家政策增加或减少支出，预算变化较大时，如年度中间大幅度调整工资，承担政府下达的突发性重大急救任务等，由财会部门在认真审核的基础上，及时提出调整预算和财务收支计划的意见，由主管领导或总会计师审查后，经院务会通过，报主管部门或财政部门审批。项目零星数额不大的，由医院自行调整，并报主管部门和财政部门备案。

11.4　医院责任中心及其绩效考核

11.4.1　责任中心概述

1）责任中心的概念

责任中心是医院实行责任会计制度的基础，是指医院内部按照责权统一的原则划分的、相对独立的、根据其管理权限承担一定经济责任并能反映其经济责任履行情况的各级组织或各个管理层次。

医院在进行医疗服务的过程中，为了有效地进行内部经济管理和控制，在统一领导、分级管理的原则下，将整个医院的经济管理逐级划分为若干个责任领域或范围，即责任中心。责任中心的主管负责人员在其职责范围以内，尽其职，负其责，努力工作，医院定期就其经济责任进行绩效考核，实行奖惩。

2）医院责任中心的类型

责任中心无论其级次与大小，凡在经济管理上的责任可以辨认者，都可以作为单独的考核算单位。通常,责任中心按其责任范围所控制的区域大小,一般分为医疗成本中心、收益中心和投资中心三类。

(1)医疗成本中心

① 医疗成本中心的概念、范围:不形成、不必要或不便于计量经营收入而着重于考核其经营中发生成本和费用的责任中心,称为成本中心。医疗成本中心又称医疗费用中心,是指医院在运营过程中医疗成本发生的区域。医疗成本中心在一般情况下,只能控制医疗成本,即医疗成本中心的主管负责人,对责任范围内发生的医疗成本应负责任,但无法控制医疗收入和盈亏。

医疗成本中心在医院各种形式的责任中心中应用范围较广,凡在医院内部对成本负有责任的部门、科室、班组都可视为医疗成本中心。例如,医院的挂号室、普通制剂室、无菌制剂室、输血室、输氧室等都是医疗成本中心。有条件的或分工较细的科室,也可以将若干班组、员工个人或某一项设备,如CT机、B超机、动态心电图机划为医疗成本中心,在一个医院内部,只要有需要和可能,各级组织都可成为成本中心。

② 责任成本的控制:责任成本是指医院将成本支出按部门、科室、班组等责任者进行归类,并由责任者负责和进行核算的可控成本。可控成本是指可由医院一个部门、科室、班组或个人对其发生额施加影响并控制的成本。它的对称概念是不可控成本,不可控成本是指不能由医院某一部门、科室、班组或个人施加影响并控制的成本。

可控成本与不可控成本是相对的。一项成本,对某个责任中心来讲是可控的,对另一责任中心却可能是不可控的,如医院的卫生材料进货成本,采购部门可以控制,但临床使用部门却难以控制。一项成本,在消耗或支付的当期往往是可控的,一经消耗或支付后就不再可控,如设备折旧,在打算购置时曾经是可控的,在投入使用后则是无法控制的。研究可控成本的目的并不在于要了解医院总体上有哪些成本是可控的,而在于要明确对特定的责任中心有哪些可控成本。

成本中心的各项可控成本之和,即构成该成本中心的责任成本。计算责任成本,应遵循"谁负责,谁承担"的原则,而非传统观念中的"谁受益,谁承担"。要求分清医院各部门、科室、班组或个人的可控成本,做到干什么、管什么,干与管一致,经济责任清楚。责任成本是考核各成本中心业绩的依据,应和奖惩制度挂钩。

具体来讲,可以根据以下原则来确定责任中心的可控成本:假如某责任中心通过自己的行动能有效地影响一项成本的数额,那么该中心就要对这项成本负责;假如某责任中心有权决定是否使用某种资产或劳务,它就应对这些资产或劳务的成本负责;某管理人员虽然不直接决定某项成本,但是上级要求他参与有关事项,从而对该项成本的支出施加了重要影响,则他对该项成本也要承担责任。

(2)收益中心

① 医院收益中心的概念:收益中心是指既能控制成本,又能控制收入的责任单位。它既对收入负责,又对成本负责,自然也就对收支差额——收益负责。收益中心有两种形式:

自然形成的收益中心,一般是指医院内部的独立单位,例如某些医院的附属分院,如所属分院、门诊部(所)、独立的药品零售店、服务中心等,这些单位一般可以直接与外部市场发生业务上的联系,提供劳务或销售最终产品,既有收入,又有成本,可以计算盈亏,并且直接以完成的财务成果与其责任预算对比,即可评价和考核其工作业绩。

人为划分的收益中心,一般不与外部市场发生业务上的联系,它适用于医院内部具有独立收入来源的药房、医技科室、在加工材料等部门。如医院中的医技科室以内部转移价格为计量尺度向内部各相关的临床科室提供辅助服务,就可作为一种人为划分的利润中心。

严格意义上的收益中心要求其管理者有独立制定资源供应决策并选择市场的权力,而人为划分的收益中心的管理者只有有限的资源选择和产品定价的权力,实际上只是一种准收益中心。

② 医院收益中心的管理:收益中心既对医疗成本负责,又对医疗收入和盈亏负责,即它能通过运营决策的调整来对该中心的盈亏产生影响,为医院增加经济效益。自然形成的收益中心,如供给病人药品实现的收益,是通过对外经营实现的以真实收入为基础的收益。人为形成的收益中心,需在医院内部各责任中心之间,按照"内部转移价格"或称"内部费用转移"的办法,实行等价交换,实现的是内部收益,如汽车班按照内定价格收取使用车辆的费用;维修班、洗衣房、供应室、药库等按照内定价格向有关科室收取的费用。

(3)投资中心 投资中心是指既对成本、收入、收益负责,又对投入的资金的使用效果负责的医院所属内部单位。投资中心不但能控制成本、收入与收益,同时也能控制所占用的全部资金,包括流动资产和固定资产。投资中心一般适用于运营规模和经营管理权限较大的内部单位。如医院后勤体制改革后,服务公司对某医院的后勤部门——洗衣房、食堂、运输部、维修部、小卖部等实行统一管理,服务公司因此有充分的运营决策权和投资决策权,成为投资中心。

一个责任中心具有了利润中心的所有职责,同时对营运资本和实物资产也具有责任和权利时,就变成了一个投资中心。投资中心将责任的概念扩展到最大,它的任务是为使用资产而取得最大回报。投资中心比医院其他责任中心的权利更大、责任更重。

11.4.2 责任中心的绩效考核

绩效考核是指以责任报告为依据,分析、评价各责任中心责任预算的实际执行情况,找出差距,查明原因,借以考核各责任中心工作成果,实施奖罚,促使各责任中心积极纠正行为偏差,完成责任预算的过程。

1)成本中心的绩效考核

医疗成本中心没有收入,只对医疗成本负责,因而对医疗成本中心的绩效考核应以责任成本为重点。由于成本中心只对其可控成本负责,因此,每个成本中心在月、季、年计划开始以前,应根据上级下达的工作任务先编制责任预算,平时应根据本中心的可控成本,对责任成本的实际发生数进行记录,定期编制该成本中心的责任成本实绩报告。实绩报告,通常只需按该中心可控成本的各明细项目列示其预算数、实际数和差异数 3栏。实绩报告中的"成本差异"是评价和考核医疗成本中心工作实绩好坏的重要指标。对不可控成本,由于成本中心无能为力,在定期的实绩报告中不予反映,最多只能作为补充资料上报,供上级参考。

2)收益中心的绩效考核

医院在实行收益中心管理时,既可以对其进行完整的、独立的全部的成本核算,也可以采取不分摊不可控成本,如间接费用和管理费用的办法,只计算收益中心的毛收益,让收益中心由净收益中心变为毛收益中心。

收益中心所获得的收益可以用以下公式计算:

```
收入
减：变动成本
─────────────
边际贡献
减：可控固定成本
─────────────
可控边际贡献
减：不可控固定成本
─────────────
部门边际贡献
减：医院管理费用（共同成本）
─────────────
税前部门利润
```

绩效考核时，以边际贡献作为业绩评价的依据是不全面的，因为收益中心的管理者至少可以控制某些固定成本，并且在固定成本和变动成本的划分上有一定的选择余地，所以，他们在某些程度上可以以多支付固定成本、少支付变动成本的方式来求得较好的边际贡献指标，尽管这样做并不能降低实际成本。

可控边际贡献反映了利润中心管理者有效运用在其控制和权限下资源的能力，也许是评价利润中心管理者工作业绩的恰当指标，但在计算时忽略了一些原本应当归属某部门的成本，也忽略了一些由某部门给医院造成的成本，因此评价部门业绩的指标应该选用部门边际贡献。

医院将整个医院的管理费用（共同成本）分摊给各部门的目的在于提醒各部门注意，只有当各部门产生的收入都有足够的边际贡献以弥补医院管理费用时，医院才会获利。但是管理费用的分摊标准通常是主观的，同时各部门的管理者也无法控制医院管理费用的发生数额。因此，要较好地衡量各收益中心的税前利润，还必须做好以下 3 方面的工作：

（1）共同收入的分配　如果一个部门不会因为代替其他部门为病人提供了服务而得到任何好处，它肯定就没有动力去继续做这项工作，为此就需要建立一种内部补偿机制以解决上述矛盾。

（2）共同费用的分摊　从本质上讲，试图寻找一种适用于任何情况的最佳分摊基础是不现实的。较常见的方法有两种：

① 以使用量为分摊基础，但由于分摊的是实际成本，所以也就存在着低效率转嫁的问题，并且某一受益部门负担的成本也会受其他部门实际劳务量变动的影响。

② 按受益部门预计承担能力为分配基础，将服务提供部门的成本分成弹性成本和约束性成本两类。弹性成本是指由于提供了服务而产生的成本，对它以"预定费用"为依据来分摊；约束性成本是指提供服务部门在获得（具备）生产能力时已经确定的成本，对它以"预定劳务效率"为标准来分摊。

（3）在医院内部制定合理的转移价格　合理的内部转移价格可以防止成本转移带来的部门间责任转嫁，有利于公平地对每个利润中心作出业绩评价。医院内部转移价格的制定通常有以市场价格为基础的内部转移价格、以成本为基础的内部转移价格、双重价格三种形式。

还应注意到，由于医院中各部门之间存在着互相依赖关系，所以即使是每个利润中心的利润都达到了最大化也不能保证该医院的利润也达到了最大化。各利润中心常常只关心自身的利润水平而忽视其行为对其他部门的影响。如医技部门的工作量受到临床部门很大程度的影响,采购部门也可以通过其经手购入的卫生材料的质量和到货时间对医技部门施加影响,这些非财务因素难以量化,不可能通过内部转移价格就能得以解决。

医院收益中心编制的责任报告,又称为成果报告。在报告中需分别列出总收入、变动成本、贡献毛益、固定成本和税前净利等5项指标的预算数、实际数和差异数。

3)投资中心的绩效评价

投资中心首先是利润中心,对投资中心的效绩评价,不但要计算收益,而且要考虑投资,除考核成本、收入、利润等指标外,还要重点考核投资报酬率,又称投资的获利能力,它是全面反映投资中心运营管理活动的综合质量指标,可以综合考核投资中心的运营成果。投资报酬率的计算公式为:

$$投资报酬率=业务收支结余÷经营资产$$
$$=(业务收入÷经营资产)×(业务收支结余÷业务收入)$$

公式中的业务收支结余是指息税前的结余,经营资产是指平均经营资产,且通常不包括商誉和其他无形资产。

投资报酬率的优越性在于它是根据既有会计资料计算出来的,客观性较强;并且它是一个相对数值,可以用于不同规模投资中心之间的业绩比较;它可以促使投资中心管理者注重收入、费用和资本间的关系,注重成本效率和资产使用效率。

投资报酬率的技术缺陷也是十分明显的,主要有以下几个方面:

(1)它使用的利润只是会计利润而不是经济利润。使用的资产价值也只是账面价值而非市场价值,没有考虑一些实际的增值或贬值因素,为此就有必要对有关数据详加调整才能使指标值符合实际。

(2)由于约束性固定成本的存在,使得投资报酬率难以为投资中心管理者完全控制,有悖于可控性原则。

(3)管理者为了追求较好的指标值,可能会对指标实施操纵,如削减酌量性固定成本;但这种做法会对医院发展后劲造成不利影响。

(4)投资中心管理者可能会拒绝任何一个低于中心平均投资报酬率的投费项目,虽然这样做也许会不利于医院总体利益。

【例11-13】 假设某医院的资本成本率为10%。某投资中心的投资额为20 000元,部门利润为4 000元,其投资报酬率为20%。现在它面临一个投资报酬率为11%,投资额10 000元,每年净利1 100元的投资项目。如果增加投资,则该中心的报酬率会降为17%[(4 000+1 100)÷(20 000+10 000)],该方案最终不能被采纳;但实际上该方案的报酬率是11%,已超过了资本成本率,对医院总体来讲是有利的。

因此,为了克服单一使用投资报酬率可能带来的次优问题,"剩余收益"这一指标也常被用来评价投资中心的业绩。其计算公式是:

$$剩余收益=部门利润—部门资产×资金成本率$$

剩余收益的优越性在于它能有利于保证目标的一致性,只要增加任何收益超过资本成本的投资或减少任何收益低于资本成本的投资,都会使剩余收益增加,从而保证了总部利益与部门利益的一致。

【例11-14】 仍依例11-13计算:

该中心原来的剩余收益=4 000—(20 000×10%)=2 000(元)

采纳投资方案后的剩余收益＝（4 000＋1 100）－（20 000＋10 000）×10％＝2 100（元）

综上所述，各责任中心的业绩评价多采用的是定量的财务指标，这样的评价使任何一个单位的业绩衡量都不可能反映出某部门所有的经济效果，不可能使部门目标与总体目标达到完美的协调一致。因此，还需要采用生产率、质量、职工态度、社会责任等非财务指标来加以补充。

思考题

1. 简述医院预算编制的程序。
2. 医院预算编制的原则有哪些？
3. 编制医院预算要做哪些准备工作？
4. 什么是零基预算？零基预算和基期预算有什么优缺点？
5. 简述医院收支预算的编制方法。
6. 简述医院责任中心的类型。
7. 简述医院责任中心的业绩评价方法。

【案例】

平衡计分卡在台湾地区医院中的应用

平衡计分卡(BSC)概念的提出为现代组织的绩效衡量提供了一种新的方法和工具,一些医院及其管理者也逐步认识到 BSC 在医院日常管理、绩效考核、战略执行及人才培养等许多方面的作用,并在理论和实践上对医院推行 BSC 的可行性进行了探讨。例如台湾基督教医院的 BSC 就包括客户、社会承诺、内部业务流程、学习与成长、财务 5 个层面。因为医院领导和 BSC 团队认为,社会承诺是该医院的一项重要职责。台大医院的 BSC 也包括教学、财务、顾客、内部流程和学习与成长 5 个层面,而且教学与财务这两个层面并列置于BSC 的第一层,另外 3 个层面依次支撑这个层面。

1) 操作过程

在具体的操作实施步骤方面,台湾地区医院开发和实施 BSC 主要分为 3 个阶段:

首先,管理层或决策层要对医院的使命(组织存在的目的)、价值观(组织内部的行为指导)和愿景(令人鼓舞的未来目标)有清晰的认识并达成共识。明确使命与愿景,才能使组织清晰存在的意义和明确发展的目标,并使组织的策略、日常经营活动紧紧围绕其使命与愿景的实现。

其次,根据愿景与战略确定行动目标,再从 BSC 的各个维度设计行动目标、指标及行动方案;同时把目标进一步分解到各个部门甚至每个员工,其与实施步骤有效地结合在一起,形成一个战略管理与实施体系,促使医院总体战略得以实现。

第三阶段,实施 BSC 并定期复核,对实施中的具体问题作深入的分析与讨论。在众多推广和实施 BSC 的台湾医院中,台湾基督教医院和台大医院的实施过程相对更为清晰,并且在每一阶段都有详细的任务描述,每一个步骤与上一个步骤紧密相连,因此,本部分以这两家医院为例详细阐述台湾医院推广实施 BSC 的过程。

台湾基督教医院导入 BSC 的过程略显复杂,但大致也可归纳为 3 个阶段:计划阶段、内容开发阶段、执行与反馈阶段。计划阶段主要是做一些推广实施前的准备工作,为构建和实施 BSC 打下基础。这一阶段需要完成的工作内容包括为 BSC 开发目标,选择实施 BSC 合适的组织单位标准,获得高层领导的支持,成立 BSC 团队,制定 BSC 项目计划以及广泛实施的沟通计划。内容开发阶段主要是开发和构建 BSC,包括收集与分配背景材料,确立医院使命、价值观、愿景以及战略,并针对战略达成一致,在此基础上为每个层面选取目标与指标,建立因果联系,确立每个指标的目标值等。执行与反馈阶段的主要任务在于形成战略行动计划,把 BSC 融入管理系统,为行动方案分配资源,检验 BSC 并获得反馈等。

2) 成功经验

(1) 获得高层管理团队和各级主管的支持。

(2) 要有规范清晰的操作流程。

(3) 恰当地考虑 BSC 的结构层面。

(4) 必要时可以调整战略目标与指标。

(5) 在制度及实施 BSC 过程中要注重激励员工。

3）存在问题

（1）实施范围不够全面，这主要表现在两个方面：一是仅仅关注 BSC 的一个或两个层面而忽略了其他层面，从而失去了 BSC 原有的意义；二是开发 BSC 时没有获得绝大多数组织成员的认可。

（2）一些医院没有开发部门 BSC，致使 BSC 开发设立的各项目标和指标都无法落实到医院经营和管理的各项日常工作中。

（3）有些医院在开发行动方案时没有考虑到法律法规和政府政策的影响，使得部分行动计划和活动无法开展，阻碍了 BSC 的实施。

点评：尽管当前台湾地区在医院管理和推行 BSC 方面与北美、欧洲相比仍然存在一定的差距，但台湾地区部分医院应用 BSC 已为大陆地区医院使用这一工具提供了宝贵的经验。随着 BSC 的进一步发展，BSC 将很可能成为我国医院绩效考核的一项重要工具，在未来的医院管理中发挥越来越重要的作用。

下篇 医院特殊财务管理

12 医院重组与并购财务管理

【学习目标】

本章主要介绍医院重组的概念、方式，医院并购的分类和财务管理，医院集团的概念、形成和财务管理。通过本章学习，应当掌握如下内容：

(1) 了解医院重组的概念和基本思想，掌握医院重组的基本方式。

(2) 掌握并购及医院并购的概念和分类，了解我国医院并购的背景，熟悉医院并购财务管理的内容及应注意的问题。

(3) 了解医院集团的概念及意义，熟悉医院集团形成的原因，医院集团的类型及发展模式，掌握医院集团财务管理内容。

12.1 医院重组与并购概述

12.1.1 医院重组

在西方财务中，"重组"一词往往指企业重组。企业重组是指对企业生产经营各要素的分拆、整合以及内部优化的过程。可以说企业重组是为了更有效地进行企业制度创新，提高企业运行效率和竞争力而通过对不同的法人主体的出资人所有权、法人财产权及债权人债权进行符合资本最大增值目的的相互调整与改变，对企业之间或单个企业的资产进行分拆和整合的优化组合过程。

1) 医院重组的含义

医院重组是指医院以"创造病人价值"为目标，充分利用现有条件，对其自身拥有的各种要素资源进行再调整和再组合，并与吸收引进的要素资源进行重新组合和配置，使其组织结构得到优化，资源得到合理利用，业务流程得到有效排序，从而显著提高其效率和在市场中的竞争能力的过程。

医院重组的思想：一是以"病人的需求"为中心，采用市场需求拉动业务流程形式再造；二是通过减少纵向的管理层次，增加横向的管理范围，对医院组织结构进行精简；三是充分利用人才、设备等资源优势，实现对资源配置的最大化；四是确保与医院经营过程和组织结构相适应的医疗和管理技术得到创新；五是在坚持"服务至上"的原则基础上，将提供优质服务作为重要的任务纳入到医院各个环节的整合中。

经过重组后的医院，其技术资源、设备资源和人才资源等都能够得到最大限度的利用，医疗服务质量不断提高，对市场需求变化的适应能力也显著增强。从本质上讲，医院重组的目标不是渐进提高和局部改善,而是性能和绩效的巨大飞跃,是医院通过根本的再思考和彻底的再设计以求得在成本、质量、服务和效率等方面的巨大提高。

2)医院重组的基本方式

在构建核心竞争力过程中,医院重组的关键在于选择合理的重组模式和重组方式。医院重组方式可从分为兼并收购、战略联盟、资源重组、业务流程再造和组织结构重组5种方式。另外还有一种新型的能有效制约重组风险的方式——虚拟重组。

(1)兼并收购 是指一所医院通过购买等有偿方式取得另外一所医院的经营权的行为。其有两种情况:一种是通过兼并收购来强化核心技术;另一种是剔除没有前景的业务,通过关闭、合并、出售等方式,收缩集中战略资源,形成有竞争力的核心技术。

小案例

湖北省荆州市第一人民医院在2002年时已是年收入1.4亿元的三级甲等大型综合性医院,业务量和收入呈持续上升趋势。然而,医院人才和设备资源、土地资源相对比较紧缺。为此,他们瞄准了地处市区繁华地段、有着500余职工、30余床位、连年亏损的荆州市肿瘤医院。经过科学调研和严格论证,于2002年11月23日正式宣布两家医院"兼并重组",改荆州市肿瘤医院为荆州市第一人民医院肿瘤分院(慈济分院)。兼并重组以来,医院经济效益迅速攀升,肿瘤分院从兼并重组后的2002年末至2005年止,年门急诊人次从3.05万增至3.57万,上升了17.0%;年出院病人数从3 027增至6 948,上升了129.5%;年业务收入从1 148万元增至4 169万元,上升了263.2%。兼并市肿瘤医院,不仅全面提升了医院综合实力,使其成为本地规模最大、实力最强的医院,而且通过技术、管理信息的传播,刺激和推动了全行业发展。

(2)战略联盟 是指两个或两个以上的医院,出于对整个医疗市场的预期和医院总体经营目标、经营风险的考虑,为达到共同拥有市场、共同使用资源和增强竞争优势等目的,通过各种协议而结成的一种联合体,旨在通过优势互补构建核心竞争力。包括以合资、协议、互补等形式形成的联合体。

小案例

为充分利用宝山地区现有的医疗卫生资源,全面提升现有中心医院的管理、医疗技术水平,为病人提供优质的医疗服务,2002年12月,上海市第一人民医院与吴淞区中心医院实行所有权和经营权分离,组建了医院联合体。经过1年多的运转,医院的面貌发生了巨大的改变。实现了疑难杂症会诊中心和各类诊治中心、药品配置中心、临床检验和质控中心、大型仪器等资源的共享,提高了下级医院的管理水平和医疗技术水平。使病人能在二级医院收费标准下,享受到部分三级医院的医疗水平,使病人在减轻经济负担的同时,得到了更优质的服务,从而更大地吸引了病人,提高了医院的运作效率。

(3)资源重组 是指对医院的技术、人才、设备等医疗资源进行改造、精简、优化、组合的过程。在技术重组上,医院可以构建一个在技术上既独立又互补的医疗架构,提升医疗技术水平,以此来保证技术上的竞争优势;在人才重组上,医院可以引进具有扎实的临床理论和实践经验的优秀人才,或通过聘请国内外知名专家作短期、中期巡诊与讲学的方式培养优秀人才,从而打造一支能形成可持续性竞争能力的人才队伍;在设备重组上,以"医院专业特色"为中心,购置先进医疗设备,完善医疗结构,为培育核心竞争力提供保障。

(4)业务流程再造和组织结构重组 为了适应以"病人、竞争、变化"为特征的现代医院经营环境,在激烈竞争的环境中得以生存与发展,医院必须通过组织结构重组来提高其核心竞争力和运营效率。建立流程型的组织结构，以核心流程为基础设置部门机构，并明确各自的权责范围。

小案例

美国亚利桑那州的 Mayo Clinic Scottsdale 医院依据市场化需求进行组织结构重组，从复杂的垂直型组织形式转变为流程型组织结构，将每一个接待处提供的医疗服务作为一个流程单位，然后由一个统一的管理小组将每个接待处所有的医疗性服务和支持性服务进行归纳融合。这种多领域的融合性协同工作以及人员搭配，能够提供更为便利的医疗保健服务。

（5）文化重组 是指在医院重组过程中不同医院文化的渗透、磨合、改造和优化的过程。在物质文化上，医院应加强硬件条件的规范化建设，强调整体的文化氛围，并做好舆论和形象造势工作，提高医院的知名度和品牌价值；在制度文化上，应建立健全内部管理制度和行为规范，使员工的行为有明确的方向；在精神文化上，应形成一个为医院的全体成员所共有的价值观。通过医院文化重组，培育出医院真正意义上的核心竞争力。

（6）虚拟重组 是虚拟经营的一种表现形式。它以开展医院之间的业务合作为手段，以最终促成医院重组战略构想为目的，在不涉及产权变更的前提下，通过医院之间资源的整合，重新对医院能力进行挖掘，对可利用的资源进行优化配置，共同实现各方的阶段性战略目标。这里所讲的"虚拟"包含两层意思：第一层是它不是真正意义上的重组，而是一个假想的重组形式，是向实质性重组的一个过渡阶段；第二层是它造成医院之间资源的紧密结合、组织边界的模糊不清，因而对于病人来讲，就像在一家医院就诊治疗一样。虚拟重组的实现形式比较简单，主要有虚拟规模和委托书重组，能在保证产权的情况下，实现医院真正意义上的重组。

小案例

解放军总医院在 2007 年国家重点学科评审工作中，在确定保留原有国家重点学科资格的基础上，在全院范围内加强深层次、大范围的资源重组，发展横向联合，促进相近、相关学科联合申报，成功将肾内科与泌尿外科肾移植联合、院本部呼吸科与三二九临床部结核病中心联合，使特色优势学科的整体水平有跨越式发展，在评审中，内科学中的呼吸系统病、肾病与外科学中的烧伤 3 个学科最终被增补为国家重点学科。

12.1.2 医院并购

1）并购的概念及分类

并购，一般包括兼并与收购，国际上通常称为 Mergers and Acquisitions，简称 M&A。兼并与收购各有特点也相互联系。

（1）兼并（Merger） 根据《不列颠百科全书》的解释，企业兼并是指两家或两家以上的独立的企业、公司合并组成一家企业，通常由一家占优势的公司吸收一家或更多的公司。按照国际惯例，在市场经济中的企业兼并是企业变更和终止的方式之一，是企业竞争优胜劣汰的正常现象，也是商品经济高度发展的产物。在西方公司法中，"企业兼并"又可分成两类，即吸收兼并和创立兼并。

所谓吸收兼并（Consolidation Merger），是指在两家或两家以上的公司合并中，其中一家公司因吸收（兼并）了其他公司而成为存续公司的合并形式。在这类合并中，存续公司仍然保持原有的公司名称，而且有权获得其他被吸收公司的资产和债权，同时承担其债务，被吸收公司从此不复存在,可概括表示为"A+B=A(B)"。

所谓创立兼并(Statutory Merger),又称新设兼并或者联合。它是指两个或两个以上的公司通过合并同时消失(同归于尽),而在新基础上形成一个新的公司,这个公司叫新设公司。新设公司接管原来两个或两个以上公司的全部资产和业务,新组董事机构和管理机构等,可概括表示为"A+B=C"。

(2) 收购(Acquisition)　是指一家公司用现金、债券或股票等方式,在资本市场上购买另一家公司的股票或资产,以获得对该公司的控制权,但该公司的法人地位并不消失。

收购可进一步分为资产收购和股份收购。股份收购又可按收购方所获得的股权比例分为控股收购和全面收购。资产收购指买方企业收购卖方企业的全部或部分资产,使之成为买方的一部分;股份收购则指买方企业直接或间接购买卖方的部分或全部股份的行为。相比之下,资产收购更像一种普通商品交易形式,只不过交易的标的为卖方企业的特定资产罢了;股份收购则是所有权的买卖形式,买方将根据其持股比例承担卖方的权利和义务。

兼并与收购都是通过产权流通来实现公司之间的重新组合,从而实现公司对外扩张和对市场的占有。在实际运营过程中,兼并、收购往往交织在一起,很难严格分开。譬如,收购可以是一个公司购买其他公司的全部资产,这实际上也就是吸收兼并,也可以称为买断。因此,除了从会计审计角度处理财务数据及在法律规章中有所区别外,一般情况下均不对两者作特别区分,而统称为"并购"(M&A)。

2) 医院并购的概念和类型

(1) 医院并购的概念　对于我国医院并购而言,主要是指在市场机制作用下,某企业或医院为了获得其他医院的控制权而进行的产权交易活动。因此,医院并购的经济本质和公司并购没有原则的区别,都是市场经济条件下医院资本运营的必然现象。

与医院重组不同,医院并购是指两个或多个医院通过收购兼并成为一个经济实体,通常是由一家在资本上占优势的医院吸收一家或更多医院而造成的。医院并购有利于优势医院迅速实现低成本资本扩张,在市场竞争中处于有利地位。医院并购使加盟医院可以利用优势医院的知名度和市场影响迅速提高自己在市场竞争中的地位。

医院并购是医院实现扩张和增长的一种方式,一般以医院产权作为交易对象,并以取得被并购医院的控制权作为目的,以现金、证券或者其他形式购买被并购医院的全部或者部分产权或者资产作为实现方式。一般把并购一方称为"买方"或并购医院,被并购一方称为"卖方"或目标医院。并购实施后,被并购医院有可能会丧失法人资格,或者被并购医院法人资格保留,但是控制权转移给并购医院。

(2) 医院并购的类型　根据兼并收购的医院与被兼并收购的医院间的相互关系,兼并收购可以分为横向兼并收购、纵向兼并收购和混合兼并收购3种类型。

横向兼并收购是指提供同类医疗服务产品的医院之间的兼并收购。横向并购可以迅速扩大规模,提高规模效益和市场占有率,从而迅速实现规模经济和行业集中程度。

纵向兼并收购指处于提供相同医疗服务的不同阶段的医院之间的兼并收购。纵向并购除了具有扩大生产规模、节约共同费用的优点外,还具有使经营过程各环节密切配合,加速业务流程,缩短业务周期,减少损失、运输和仓储成本,节约资源和能源等优点。

混合兼并收购也叫复合并购,是指两个或两个以上相互间没有直接的投入产出关系和技术经济联系的医院(企业)间的兼并收购,比如旅店和医院之间的兼并收购。混合并购分为产品扩张型并购、地域扩张型并购、纯粹混合并购。混合并购通过多样化经营来降低经营风险。

12.2　医院并购的财务管理

一个成功的并购,应当是给并购双方能带来经济利益或价值的并购,只有这样,医院才有动力去实施并购,而被并购医院才可能乐于接受并购。因此,在财务上医院并购要存在价值创造即并购增值,并购才是可行的。为了使医院并购能产生最大的并购增值,以并购增值最大化作为医院并购的财务目标,围绕这一并购财务目标制定并购财务战略、寻找并评估目标医院、确定并购融资需要量以及支付方式、进行税务安排,决定采用适当的会计处理方法以及编制合并会计报表并进行披露,是并购财务管理的主要内容。

12.2.1　并购财务目标与战略

医院并购首先要确定并购财务目标,制定并购财务战略。医院并购是医院战略调整的重要手段,医院并购的财务运作需要财务目标和战略的指导,在并购财务目标和战略框架下展开并购财务活动。

1) 并购财务目标

医院财务目标是在保证医院正常运转的情况下,追求社会效益和经济效益的最大化,加强对财务资源的有效管理,提高医疗资源的使用效率,降低成本,提高社会效益。医院并购能产生增值,即两家医院并购后权益价值(或医院价值)超出并购前两家单独存在时的权益价值(或医院价值)之和,超出部分称为并购增值。只有并购增值,并购在财务上才是可行的。参与并购的双方股东对并购增值进行分配,被并购方医院股东得到的支付溢价部分实质上是并购增值分配给被并购医院股东的部分,剩余部分由并购后医院全体股东享有。可见并购增值越大对双方医院越有利,越有利于并购的实施完成。因此并购增值最大化可以作为并购财务目标以指导并购财务管理与运作。

2) 并购财务战略

医院并购战略的核心,简单地说就是期望所买的医院能物超所值,即"贱买贵卖",而被并购医院的所有者会以低于其实际价值的价格将其卖出的原因是交易双方对该医院价值的估计不一致。在现在不完全竞争市场的条件下,合并后的医院能够产生协同效应,产生"1+1>2"现象。在此情形下,交易双方对并购医院的价值评估有所差别,从而使得并购活动得以完成,交易双方都能从并购中获取利益。再者,如果目标医院并没有采取最佳的财务战略,也就不能带来股东财富的最大化。这时,通过并购,目标医院改善其财务战略,就能够获得由此而产生的增加值。

12.2.2　并购财务运作

医院并购的财务运作是在医院并购财务战略指导下,以并购增值最大化为目标,展开的并购财务活动。它是并购财务管理的核心内容,主要有以下 4 个方面:

1) 并购价值评估

并购价值评估主要是确定有关医院的价值以及并购增值,是医院并购中制定并购策略,评价并购方案,分析并购增值来源,确定并购支付成本的主要依据之一,因此,价值评估在并购财务操作上是医院并购的中心环节,有着特殊的重要地位。医院价值评估主要是确定 4

个方面的价值:目标医院权益价值、并购方医院权益价值、并购后整体医院权益价值和并购(权益)增值。在实际并购操作中,这4个方面的价值评估并不都是必须的,但对目标医院价值的评估是绝对必要的。下面介绍几种常用的评估方法。

(1)贴现现金流量法　价值评估最常用的方法是贴现现金流量法(Discounted Cash Flow,DCF)。这一模型由美国西北大学阿尔弗雷德·拉巴波特于1986年提出,也称作拉巴波特模型(Rappaport Model),用未来一段时间内目标医院预期现金流量按照某一贴现率计算的现值与该医院的初始投资金额(即并购支出)相比较,如果目标医院预期现金流量的现值等于或大于投资额,即净现值等于或大于零,可以认为这一定价对并购方是可以接受的或有利的;如果净现值小于零,对并购方来说,常常被认为是不可接受的。当选择的贴现率恰好使包括投资额在内的预期现金流量的现值等于零,这个贴现率就是所谓的内部收益率(IRR)。贴现现金流量法所评估的资产价值是资产未来运作效果的综合体现,是管理价值,因为资产的未来现金流量状况与资产过去关联不大,主要取决于未来资产管理与决策的水平。贴现现金流量法从理论上而言是最科学的,已成为医院并购活动中价值评估的主流方法。

(2)市场比较法　又称现行市价法和市场法,是指比照与评估对象相同或类似资产的市场价格,经过必要的因素调整,据此确定评估对象评估价值的一种方法。以该方法估计出来的价值为基础,能够得出一个医院的估价范围。其理论依据是市场价格反映资产价值,价格围绕价值波动这一规律。市场比较法利用了市场这一看不见的手代替我们做了一部分评估工作,因此市场比较法具有简单易行、直观易懂的特点,在资产评估实务中得到了广泛的应用。

(3)价格收益比　又称为市盈率法。它表明市场对医院盈利能力的评价。这种方法采用的财务指标是税后利润,目标医院的税后净利润乘以同行业可比医院的价格收益比,即可得到目标医院的价值。

(4)账面价值法　是利用传统会计方式确定的净资产来决定外购价格的方法。账面价值就是指资产负债表上总资产减去负债的剩余部分,也被称为股东收益净值或净资产。目前,收购公立医院一般以账面价值法为基础,用固定资产原值扣除固定资产折旧测算值作为估算医院价值的基础。这个方法低估了医院无形资产的价值。

(5)杠杆收购法　它是当一个医院是潜在的杠杆收购对象时采用的方法,其目的是决定一个杠杆收购集团愿意出的最高价。杠杆收购分析主要包括:现金流量计划、资本提供者的回报率以及税收效应。与现金流量贴现法比较,杠杆收购分析法考虑了杠杆收购的融资要求。

并购的估算定价是非常复杂的,往往需对上述各种方法进行综合运用。并购的价值评估方法并不是一成不变的,不同目的、不同时机、不同情形往往会得到不同的并购价值。

在决定医院的最佳价格时,必须进行一次广泛的富有创造性的分析,必须从各种不同的角度考虑,才能避免得出简单的或具有欺骗性的结论。

2)并购融资

医院并购融资就是解决医院并购资本的来源问题,是医院并购的重要环节。医院并购需要大量的资本,这迫使并购方医院想方设法筹措足够的并购资本,细心调整资本结构,进行融资策划。并购融资主要内容有:首先确定融资需要量。并购方医院要根据支付成本的大小确定融资需要量,而支付成本的大小又与目标医院的权益价值、讨价还价能力以及支付方式有关。其次确定融资方式。融资方式的选择与支付方式有一定的关系,如果是以现金作为支付方式的,其融资方式是多样的,既可以发行股票、债券,也可以银行借款等方式筹措资金。并购融资方式多种多样,医院在实际操作中的选择原则有:一是选取资本成本较低的融资方式,同类型的融资方式中选取资本成本较低者;二是保持合理的资本结构,尽量使医院综合资本成本最低,在融资当中合理匹配权益融资与债务融资比例。

3) 并购支付

医院并购支付主要解决医院并购支付方式以及并购成本。医院并购涉及的支付方式主要有两种,一是现金支付;二是股票支付。考虑并购的具体对象是资产还是股票(股权),可以把支付方式进一步细分为:以现金收购资产、以现金收购股票、以股票收购资产和以股票收购股票等4种方式。在现实的并购活动中,几种支付方式可能混合使用,如一部分用现金收购,另一部分用股票交换。

并购支付成本是指并购方医院为完成收购被并购方医院所付出的代价,即支付的现金或现金等价物的金额或者购买日并购方医院为取得被并购方医院的控制权而放弃的其他有关资产项目或有价证券的公允价值加上可直接归入并购支付成本的有关并购直接费用。不同的支付方式并购支付成本的确定方式也有所不同。

4) 并购税务安排

医院并购属于产权重组。在我国非营利性医院并购重组一般不征收营业税、增值税等流转税,对于印花税、契税等财产税也有许多优惠政策。因此,医院并购税务安排实质是指医院所得税的筹划安排。

医院并购方式以及支付方式都会影响到并购方和被并购医院以及股东的纳税,并购税务安排就是要根据并购双方的具体财务状况和纳税条件作最佳纳税选择使并购双方达到共赢。

在兼并合并方式下有两种税务安排:一是被并购医院解散并作清算处理。这种安排是被并购方医院按公允价值转让净资产,并确认转让所得;而并购方医院取得的净资产按公允价值入账,并可按公允价值核算成本、计提折旧。二是被并购医院被解散但不作清算处理。对于通过交换股票(股权)而完成并购的或支付的现金不超过支付股票(股权)面值20%的,被并购方医院可以被解散但不作清算处理,不确认净资产的转让所得;而并购方医院取得的净资产按原账面价值入账,被并购方医院存有未弥补亏损的,可以在并购方医院中继续抵补。在控股收购方式下,每个医院都是独立的经济主体和法律主体,母、子医院组成一个集团,母、子医院都是独立的纳税主体,通常需要分别进行纳税,母、子医院之间的盈利与亏损一般不能相互抵补。因此控股收购方式下的税务安排通常主要是对子医院投资收益的安排以及子医院亏损如何通过转移价格加以利用。

12.2.3 医院并购时应注意的问题

1) 避免医院规模的不经济

虽然并购可从不同侧面提高医院资源的配置和运行效率,但兼并同时也可能存在着一定的缺陷。20世纪在七八十年代,国际上曾对医院的适宜规模进行了研究,虽然结论不一,但都认为医院应有一个适宜大小的规模,超出这一规模,将带来规模的不经济,主要原因是因为规模过大可能会带来医院内部各部门间协调、沟通和控制的高成本。同样的,医院兼并后由于医院规模的扩大,也同样会碰到适宜规模的问题,如兼并后规模过大,必然会带来医院的规模不经济。因此,在兼并过程中,应注意医院的规模效益。

2）重新形成医院文化

在并购前,并购医院和被并购医院由于都有其独特的发展历史,因此形成了各自不同的医院文化,医护人员对其原有的工作环境相对较为熟悉,在工作中也形成了一种固定的工作关系,如医护关系、医技关系等。而一旦医院并购后,必然带来两种不同的医院文化的冲撞,医护人员在一个新的环境中也需要有一定的时间来相互间进行了解和磨合,以产生相对固定的工作关系,被并购医院的医护人员也需要时间来适应并购医院的医院文化。因此,医院在并购前应制定详细周密的计划,以各种可能的方式推动并购医院和被并购医院间各种正规和非正规、文化和非文化因素的融合,以使医院并购能顺利进行。

3）做好被并购医院职工的安置工作

医院并购的目的是为了提高资源的使用效率,而简单的相加过程并不能增加效率,因此,被并购医院职工全部由并购医院接收似乎是不可能的。而同时,由于我国失业保险制度尚不健全以及大量失业人员的存在必将影响到社会的稳定,因而并购医院不可能全部抛弃原有医院的职工。因此,在医院并购过程中,应对被并购医院职工的安置按其业务能力和专业特点分类进行安排。国家也应尽快健全失业保险制度和最低生活保障制度,为医院并购提供良好的外部环境。

4）保证病人医疗服务的可及性

医院兼并后,使原先在被并购医院附近的病人必须走较长的路才能得到医疗服务,从而使病人得到医疗服务的可及性下降。同时,医院兼并后,由于医院分科的细化和组织层次的增多,将导致病人就诊的不方便,使病人在就诊时由原先只需接触一个科室或一个医生就能得到服务变为需经过几个科室或几个医生才能得到服务。因此,医院并购过程中,应注意医院内部管理,以方便病人就诊。同时,卫生行政部门应积极开展社区卫生服务,以保证病人基本卫生服务的可及性。

5）重视并购后的整合

应该看到的是,医院的并购,其本身并不能解决医疗资源配置和运行中所存在的全部问题,关键是管理者在医院并购后如何对医院进行并购整合,加强管理以及完善医院内部的运行机制。因此,在医院兼并过程中,应避免形式上的并购,而应该实实在在地按并购程序办事,真正实现并购所应起到的作用。

12.3 医院集团的财务管理

由于医院并购转让的客观需要,医院集团在我国各地已形成星罗棋布的网状分布,尤其是经济较发达的省会城市和地区,如北京、上海、南京、青岛、深圳、沈阳、石家庄、西安等省会城市以及浙江、江苏、山东、辽宁、海南、河北、湖北等地区。医院集团对医院并购转让发挥十分重要的促进作用。

20 世纪 90 年代,我国就有了医院集团的雏形,南京市鼓楼医院集团首开医院集团化的先河。时至 21 世纪初,随着中国市场经济进程的不断深化,医院集团迅猛发展,据非官方的粗略统计,到目前为止,我国已有医疗投资管理公司和医院集团 120 余家。

12.3.1 医院集团的概念及意义

1）医院集团的概念

"集团"一词最初多用于企业。"企业集团"一词由第二次世界大战之后的日本提出并得以流行,指的是以资本为主要纽带,通过持股、控股等方式紧密联系、协调行动的企业群体。医院集团是以具有技术、人才、管理、服务优势及良好社会基础的医院为中心,由多个具有法人资格的医院及多个投资、管理机构共同参与,采取资产重组、合并、兼并、合作、合资等形式,通过医疗技术的渗透、管理理念的推广、体制的改革等一系列措施,形成一个技术水平高、管理科学、功能齐全、服务完善、具有规模效益的医疗机构集合体。医院集团通常有一个统一的最高管理机构,有一个共同遵守的集团章程。

2）医院集团化的意义

（1）精简管理机构,提高管理效率 医院集团化经营为一些既懂医又具有相当丰富管理经验的专业人员提供了用武之地。由于龙头医院为核心,又有专业管理人员的加入,从而增加了医院集团化经营的筹划能力,提高了管理效率。未来的医疗市场需要有一个完备的医院信息系统,单个医院缺乏资金和技术力量建设这样的信息系统,而多医院系统却有实力建成并加以充分利用,从而使医院集团或多医院系统更具有市场竞争力。

（2）扩大医疗服务范围,促进医疗保险制度的改革 医院集团能够集中多家医院的内部资源,资源共享、优势互补,使医疗服务范围得以扩大,获得更多的病人来源。此外,还可以形成双向转诊系统,使病人得到更全面的医疗服务,既增加医院收入,也增加了病人的选择权,这正是医疗保险制度改革的目的。

（3）有利于获取市场力量 医院集团使医院在市场谈判中加强了自己的力量,如一个医院集团控制某一区域的大多数市场份额,第三方医疗保险公司或医保局在选择定点医疗单位时就很难有选择的余地。同样,医院集团在整体统一采购其他与医疗服务相关产品时,常常能以比较低的或其他优惠价格获得其需要的产品。

12.3.2 医院集团的组建

医院集团的组建是医院集团形成的过程,是指一个单体医院通过各种方式最终发展成为一个集团群体的动态过程。从整体扩张的角度看,医院集团的组建有以下几种方式:

1）横向联合型医院集团

目前,国内医院集团多是将同一城市由同级卫生主管部门管辖的医院联合起来组建的。由于这些医院在地域上很近,主管部门统一,业务内容相同,管理方式相似,因此,组建这类医院集团的谈判过程较短,效率较高,具有很强的可操作性,比较适合我国现阶段的国情。从这类医院集团的本质来看,是一种横向联合的组建模式。横向联合型的医院集团,由于各成员单位在诸多方面具有相似性,因此,优势单位的技术与管理可以被快速扩散,相互适应与磨合的周期较短,实际运作中的不确定性较少,往往可以使医院集团快速发展。

2）纵向联合型医院集团

纵向联合组建的医院集团,就是将为医院提供产品或服务的组织和医院为之提供产品或服务的组织联合在一起。比如说,医院与药品供应商、药品制造商、医学科研单位、医疗器材供应及制造商等联合起来组成集团,使医院的整体竞争力得到进一步的加强。

3）协作经营型医院集团

这种重组可以发生在相同规模的医院中，也可发生在不同级别的医院中，重组各方大都出于某个利益共同点考虑，以协议或契约的方式建立起经营关系。如鼓楼医院集团，由南京市卫生局牵头，联合鼓楼医院、儿童医院、口腔医院组成集团。该集团实行管理委员会的方式，在市卫生局领导下开展工作，采取平等协商的方法进行集团战略决策。由于这种类型集团组建没有涉及产权问题，其本身不是一个医疗机构，也没有成为医疗事业管理机构，更不是社团组织，造成了其社会属性和地位不明确，集团仅依靠"协商"的方式对成员医院进行管理。另外，由于集团本身没有专设办事机构，没有专职人员，未能形成实体的格局，导致集团工作责、权、利分离，使集团缺乏必要的管理权和管理力度。

4）连锁经营型医院集团

这种重组大都发生在专科性质的医疗机构，或不同规模综合性医疗机构具有某种共同专长的学科中，以某个专科和特色项目为模板，如牙科、眼科、激光治疗、整形美容等，开展单项复制式的经营活动。连锁经营型的医院集团通常规模较小，灵活多变，易于扩散，甚至可以跨省市发展。如我国著名的民营医院凤凰医院集团，其足迹遍布吉林、深圳、大连和北京。连锁经营型医疗有相同的标准化操作，可以统一营业环境，有统一服务标准，规范化连锁经营。连锁经营型的医院集团在产权联结上已经发挥出重要作用，但在治理结构上仍然带有家族式等传统管理色彩，未建立起有效的监督约束和激励机制。

5）兼并经营型医院集团

这种重组可以发生在不同规模、不同功能、不同经营方向的医院中，以资本或长期的经营管理权等为纽带，且大多数都有一家核心医院，由其向别的成员单位单向统筹输出各类资源，发起并开展各类经营活动。如有医疗航空母舰之称的上海瑞金医院集团，以上海第二医科大学附属瑞金医院为核心，兼并原市政医院、卢湾中心医院、闵行中心医院和浙江台州市中心医院。沈阳东方医疗集团则是重组了和平区妇婴医院、和平区第八医院等7所医疗单位和沈阳市东方实业公司。该类型医院集团内部成员单位以产权纽带为联结，集团中的成员单位无论原先规模大小均应重新定位，在资源重组后展开集团内部管理和功能框架的重构。从长远来看，兼并经营型医院集团必须建立起清晰的法人治理结构，但就近期而言，可以采取一些过渡性的做法作为现行宏观环境下医院重组操作中的重要补充手段。

6）资产重组型医院集团

这是以资产为纽带，由多家医院横向或纵向、不分医院级别和专科的全方位的重组联合，合并成一个统一名称的医院集团（相当于企业的集团公司或总公司），被联合或兼并的医院相对保持原来机构的独立性，并以"子医院"的形式进行医疗经营活动。这种形式的医院重组具有一定的规模效应，例如集体采购药品、医疗器械、医用材料，通用相同管理模式，共享医疗资源，当医院需要改造发展时可享受较低利息成本，易于从资本市场获取资金，例如辽宁省沈阳市的东方医院集团。

7）内部成长型医院集团

所谓内部成长型医院集团，是指由一家具有独立法人资格的国有大型综合性著名医院，通过内部的调整、重组、培育、改革，成长为拥有多个优势专业和二级学科，集医学人才培养、科学研究、临床医疗于一体，规模、水平可持续增长，具备国际竞争力的超大型医学中心。该发展模式具有3大特点：一是发展的基础具有同源性；二是发展的结果具有同质性；三是运作管理具有统一性。目前，国有大型综合性医院通过内部改革成长，持续做大做强，发展成超大型医学中心或连锁医院集团的案例已不少见,如北京同仁医院、江苏省人民医院、中山大学第一附属医院和四川大学华西医院等。应该说,在医疗体制改革、市场竞争、医院发展需求的背景下,这种自我做大做强的内部成长型医院集团的示范效应不会低于外部组合型医院集团。

12.3.3　医院集团财务管理的特点

集团的财务管理不会改变单个医院财务管理的本质,因为从长远看,医院集团的价值最大化与集团成员的价值最大化目标是内在一致的。但是,集团既可以看作是医院组织的高级形式,也可以看作是医院外部组织的一种形式,所以,集团的财务管理与单个医院的财务管理相比又有不同的特点。

1) 集团财务管理的主体复杂化

在财务管理的主体上,医院集团呈现为一元中心下的多层级复合结构特征,单个医院的财务管理变成了微观层次上的管理。成员医院是独立法人,应具有独立的经营自主权和理财自主权,但成员医院需遵循总部统一的财务战略、财务政策与基本财务制度。

医院集团财务管理的实施,既包括集团成员的内部管理,更重要的是集团的核心成员或总部针对不同类型的成员进行不同性质的管理。一方面,由于集团组建模式和组织形式的不同,财务管理的主体包括了各级成员医院,大大增加了复杂性;另一方面,构成集团的成员可能在所有制、产权形式、行业、规模等方面存在不同,这种差距使财务管理的对象更具复杂性,集团财务活动也更加复杂。

2) 集团财务管理的基础是控制

国际会计准则对控制的解释是:"控制,指统驭一个企业的财务和经营政策,借此从该企业的活动中获取利益的权利。"由于集团的主要连接纽带是资本,集团成员各自独立的法人地位决定了只有从财务角度对集团实施一体化的管理与控制,才可能使集团真正成为一个经济利益的整体。就集团而言,控制有两个层面,一是对集团中成员医院的经济控制,针对的是组织架构与权利分配问题;二是对集团经营业务的实际控制,是控制的实际操作以及确定标准、衡量业绩、纠正偏差的过程。二者都反映在目标控制、过程控制与结果控制之中。

集团是一种较为紧密的医院外部组织形式,具有相对稳定性,较之其他联合形式更易于控制。财务控制是集团内的核心医院对众多处于不同层次的非核心医院进行实质性控制的重要方面,医院集团的财务控制在难度上显著增加了。这体现于集团财务管理在管理对象、管理层次、管理职能和管理方法上的复杂性,更体现于集团的财务控制体制,即财务实行分权管理和集权管理的两难选择以及集团组织结构和财务人员的职能设置方面。

3) 集团财务管理更加突出战略性

战略一般是指重大的、关系事物全局的、涉及时间相对较长的、同时又决定或严重影响事物发展前途和命运的谋划。这是因为,一方面医院集团的形成本身就是战略选择的结果。核心医院选择集团的成员是根据自身实力、发展方向等方面,集团成员的相互持股、控股、参股等则都是战略的实施和体现。另一方面,医院集团的日常经营和竞争也离不开集团战略,集团成员众多,各成员职能地位不一,为了协调一致,真正发挥集团的规模效应和范围效应,取得比单个医院更大的竞争优势,集团必须从整体与局部、短期与长期等多个角度,来考虑集团的发展。

医院集团的未来发展必须要有战略指导,集团的规模大小、专业化与多元化的发展方向、自我发展或者以专业或协议的方式发展,都属于集团战略的范畴。财务战略是集团战略的核心内容之一,是对集团资金运动进行全局性、长期性和创造性的谋划,而且渗透到集团战略的其他部分中。所以,医院集团财务管理的一个重要特点是宏观性、战略性。

12.3.4　医院集团的财务管理模式

由于医院集团内各成员医院具备独立的法人资格,根据这样一种组织结构,医院集团的财务管理模式通常可以有 3 种模式:完全集中、完全分散、分散与集中相结合。

根据目前我国医院集团的发展状况,选择分散与集中相结合的模式较为适合。它是在分散基础上集中,自下而上的多层次决算的集权模式,集资金的筹集、运用、回收与分配于一体,充分参与市场竞争的模式。在这种财务管理模式之下,医院集团中的各成员医院均应设立专职财务管理机构。

1) 医院集团总财务机构的设置及职权划分

医院集团董事会是各成员医院的权力中心,对医院集团资金的筹集、运用、回收与分配等财务工作起战略决策作用。集团总部财务机构应设置筹资部、投资部、综合部、审计部,并统一由财务总监负责,财务总监向董事会负责。筹资部、投资部负责整个集团的资金筹集与投向。筹资部在集团融资时合理安排融资主体(包括母公司与子公司)、融资方式、融资渠道等;投资部负责集团的投资战略;综合部负责集团日常资金流动安排以及对下属各成员医院的会计资料汇总,监控集团内投入与分配的协调,以及合并编制集团会计报表;审计部负责监督与审查集团内部成员医院对集团财会制度及程序的执行情况及会计记录的合理性、合法性和有效性等。

2) 成员医院财务机构的设置及职权划分

医院集团内的成员医院是自主经营、自负盈亏的法人实体。但在整个集团的财务控制体系中,成员医院应服从集团总体的财务战略安排。因此,在财务机构设置上也应与集团相对应,既要有独立性,又要符合上一级财务部门有效控制的要求。一般来说,成员医院财务机构应归属集团总部的相应部门进行对口管理,在本医院内行使财务职权的同时,其决策权限由上级部门授予,并向上级部门汇总报告本医院的预算以及提交财务报告。

总之,医院集团财务机构的设置,关键是要把握好财务集权与分权的尺度,处理好管理效率与机构精简的关系。

12.3.5　医院集团的财务控制

医院集团的财务控制是指医院集团总部根据集团内部规章、预算对集团实际运行结果加以衡量比较,然后采取纠正措施,以取得更接近于目标的结果。

医院集团财务控制,按照财务活动的种类,可以包括筹资控制、投资控制、资产控制、收益分配控制等;按照财务活动的顺序,可以分为事前控制、事中控制和事后控制。其中,事前控制包括预算编制控制、组织结构控制、授权控制;事中控制包括结算中心控制、预算执行控制;事后控制包括内部审计控制、业绩评价控制等。

从对集团财务活动的影响程度来看,财务控制的重点应是预算控制和业绩评价控制。这两种财务控制方法在一定程度上解决了对成员医院实施过程控制及对其管理者实施激励和约束的问题。预算控制和业绩评价控制相互对应,一方面,在预算执行过程中,通过业绩评价信息的反馈及相应的调控,可以随时发现和纠正实际业绩与预算的偏差,从而实现对财务活动过程的控制;另一方面,预算编制、执行、评价作为一个完整的系统,周而复始地循环,以实现对整个集团财务活动的最终控制,而业绩评价则既是对本次预算执行情况的考核,又是下次预算编制的参考基础。预算控制和业绩评价构成了医院集团的一个财务管理循环。

1) 医院集团的预算管理

集团加强对成员医院的预算管理,提高资金的使用效率,有利于合理配置医院资源,实现收支平衡,并协调各个所属医院的工作。因此在编制预算时,要灵活运用各种预算编制方法,编制出科学、合理的预算。首先,编制收入预算时要参考以前年度预算执行情况,根据预算年度收入的增减因素测算、编制收入预算。应特别注意的是,不得将上年的非正常收入作为编制预算收入的依据。其次,编制支出预算时要周全,重点保证4类支出,即人员费用;基本公用费用,如水、电、燃料;药品、材料等的费用;医院发展费用,如设备购置费用、修缮费用等,这是医院支出的重点。在编制预算时要保证重点,兼顾一般,合理安排。再次,应建立科学的现金流量预算,按照现金的流入量安排现金的流出量。现金预算要基于收付实现制,以实际收到现金的时间确认现金收入,以实际支付现金的时间确认现金支出。预算有较大的主观成分,其准确性难以有效保证,因此要保证预算具有一定的弹性。

2) 医院集团的内部控制

(1) 建立责任中心　　由医院管理办公室和财会部门组成院部责任中心,将会计的核算与监督职能和管理办公室的综合管理职能有机地结合起来,便于对经济活动进行控制、分析、考核和合理分配经济利益。根据医院内部各科室所处的管理层次与控制范围划分出投资中心、利润中心、成本中心,并赋予相应的管理权限,明确应承担的经济管理责任。

(2) 建立内部结算制度　　内部转移价格是单位内部各责任中心之间提供劳务和材料所采取的一种计价标准,为了分清各责任中心的经济责任,使各个责任中心的业绩计量与考评建立在客观可比的基础上,必须根据各责任中心业务活动的特点,制定合理的内部转移价格。

(3) 进行责任控制　　医院集团各个责任中心在执行责任预算的过程中,应加强内部的控制。集团总院的责任中心内部应该进一步划分为若干较小的责任成本中心,形成多层次的责任成本中心体系。集团总院的责任成本中心,其责任成本的构成内容多、控制面广、协调能力强,但对具体耗费项目的控制能力相对较弱。各责任中心应根据各自经营活动性质和特点,采取与其相适应的控制方法。

3) 医院集团的业绩评价

建立责任中心、编制和执行责任预算、考核和监控责任预算的执行情况是实行集团财务控制的一种有效手段。

医院集团根据成员医院所处的管理层次与控制范围划分出投资中心、利润中心、成本中心3个层级的业绩评价中心,并赋予相应的管理权限,明确应承担的经济管理责任。为了分清各层级责任中心的经济责任,使各层级责任中心的业绩计量与考评建立在客观可比的基础上,必须根据各层级责任中心业务活动的特点,确定合理的业绩评价指标、评价标准和评价方法。

在医院集团战略规划中,各层级责任中心业绩评价指标体系的设计必须与集团的整体战略规划紧密结合,这样才能帮助管理者实现集团的战略目标。业绩评价是对战略目标的量化。一个科学的业绩评价系统,是战略成功实施的关键,它能够将已发生的结果与预先确定的评价标准进行对比,来判断战略实施状况的好坏。通过业绩评价反馈的信息,可以为战略实施提供控制性信息并适时地修正和调整集团的战略。

思考题

1. 简述医院重组的基本方式。
2. 简述医院并购的概念和类型。
3. 医院价值评估的方法有哪些？
4. 简述我国医院集团财务管理模式。

【案例】

厦门大学附属第一医院与集美区灌口医院合并托管研究

1）合并过程

为了落实中共厦门市委、市政府关于岛内大型医院优质医疗资源向岛外延伸的战略部署，全面提升集美区灌口镇医疗卫生水平，更好地为当地人民群众提供便捷优质的医疗服务，厦门大学附属第一医院于2009年2月托管集美区灌口医院。

2）托管成效

集美区灌口医院在托管期间建立了奖金补贴分配激励机制，调动了医务人员的工作积极性，医院收入有较快增长，财务状况明显改善，主要财务指标均有不同程度增长。

3）托管中止

2010年以来，因政府对灌口医院定位改变、系列政策约束，使托管工作停滞不前。由于集美区灌口医院仍然定位为乡镇卫生院，在托管过程中遇到以下的困难和障碍：

（1）集卫（2009）24号、厦集委编办（2009）7号文件中重新核定灌口医院为乙级卫生院，编制50人。文件改变原协议灌口医院的性质和定位。

（2）集美卫生局编制的2010—2015集美区医疗机构设置规划（2010.5.7）仍然将灌口医院定位为卫生院（原文：原址保留灌口卫生院和后溪卫生院，床位数分别为100张、30张）。集美区的集美报宣传材料和十二五卫生规划中继续将灌口医院认定为卫生院。上级主管部门区卫生局对灌口医院的下文仍然以卫生院对待，并且布置任务的主要是公共卫生的工作任务。2010年后下发并要求遵照执行的系列文件大多使用灌口卫生院称谓。

（3）乡镇卫生院和二级医院的工作内容和职责是不相同的。如果定位为卫生院，灌口医院只能承担基本医疗和公共卫生预防保健任务。

（4）由于2010年实施基层医疗单位基本用药目录，灌口医院为厦门市38家基层医疗单位之一，实施目录内用药。麻醉用药和其他开展正常医疗工作的用药不能得到保障。医院无法开展相当二级医院的手术。定位的改变，区卫生局对灌口医院二级等级手术的开展未批复。由于医院内只有卫生院目录内用药，门诊病人开不到药造成门诊量持续下滑，由原先日门诊量300多人次，下滑到100多人次。由于药品供应得不到保障，二级手术不能做，住院床位使用率由原先的70%以上，下降到不到40%。

（5）医院编内职工对医院发展成二级医院后的个人生存存在危机感，大部分编内员工内心仍期盼医院为卫生院，享受"全额拨款""旱涝保收"的好处，已不能同心同德一起促进医院发展。

经集美区卫生局与厦门大学附属第一医院协商于2010年7月提前中止托管协议。

4）研究结论、启示与建议

组建医院集团是今后医院发展的方向，有利于扩大规模效应、降低医疗成本、提高工作效率、盘活存量、优化资源和提高医院市场竞争力和抵抗风险能力。但组建医院集团无疑是郑重而细致的工作，尤其目前医院集团在我国毕竟刚刚起步，受许多因素影响，比如政府的政策、政府财政补偿机制、核心医院的管理能力、医院文化的融合、战略目标的确定等。

公立医院集团的建立往往是由政府主导，由政府参与和推动。往往造成大部分公立医院效率不高、效果不大、活力不强、存活不久。而且绝大多数医院集团并没有形成长期的、完整的战略目标体系，集团战略管理意识不强、集团领导者战略管理经验不足，有时集团成员难以达成战略共识。战略目标模糊、战略措施不到位已成为医院集团的薄弱环节，影响了集团的生存和发展。所以，医院集团的形成发展过程中如何趋利避害、审慎应对是集团领导者都必须面对的重要问题。

13 医院人力资本财务管理

【学习目标】

本章主要介绍医院人力资本财务管理的基本理论和方法。通过本章学习,应当掌握如下内容:

(1) 了解人力资本的含义、分类和人力资本产权的基本内容。

(2) 熟悉医院人力资本财务的含义、特点,掌握医院人力资本财务的内容。

(3) 掌握医院人力资本成本的分类、计量的一般方法与具体方法。

(4) 了解医院人力资本成本的合理控制方法。

(5) 了解医院人力资本价值的内涵,掌握医院人力资本使用价值的计量方法。

13.1 人力资本概述

13.1.1 人力资本的含义

早在 18 世纪,英国资产阶级古典经济学家亚当·斯密就认为,一国的资本存量应当包括社会成员所获得的有用才能在内。1906 年费雪在其《资本的性质和收入》中首次提出人力资本概念,而且将其纳入了经济分析的理论框架中。

20 世纪 60 年代,美国经济学家、人力资本之父舒尔茨在《论人力资本投资》一书中提出了比较完善的人力资本理论。他认为:人力资本是体现于劳动者身上,通过投资形成并由劳动者的知识、技能和体力所构成的资本,可以看作是资本的一种类型,看作是一种生产出来的生产资料,看作是投资的产物。

自舒尔茨提出人力资本概念以来,国内外学者对此进行了大量的研究,做过不同的界定。例如,萨洛将人力资本定义为"个人的生产技能、才能和知识";利普赛和斯坦纳则认为人力资本是"以较高的技艺、知识等形式体现于一个人身上而不是体现于一台机器身上的资本";《新帕尔格雷夫经济学大词典》对人力资本的解释是:作为现在和未来产出和收入流的源泉。资本是一个具有价值的存量。人力资本是体现在人身上的技能和生产知识的存量。

人力资本是与物质资本相对的一个概念,它是通过花费在劳动者身上的保健、教育及培训等方面的开支所形成的资本。这种资本,就其实体形态来说,是活的人体所拥有的体力、健康、经验、知识和技能及其他精神存量的总称。它可在未来特定的经济和技术活动中,为劳动者带来剩余价值或利润收益。

人力资本与人力资产是两个既相联系又相区别的概念。人力资产是一个组织拥有的从事生产与管理的人力的总和,表现为各类人员的人数与比例关系。人力资本是体现在人身上的知识与技能的价值的货币表现,是能为组织带来增值的价值。因此,人力资产是从人力的使用价值方面加以考察,人力资本则从人力的价值方面去加以考察。在实际工作中,人力资产又叫人力资源。

13.1.2　人力资本的分类

人力资本可以按不同的标准进行分类。

1）按照性质划分

人力资本可以分为一般型人力资本、管理型人力资本和技能型人力资本。

管理型人力资本是以各层次管理人员为载体的人力资本，它体现为管理人员所拥有的特定管理知识、才干、经验、技能等；技能型人力资本是以各层次技术人员为载体的人力资本，它体现为技术人员所拥有的特定专业知识和技能；一般型人力资本是以一般员工为载体的人力资本，它体现为一般员工的知识与技能。

2）按照层次划分

人力资本可分为高层人力资本、中层人力资本和基层人力资本。

高层人力资本是指以高级管理人员（如公司董事、总经理、副总经理等）和高级技术人员（如高级工程师）为载体的人力资本，它主要体现为高级管理人员的组织管理才能、规划决策能力以及高级技术人员所拥有的专有知识、精湛技术和开发创新能力等；中层人力资本是指以中层管理人员（如部门经理、分公司或事业部经理等）和中级技术人员（如工程师）为载体的人力资本，它主要体现为这些人员完成特定管理或技术工作所必需的知识、经验和能力；基层人力资本是指以企业一般员工为载体的人力资本，它主要体现为一般员工完成特定岗位工作所必需的基本知识、操作技能和相关工作经验。

3）按照使用情况划分

人力资本可分为未使用人力资本和在使用人力资本。

未使用人力资本是指目前尚未就业的人力资本，它包括已经完成一个或几个阶段的学历教育，并具有劳动能力的新增人力资本和等待再就业的人力资本；在使用人力资本是指目前正在就业中的人力资本。

需要指出，上述各种人力资本在表现形式上，除知识、技术、经验和能力等外，还体现为人的健康和寿命方面。

13.1.3　人力资本产权

人力资本产权包括人力资本的所有权、控制权和收益权等。

对于物质资本来说，其所有权和控制权可以分离，但人力资本与物质资本不同。首先，作为人力资本价值承担者的知识、技术和信息是以特定的人为载体的，某一个人所拥有的知识、技术和信息通常不能在不同的人力资源个体中进行分解，即使是企业投资所形成的知识和技术，也只能由接受投资的人拥有，企业只能按照契约规定享受其运用所学的知识和技术所提供的服务，而不能任意索取或转让其所拥有的知识和技术。其次，所谓对人力资本的占有、使用和支配也只是对作为人力资本载体的员工而言的。也就是说，企业作为对应于员工的签约方，可以按照契约规定安排和调整员工的工作岗位，但却无法直接占有、使用和支配存在于员工大脑中的知识和技术，从而也就无法真正地占有、使用和支配人力资本。

可见，人力资本产权只能属于其载体，换言之，作为人力资本载体的员工，不仅拥有对人力资本的所有权，而且在实质上享有对它的使用权和支配权。这样，人力资本所有者拥有的产权包括两个方面：一是拥有人力资本的完整产权；二是拥有物质资本的剩余控制权以及相应的剩余收益分配权。

人力资本产权具有债权和股权双重特性。首先,企业与人力资本所有者签订的合约通常也是一种固定期限合约,合约期满,任何一方均有是否续约的自主选择权,这就如同债务到期企业与债权人各自都有是否继续借款和贷款的选择权一样。若人力资本所有者选择不再续约,则其人力资产将从企业资产中退出,这又如同债权人从企业收回贷款本金一样,将减少企业资产价值。其次,人力资本所有者享有对企业剩余的索取权。一般认为,按照"企业剩余索取权与剩余控制权的安排应相对应"的原则,人力资本所有者在拥有剩余控制权的同时,也应当享有剩余索取权,即享有参与税后收益分配的权利。赋予人力资本剩余索取权是实现人力资本价值的一种必要的制度安排。

13.2 医院人力资本财务

13.2.1 医院人力资本的含义和特征

1) 医院人力资本的含义

医院人力资本是指医疗技术人员通过医学教育、临床实践取得的超过自然劳动者的专业知识、专业素质、专业能力。医院人力资本是医疗技术人员具有的各种能力的综合反映。

2) 医院人力资本的特征

与其他行业的人力资本相比较而言,医院人力资本除具有依附性、私有性、增值性与可变性、层次性、投资的风险性等特征外,还具有专用性。医院在对其人力资本的管理中只有做到结合具体特征来管理,才能达到"人尽其才,才尽其用"的目的。

(1) 依附性　人力资本是体现、凝结和储存在特定的人身上,与作为其载体的个人不可分离,只能由这个人支配和使用才能发挥作用。人力资本除了对人自身的天然依附外,对物质资本也有着特别的依附。医院人力资本只有在生产劳动、技术创新和医疗实践中,与物质资本相结合才有可能实现其价值。医院管理者应当根据区域卫生规划所确定的医院职能定位和主要目标,尽最大力量为其所拥有的人力资本配置好所需的物质资本,创造良好的工作环境,使人力资本的效益得到最大限度发挥。

(2) 私有性　物质资本的所有者可以是国家、法人、团体或个人,而对人力资本来说,所有者只能是个人。人力资本所有者无法让渡人力资本的所有权,只能让渡部分使用权,其产权具有明显的个体或私人决定性。人力资本在随人力资源的流动过程中发生空间转移,一旦劳动者与医院达成劳动契约,则其自身拥有的人力资本产权也就在一定程度上被医院以支付工资等报酬的形式暂时购得。但这种经济意义上的交换行为,医院所得到的也只是对人力资本形式上的获取,而要想通过已获得的人力资本创造所期望的效益,则还必须取决于具体的人力资本携带者本身是否真正充分地发挥了作用。

(3) 增值性与可变性　人力资本与物质资本相比较,具有明显的增值性。物质资本随着使用时间的延长会被逐渐消耗,而人力资本则是一个动态成长的过程。但是,由于人力资本还具有明显的时效性,如果得不到及时而科学合理的使用,或者人力资本主体放松了自身知识和技术的更新进取,人力资本就会随着时间空耗而贬值。作为医院的管理者,应当视医院的人力资本为社会财富,要着力为有价值的人力资本创造使其资本增值的条件。

（4）层次性　人的能力不同决定了人力资本的层次性。舒尔茨将人的能力区分为5类：学习能力、完成有意义工作的能力、进行各种文娱活动的能力、创造力和应付非均衡的能力。每个人在各种层次上的能力是有差异的。医院管理者为了使人力资本的价值得以充分的实现，应对人力资本的需求结构进行实事求是、细致科学的分析，在配置人力资本的过程中，适时地调整人才结构，尽可能地使其合理，强化互补，减少内耗。

（5）投资的风险性　就医院而言，人力资本投资的内容主要应该包括：急需高层次人才的引进，特殊和高新技术专业人才的培训和进修，普通员工的在职继续教育以及为人力资本的需求所配置物质资本的投资等。医院人力资本的投资，应以市场需求为导向，以合理的人才结构为基础，通盘分析做出决策。既要避免短期利益驱动的重复投资，也要防止追求潮流的盲目投资。人力资本的流失，是投资可能遇到的最大风险。因此，一定要充分保证人力资本投资后的相应物质资本的配套投资。

（6）专用性　是指资源在用于特定用途以后，很难再移作他用的性质。医院人力资本的专用性体现在以下两个方面：一方面医学知识和专业技能只能用于医疗保健领域；另一方面医疗专业分工细化，使医疗技术人员在某个领域成为专才后，脱离自己的专业领域其技能、技术或素质的价值创造功能就会减弱。

13.2.2　医院人力资本财务的意义和内容

1）医院人力资本财务的意义

现在的医院财务系统主要以物质资本为对象，着重于从价值方面组织和管理物质资本运动。至于人力资本，则主要侧重作为资产性质的人力资源管理，而忽视从财务方面研究医院人力资本问题，以致人力资本这样一个极其重要的财务要素至今仍未纳入医院财务管理系统，难以为医院财务管理实践提供全面的指导。因此，研究人力资本财务具有重要意义，人力资本财务是人力资本的投入与收益活动及其所形成的经济关系体系。研究人力资本财务的主要意义体现为以下几个方面：

（1）它是完善医院财务理论和方法的需要　财务研究的是资本运动，而资本运动包括物质资本运动和人力资本运动两个方面。其中，物质资本的运动体现为物质资本的筹集、使用、耗费、回收和分配等，相应的，人力资本的运动也包括人力资本的取得、使用和分配等几个环节。然而，现有的财务理论和方法主要限于物质资本运动方面，人力资本运动则尚未纳入财务系统。因此，如何根据人力资本的运动规律，研究人力资本财务问题，并构建人力资本财务的理论框架和方法体系，对于完善医院财务具有重要意义。

（2）它是知识经济发展的客观要求　在知识经济条件下，知识与资本、原材料、设备等一同构成生产要素，能够为医院创造价值。对于一个医院来说，其拥有的知识可以分为两类。一类是已经独立于人力资本个体而由特定组织所拥有的知识，它通常是以专利权、专有技术等无形资产的形态存在。另一类是依附于人力资本个体的知识，它存在于人的大脑之中，只能归特定的人所拥有和支配。目前，第一类知识已经纳入了医院财务管理中的"无形资产管理"，而第二类知识则尚未纳入医院财务管理系统，使得"知识"这一生产要素迄今还不能全面地加入医院财务管理循环。这种内容体系不完整的财务管理显然不能适应知识经济发展的客观要求。然而，要将这第二类知识纳入医院财务系统，关键在于构建人力资本财务，只有建立科学、合理的人力资本财务理论与方法，才能将该类知识价值化为财务要素，进而按照财务原则加以引导、组织和管理。

（3）它是实现经济社会可持续发展的客观需要　党的十六届三中全会明确指出：坚持以人为本，树立全面、协调、可持续的发展观，促进经济、社会和人的全面发展。可见，以人为本是现代科学发展观的实质和核心，要实现经济和社会的可持续发展，必须强调和发挥人的作用。这里，以人为本，对于医院来说，一方面要求合理界定人力资本产权，赋予人力资本产权收益，实现产权激励；另一方面则要求在确立以人为本的理财目标的基础上，构建包括人力资本融资、投资和分配在内的人力资本财务体系，加强人力资本成本管理和价值管理。

2）医院人力资本财务的内容

根据医院人力资本的运行规律，同时考虑与现行财务体系的协调，人力资本财务的主要内容应包括以下几个方面：

（1）人力资本估价　人力资本估价就是按照一定的方法和程序确定人力资本价值。它是人力资本财务管理的基础。

（2）人力资本融资（形成）管理　人力资本融资就是通过一定渠道，按照一定的方式取得人力资本的经济行为。它主要包括人力资本的初始取得（招聘）和再投资（如员工培训）基金的筹集两个方面。作为一种财务理论体系，人力资本融资的具体内容包括：人力资本融资的概念与特点，人力资本融资的目标，人力资本融资的财务效应，人力资本结构，人力资本投资基金的筹集等。

（3）人力资本投资（使用）管理　人力资本投资是指医院作为财务主体，为扩大人力资本存量，提升人力资本价值而进行的资金运用行为。从财务方面看，人力资本投资的具体内容包括：人力资本投资的概念与特点，人力资本投资的目标，人力资本投资的决策分析方法，人力资本投资的效绩评价等。

（4）人力资本效率监控与评价　人力资本效率监控与评价是人力资本财务的一项重要内容，也是人力资本财务管理的一个重要环节。作为一种理论体系，其具体内容包括：人力资本效率的概念，人力资本效率的影响因素，人力资本效率的监控方法和程序，人力资本效率的评价指标体系，人力资本效率的评价方法和程序等。

（5）人力资本产权收益管理　人力资本产权收益属于人力资本财务分配范畴，也是实施人力资本产权激励的基本方式。其具体内容包括：人力资本的产权特性，人力资本产权收益的内涵与外延，人力资本产权收益的分配方式与模式等。

上述各项内容相互联系、相互依托，共同构成了人力资本财务的理论体系和方法体系。在这个体系中，人力资本估价是基础，它不仅影响人力资本的融资成本和投资效益，而且关系到人力资本产权能否合理界定，收益能否正确分配，进而决定着人力资本产权激励的合理性和有效性；人力资本融资和投资是人力资本财务的中心内容，同时也是人力资本财务的事前控制环节，其决策正确与否，直接决定着企业人力资本的效率和效益，进而决定着人力资本的产权收益；人力资本效率监控和评价是人力资本财务管理的事中与事后环节，发挥着动态控制和绩效鉴定的功能，它是实现人力资本财务目标的重要保证，也是进行人力资本产权收益分配的重要依据；人力资本产权收益涵盖了人力资本"产权"和"收益"两个因素，能够综合地反映人力资本财务的各个方面，因而也是人力资本财务目标的集中体现。

13.3 医院人力资本成本管理

13.3.1 医院人力资本成本的分类

1）直接成本和间接成本

医院人力资本直接成本是指为取得、开发、维持、保全不同等级人员的使用价值而发生的直接费用，如招聘费、培训费、固定薪酬费用等。通常直接用货币来支付。

医院人力资本间接成本是与取得和开发人力资本使用价值有关的人事管理活动的职能成本。间接成本是以时间、数量和质量反映出来的成本，通常难以用货币来准确衡量，它的意义和价值可能远远高于直接成本。所以，间接成本成为人力资本成本控制的关键点。

医院人力资本直接成本，加上进行人事管理职能活动而发生行政管理费用的间接成本，构成人力资本总成本。

2）取得成本、开发成本、使用成本、保障成本和离职成本

医院人力资本成本应该按照人力资本进入医院到退出医院的过程进行分类，即按照人力资产投入医院、在医院工作及发展、最后退出医院的过程进行成本的分类。据此，医院人力资本成本的内容应该包括：取得成本、开发成本、使用成本、保障成本和离职成本5大类。

（1）医院人力资本的取得成本 是指医院在招聘和选录员工的过程中发生的成本，包括以下几类：

① 招聘成本：是指为吸引和确定医院所需内、外人力资本而发生的费用，主要包括招聘人员的直接劳务费用、直接业务费用（如招聘洽谈会议费、差旅费、代理费、广告费、宣传材料费、办公费、水电费等）、间接费用（如行政管理费、临时场地及设备使用费）等。

招聘成本还包括吸引未来可能成为医院成员的人选的费用，如为吸引高校研究生与本科生所预先支付的委托代理培养费。

② 选择成本：是指医院为选择合格的员工而发生的费用，包括各选拔环节，如初选、评价、测试、材料审核、面试、体检、试用期考察等过程中发生的一切决定录取与否有关的费用。

选择成本随着应聘人员所要从事的工作不同而不同。一般来说，选择外部人员的成本比选择内部人员的成本要高，选择专业技术人员的成本比选择操作人员的成本要高，选择医生的成本比选择护士的成本要高，选择管理人员的成本比选择一般人员的成本要高。总之，选择成本随着被选择人员的职位增高以及对医院影响的加大而增加。

③ 录用成本：是指医院为取得已确定聘任员工的合法使用权而发生的费用，包括录取手续费、调动补偿费、搬迁费等录用引起的有关费用。录用成本一般是直接成本。但是从医院内部录用员工仅是工作调动，一般不会再发生录用成本。

④ 安置成本：是指医院将被录取的员工安排在确定工作岗位上的各种行政管理费用，录用部门为安置人员所损失的时间费用以及为新员工提供工作所需装备的费用等，如注册登记费、从事特殊工种人员配备的专用工具或装备费，录用部门安排人员的劳务费、咨询费等。

在医院大批录用人员时，安置成本会较高。安置成本一般是间接成本。

（2）医院人力资本的开发成本 为了提高工作效率，医院还需要对已获得的人力资本进行培训，以使他们达到预期的、符合具体工作岗位要求的业务水平。这种为提高员工的技

能而发生的费用称为人力资本的开发成本。人力资本开发成本,是医院为提高员工的岗位适应能力和专业技术能力,为增加医院人力资产的价值而发生的成本,包括岗前教育成本、岗位培训成本、脱产培训成本等。

① 岗前教育成本:又可以称为定向成本,是医院对上岗前的新员工关于医院历史、医院文化、医德医风、思想政治、规章制度、基本知识、基本技能等方面进行教育所发生的费用。

岗前教育成本包括教育者与受教育者离岗的人工损失费用、教育管理费、资料费用和教学设备折旧费用、户外培训费用等。

良好的岗前教育和专业定向教育有利于员工增强适应能力,产生稳定感和对医院的认同感及归属感,并迅速熟悉周围的环境和工作条件,具备上岗前的各种必需的知识和技能。

② 岗位培训成本:是指在员工不脱离工作岗位的情况下,为达到岗位要求对医院员工进行培训所发生的费用。

岗位培训成本包括上岗培训成本和岗位再培训成本。上岗培训成本是员工上岗后达到岗位熟练员工技能要求所需的培训费用,包括培训和被培训人员的工资福利费用、培训人员离岗损失费用、被培训人员技术不熟练对工作所造成的损失费用、因培训而消耗的材料等物资费用,以及由于新员工与熟练员工工作能力的差异对生产造成的损失费用等。岗位再培训成本是岗位技能要求提高后对员工进行的再培训费用,包括为培训而消耗的材料费用和人工费用,以及在培训过程中因培训人员占用时间学习新技术等而对工作造成的损失费用等。

③ 脱产培训成本:是指为了培养高层次的管理人员或专门的技术人员,根据业务发展和实际工作的需要,医院允许员工脱离工作岗位进行短期(1年内)或长期(1年以上)培训而发生的成本。

脱产培训成本分为医院内部及医院外部脱产培训成本,包括医院为培训脱产员工而发生的一切人工费和材料费等。

在医院外部培训机构的脱产培训成本,包括培训机构收取的培训费、被培训人员工资及福利费、差旅费、资料费等;在医院内部培训机构的脱产培训成本,包括培训所需聘任教师或专家工资福利费、被培训人员工资及福利费、培训资料费、医院专设培训机构的各种管理费等。同时,无论在医院内部还是外部进行培训,都还会发生被培训人员的离岗损失费用。

(3) 医院人力资本的使用成本　医院人力资本使用成本,是医院在使用员工的过程中发生的成本。工资是维持人力资产正常发挥作用、维系其正常的简单再生产的基本保证,是人力资本成本的一部分。人力资本使用成本包括维持成本、奖励成本、调剂成本等。

① 维持成本:是指保证人力资本维持其劳动生产和再生产所需的费用,是员工的劳动报酬,包括员工工资、劳动报酬性津贴(如职务津贴、生活补贴、保健津贴、法定的加班加点津贴等)、劳动保护费、各种福利费用(如住房补贴、托幼费用、生活设施支出、补助性支出、家属接待费用等)、年终奖金等。

② 奖励成本:是指为激励医院员工对其超额劳动或其他特别贡献所支付的奖金,这些奖金包括各种超工作量奖励、展开新业务新技术奖励、合理化建议奖励和其他表彰支出等。

③ 调剂成本:是指类似于对人力资本进行所谓的"维修"和"加固"而支付的费用。这种成本的作用是调剂员工的工作与生活节奏,使其恢复体力而发挥更大作用;也是满足员工必要的需求,稳定员工队伍并吸引外部人员进入医院工作的调节器。调剂成本包括员工疗养费用、员工娱乐及文体活动费用、员工业余社团开支、员工定期休假费用、节假日开支费用、

改善医院工作环境的费用等。

（4）医院人力资本的保障成本　医院人力资本保障成本，是保障人力资本暂时或长期丧失使用价值的生存权而必须支付的费用，包括工伤事故保障、健康保障、退休养老保障、失业保障等费用。这种成本既不能提高人力资产的价值，又不能保持其价值，其作用只是保障人力资本丧失使用价值时医院对员工的一种人道主义的保护。这些费用往往以医院基金、社会保险或集体保险的形式出现。

① 劳动事故保障成本：是指医院承担的员工因工伤事故应给予的经济补偿费用，包括医院承担的工伤员工的工资、医药费、残废补贴、丧葬费、遗属补贴、缺勤损失、最终补贴费等。

② 健康保障成本：是指医院承担的员工因工作以外的原因（如疾病、伤害、生育、死亡等）而引起的健康欠佳不能坚持工作而需给予的经济补偿费用，包括医药费、缺勤工资、产假工资及补贴、丧葬费等。

③ 退休养老保障成本：是指社会、医院及员工个人承担的保证退休人员老有所养的和酬谢其辛勤劳动而应给予的退休金和其他费用，包括退休工资或养老金、养老医疗保险金、死亡丧葬补贴、遗属补偿金等。

④ 失业保障成本：是指医院对有工作能力但因客观原因造成暂时失去其有保障工作的员工所给予的补偿费用，包括一定时期的失业救济金。主要是为了保障员工在重新就业前的生活基本需求。

（5）医院人力资本的离职成本　医院人力资本的离职成本，是由于员工离开医院而产生的成本，包括离职补偿成本、离职前低效成本、空职成本等。

① 离职补偿成本：是指医院辞退员工或员工自动辞职时，医院所补偿给员工的费用，包括至离职时间为止应付员工的工资、一次性付给员工的离职金、必要的离职人员安置费等支出。

② 离职前低效成本：是指员工即将离开医院而造成的工作或生产效率的损失费用。在员工离职前由于办理各种离职手续或移交本岗位的工作，其工作效率一般都会降低而造成离职前的低效率损失。这种成本不是支出形式的费用，而是其实用价值降低而造成的收益减少。

③ 空职成本：是指使员工离职后职位空缺的损失费用。由于某职位空缺可能会使某项工作或任务的完成受到不良影响，由此而造成医院的损失。这种成本是一种间接成本，主要包括：由于某职位空缺而造成的该职位的业绩的减少，以及由空职涉及其他工作而引起医院整体效益降低所造成的相关业绩的减少。这种成本与离职成本相同，是隐性成本。

需要说明的是，这里所确认的成本项目只是人力资本成本的部分项目，是能够比较有根据地用货币计量的项目部分。随着人力资本成本的发展，计量手段的提高，能够计量的人力资本成本项目会进一步充实。

13.3.2　医院人力资本成本的计量

1）计量的一般方法

医院人力资本成本计量的一般方法主要有：原始成本法，现实重置成本法，机会成本法3种。

（1）原始成本法　所谓原始成本，就是为了获得和开发人力资本所必须付出的代价，它通常包括人员的招聘、选拔、聘用、安置、定向以及在职培训等一系列过程中所需支付的费用。

原始成本法也称为历史成本法，是以取得、开发、使用人力资本时发生的实际支出计量人力资产成本的方法，它反映了医院对人力资本的原始投资。其优点是取得的数据比较客观，具有可验证性，相对而言较易为人们所理解和接受。

但采用原始成本作为计量基础也存在不足之处：一是人力资本的实际价值可能大于其原始价值，即人力资产的账面价值不足以反映其实际价值；二是人力资本的增值和摊销与人力资本的实际能力增减无直接关系；三是根据医院财务报表上的人力资本价值分析，其结论与医院人力资本的实际价值会产生差异。

（2）现实重置成本法　现实重置成本法，即以在当前物价条件下重新录用达到现有职工水平的全体人员所需的全部支出，为医院人力资本的资产值，它反映了医院于当前市场条件下，在现有人员身上所凝结的全部投资。

但采用现实重置成本作为计量基础也有明显的缺陷：一是脱离了传统会计模式，难以为人们所接受；二是增加了工作量，因为每一时期都需要对全部人员进行估算，这种增加的工作量能否从增加的信息中得到补偿则毫无把握；三是对重置成本的估算不可避免地带有很强的主观性。

因此，该方法主要适用于对医院人力资本的预测和决策，一般不适用于人力资本的账簿计量。当然，对于首次进行人力资本计量的医院，或医院新建时无偿从其他医院调入的人员，如果对这种人力资本成本进行计量，可以采用重置成本的方法。

（3）机会成本法　机会成本法，即以职工离职或离岗使单位该岗位空缺所蒙受的经济损失，作为人力资产损失费用计量依据。这种方法的优点是机会成本更近似于人力资产的经济价值，便于正确估价人力资产的成本，而且数据比较容易获得。但这种方法也有其缺陷，即脱离传统会计模式、计量工作量也较大。如果这种方法与原始成本法结合起来使用，效果会更好。

2）计量的具体方法

人力资本成本计量的具体方法是针对人力资本成本项目计量的特定方法。

（1）人力资本取得成本

① 招聘成本：包括为招聘而发生的直接劳务费、直接业务费、间接管理费和预付费用。

② 选择成本：包括选拔者面谈的时间费用、汇总申请资料的费用、考试费用、测试评审费用和体检费用。

选拔者面谈的时间费用＝（面谈前准备时间＋面谈所需时间）×选拔者工资率×选拔人数

汇总申请资料费用＝（印发每份申请表资料费＋每人资料汇总费）×选拔人数

考试费用＝（平均每人的材料费＋平均每人的评分成本）×参加考试人数×考试次数

测试评审费用＝测试所需时间×（人事部门人员的工资率＋各部门代表的工资率）×次数

体检费＝［（检查所需时间×检查者工资率）＋检查所需器材、药剂费］×检查人数

③ 录用成本：包括录取手续费、调动补偿费、搬迁费、旅途补助费等。

④ 安置成本：包括各种安置行政管理费用、必要装备费、安置人员时间损失成本。

（2）人力资本开发成本

① 岗前教育成本

岗前教育成本＝［（负责指导工作者平均工资率×培训引起的生产率降低率）＋

（新员工的工资率×员工人数）］×受训天数＋教育管理费＋

资料费用＋教育设备折旧费用

② 岗位培训成本

上岗培训直接工资成本＝［（指导工作者平均工资率×培训引起的生产率降低率）＋

（新员工的平均工资率×被指导次数）］×指导所需时间

用上述公式计算出上岗培训直接工资成本的单位成本，即人均数，再乘上每批被培训人数，则为该批被培训员工上岗培训的直接工资总成本。

上岗培训间接成本＝培训人员离岗损失费用＋被培训人员不熟练损失＋

培训材料费＋各种管理费用

岗位再培训间接成本＝岗位再培训人工费＋材料费＋管理费＋各种培训损失费

③ 脱产培训成本

委托外单位培训成本＝培训机构收取的培训费＋被培训人员工资及福利费＋

差旅费＋资料费＋被培训人员的离岗损失费用。

医院自行组织培训成本＝培训所需聘任教师或专家工资及福利费＋

被培训人员工资及福利费＋培训资料费＋

专设培训机构的各种管理费用＋被培训人员的离岗损失费用

（3）人力资本使用成本

维持成本＝员工工资＋劳动报酬性津贴＋各种福利费＋年终奖等

奖励成本＝各种超额奖励＋革新奖励＋建议奖励＋其他表彰支出等

$$调剂成本＝\sum 员工人数×调剂成本率$$

（4）人力资本保障成本

$$劳动事故保障成本＝\sum 员工劳动事故人员工资等级×事故补贴率$$

$$健康保障成本＝\sum 员工病假人员工资等级×病假补贴率$$

$$退休养老保障成本＝\sum 退休养老人员工资等级×养老补贴率$$

$$失业保障成本＝\sum 失业人员工资等级×失业救济率$$

（5）人力资本离职成本

① 支付给离职者的工资和离职补偿金。离职补偿费用的多少一般没有固定数额，主要根据医院和离职者的具体情况而决定。

② 离职管理费用

面谈时间成本费＝（与每人面谈前的准备时间＋与每人面谈所需时间）×

$$面谈者工资×医院离职人数$$

离职员工的时间费＝每人面谈所需时间×离职员工的加权平均工资率×离职人数

与离职有关的管理活动费用＝各部门对每位离职者的管理活动所需时间×

$$有关部门员工的平均工资率×离职人数$$

③ 离职前的效率损失

差别成本(效率损失)＝正常情况下的平均业绩－离职前期间内平均业绩

④ 空职成本,空职成本往往大于离职造成的直接成本损失。

13.3.3 医院人力资本成本的合理控制

1) 树立人力资本成本意识

目前的现状是,许多医院对人力资本成本仍没有完整的概念,医院在讨论成本核算和医院运营时,会有意识地去控制生产成本,往往会忽略另一种成本的管理,那就是人力资本的成本控制。要合理控制人力资本成本,医院管理者必须树立人力资本成本的意识,如果在这方面没有足够的意识,将会导致不可预见的损失。

2) 合理配置——使用成本控制

合理使用人才,是一个综合的人力资本管理问题,涉及定编、定岗、定责、定薪、定员等重要环节。首先,医院必须根据国家法律、政策确定医院的编制,医院在用人方面原则上不可超编。第二,根据医院自身的实际情况和发展计划,进行合理的组织架构设置,做到因事设岗,而不是因人设岗。第三,岗位设定后要明确各个岗位的职责,确定每个岗位的绩效评估指标。第四,根据薪酬设计的原则确定每个岗位的薪酬。最后,采用竞争上岗、双向选择的方式确定每个岗位的人员。

医院应定期做员工成本与绩效的评价,从而评估医院对人力资本的成本付出是否合理,当然更重要的是发现问题后,及时进行调整,体现公平合理、人岗适配,最大限度提高医院员工的工作效率。

3) 理性培训——开发成本控制

在工作中,员工由于缺乏必要的知识和技巧,从理论到实际操作之间会产生一定的差距,这种差距就是培训需求。对于培训工作而言,也需要注意成本核算的工作。因此,如何核算培训成本是在制订培训计划过程中必须考虑的问题。培训成本是指场地、教师、设备等在培训活动中所需的费用,以及学员培训期间的工资和潜在的机会成本的损失。培训成本核算的原则是:并不是最贵的方案才是最好的,而是最合适的方案才是最好的。

4) 流动适度——离职成本控制

就管理效率来看,医院内适度的人员流动可以促进员工间的竞争,提高整个组织的运转效率,对增强医院活力有较大好处。但过于频繁的、不必要的人员流动却给医院的正常运转带来消极影响,导致医院经济上的损失,既包括商业机密、客户关系方面的损失,也有通过人力资本投资而形成的人力资本方面的损失。

以下通过对一假设情境中医院部门科主任的价值构成的计算,来看看人员离职究竟会给医院的人力资本带来多大的损失。

【例 13-1】 假设某医院为获得一名合适的学科带头人发生以下成本:取得成本为 15 万元,培训费 5 万元,该部门科主任的初始价值为 100 万元,预计其任期为 5 年,年薪为 10

万元,则在培训完成后,该部门科主任开始为医院服务时的基年价值为 $100+15+5=120$ 万元。而取得成本和培训费,作为人力资本的投资,则在进行会计核算时需按资产的使用期限进行摊销,此处采用直接摊销法,则任期内每年摊销 4 万元,年薪作为使用成本计入有关费用。则该部门科主任以后各年价值=基年价值+年薪累计-取得成本和培训成本摊销,即:

- 第一年价值=$120+10-4=126$(万元)
- 第二年价值=$120+20-4=136$(万元)
- 第三年价值=$120+30-4=146$(万元)
- 第四年价值=$120+40-4=156$(万元)
- 第五年价值=$120+50-4=166$(万元)

若该人员在任职一年后离职,那么他将直接给医院的人力资本造成 126 万元的损失,并且还将造成空职成本,即由于人员离职,任务没有完成而造成的间接损失。若是主动辞职,医院可以要求他做出必要赔偿,但这种赔偿并不足以弥补组织人力资本方面的损失,更毋论其行为对在职员工的不良影响;若该人员是被解聘,相应的医院还要支付离职金,这样,损失将进一步扩大。故从医院的效益方面考虑,要尽量避免医院内的不必要的人员流动。

5) 人员激励——医院成本效益最大化

医院的激励方式应随着知识经济的到来而有所创新,除了提供有竞争力的薪酬水平,医院可尝试通过知识资本化的方式,将那些管理和科学研究中有贡献、有创新、能为医院增加效益的人员,用科学的方法把他们的知识转化为资本,鼓励他们对医院工作的参与积极,从而使他们的发展与医院的发展紧密联系起来,鼓励他们更好地工作。此外,制定员工个人发展计划、职业生涯规划等都是不错的尝试。

13.4 医院人力资本价值管理

13.4.1 医院人力资本价值内涵

医院人力资本价值有两重内涵:一方面站在人力资本所有者立场,从"交换"的角度看是"人力资本本身的价值",这是医院获得相应层次人力资本所需要付出的代价或者说要付出的投资;另一方面站在人力资本的使用者立场,从"使用"的角度,就是从对医院的经济贡献的角度看是"人力资本的使用价值",也就是人力资本在未来一定时期内可望为医院创造的经济效益,这是人力资本价值计量的核心。

13.4.2 医院人力资本本身价值的计量

对人力资本本身价值的计量可以说是人力资本成本会计所要解决的问题。一个医院人力资本本身价值的计量主要取决于人力资本存量的大小。人力资本存量是一个存量概念,是指经由资本投资形成的,凝结于劳动者身上的知识、技能和健康等。在一个较为完善的劳动力市场中,人力资本存量可以用人力价格或人力成本来间接衡量。对于医院来说,每个员工都或多或少地具有不同的人力资本存量。

但是,并非人力资本存量大,便一定可为医院创造价值,这里有一个前提条件,就是人力资本利用率问题。对于有一定资本存量的员工,衡量其对医院的贡献大小,关键要看其人力资本的利用率,利用率越高,人力资本本身的价值就越大,给医院创造的利润也就越多(但有一个极限)。人力资本本身价值、人力资本存量和人力资本的利用率三者之间可用以下关系式表示：

$$人力资本本身价值＝人力资本存量×人力资本利用率$$

如果人力资本本身价值小于人力资本存量,则不能给医院带来利润。从个体来看,各个员工的人力资本利用率大于1,即人力资本本身价值平均高于人力资本存量,能产生剩余价值,但医院并不一定能赢利,因为医院除了人力成本以外,还有诸多方面的支出。但是,如果各个员工的价值或产出平均低于人力成本,医院必然亏损。

13.4.3 医院人力资本使用价值的计量

人力资本使用价值的计量,是人力资本价值会计所要解决的问题。医院人力资本使用价值的计量应根据医院具体情况分别采用不同的方法。

1) 医院人力资本使用价值计量方法

(1) 货币性计量方法与非货币性计量方法 在医院人力资本价值的计量中,货币计量仍是最为主要的计量方式。用货币单位来评价人力资本对医院的经济价值,以便将人力资本纳入医院会计核算体系之中。

除采用货币的计量方法外,医院还要采取非货币的计量方法,以全面、客观地测出人力资本的价值。因为,非货币性评价有时比货币性评价更为恰当。

(2) 个体价值计量方法与群体价值计量方法 在人力资本价值会计中,人力资本的个体价值和群体价值的作用不同。人力资本的个体价值只代表个人的预期可实现价值,人力资本的群体价值则是评价医院各要素作用的基础,反映医院人力资本在医院组织的群体贡献能力。在计量人力资本价值时,既要求测定群体价值,也要求测定个体价值,两者互为补充,不能相互替代。按系统理论的观点,个人价值模型是群体价值的组成部分;群体价值既不是个体价值的简单相加,也不能将群体价值简单地分解为个人价值。例如,测量医院各科室、班组以至医院整体的人力资本价值,不仅可以在会计报表中反映人力资本总价值的信息,而且也要为医院内部管理提供各种详尽的决策信息。

2) 医院人力资本群体价值计量模型

医院人力资本群体价值的货币性模型主要有经济价值法和非购入商誉法两种。

(1) 经济价值法 又称未来盈余折现法,人力资本的价值就在于其能提供未来的收益。因此,应将医院未来各期的收益折算为现值,然后按照人力资本投资占全部投资额的比例,将医院未来收益中人力资本投资获得的收益部分作为人力资本的价值。其计算步骤如下:

第一步,预计未来各期盈余数额 R_t。

第二步,计算未来盈余的现值总额 E：

$$E = \sum_{t=1}^{n} \frac{R_t}{(1+i)^t}$$

式中: i——利息率或贴现率。

第三步,计算人力资本投资占全部投资的比例 H。

第四步,计算人力资本价值 V：

$$V = E \times H$$

该方法以未来盈利作为计量基础,有以下 3 点优势:一是比较符合资本的定义中提供未来收益这一重要属性特征;二是将全部盈余作为人力资本价值的基础,反映的内容较为全面;三是注重人力资本价值在整个医院投资中所占的比例,并且可以比较人力资本和非人力资本对医院贡献的大小,促使医院把有限的资金用于最佳决策。其缺点有:一是未来净收益是一个估计值,具有主观上的不确定性;二是人力资本价值受多种因素影响,投资与收益不一定呈线性关系。

(2) 非购入商誉法　医院的商誉是其在运营过程中许多因素共同作用的结果,其中人力资本的素质是重要的因素,将医院的商誉进行必要的扣除之后,即可以计量人力资本的群体价值。

非购入商誉法最早是由赫曼森(R.H.Hermanson)教授提出的。该方法的计算步骤为:

第一步,根据本行业一定范围、一定时期全部非人力资本资产总额及同行业净收益总额,计算其平均投资报酬率。

第二步,根据本医院同期全部非人力资本资产总额及本行业平均投资报酬率计算本医院该期应实现净收益。

第三步,根据本医院实际实现净收益,计算其与按照行业平均投资报酬率计算的本医院应实现的净收益差额,该差额反映医院的额外收益。

第四步,以本医院的额外收益除以本行业的投资报酬率,计算结果是该医院的人力资本价值。

非购入商誉法的主要优点是:它的计算基于每年的实际收益数额,而且不必对未来收益进行估算,在技术上能使其结果具备可核实的属性。但其主要不足是:其一,只将超额收支结余作为人力资本价值,这是不完整的;其二,只有获得超额收支结余的部门才有人力资本价值,若按此法计算,则有的医院或部门的人力资本价值将是零或负数。这显然违背了人力资本是有价值的组织资源这一原理。实际上,以非购入商誉法计算的人力资本价值通常在管理上作为参考比较的相对价值。

3) 医院人力资本个体价值计量模型

根据人力资本个体价值的含义,医院人力资本个体价值计量模型主要有以下几种:

(1) 未来薪酬折现调整法　是由赫曼森(R.H.Hermanson)教授于 1964 年发表的题为《人力资本会计》论文中提出的,主要从以下两个方面阐述了他的基本观点:一是组织支付给员工的工资报酬是对员工的价值补偿,基本上反映了组织对员工价值的评价;二是以效率因素作为未来工资报酬的调整值,以调整后的未来工资报酬折现值来计算人力资本价值。他认为组织之间盈利水平的差异主要是由组织间人力资产素质的不同而造成的,所以可将员工未来工资报酬的现值乘以反映本组织盈利水平与本行业平均盈利水平差别的效率系数,作为人力资本价值确定的方法。该方法的计算步骤如下:

第一步,预计员工未来 5 年内每一年的工资报酬 I_t。

第二步,计算 5 年工资报酬的现值总额 I:

$$I = \sum_{t=1}^{n} \frac{I_t}{(1+i)^t}$$

式中:i——利息率或贴现率;

I_t——第 t 年的工资报酬。

第三步,计算确定过去 5 年内每一年医院的投资报酬率与同行业平均投资报酬率之比 R_t:

$$R_t = \frac{(ROI)_t}{(AROI)_t}$$

式中:R_t——第 t 年投资报酬之比;

   $(ROI)_t$——第 t 年医院的投资报酬率;

   $(AROI)_t$——第 t 年同行业平均投资报酬率。

第四步,计算效率系数 F。

效率系数,是指过去 5 年内医院投资报酬率与同行业投资报酬率之比的反序年数加权平均数。采用反序加权的目的,在于使越靠近计算期的投资报酬率之比对效率因子有越大的影响。其计算公式是:

$$F = \frac{\sum (T \times R_t)}{\sum T}$$

式中:T——过去 5 年的各年年数。

第五步,计算调整后的未来工资现值总额,即人力资本价值 V:

$$V = 未来工资报酬折现总值 \times 效率系数 = I \times F$$

采用这种方法计量的前提是员工工资与医院之间存在比较确定的关系,优点是能够比较准确、动态地反映人力资本的价值信息。应该注意的是,利用这种方法计算出的人力资本价值仍具有很大的相对性,它只是人力资本价值的现时体现,仍不能准确地反映出人力资本的内在价值;另外,它只是用一个员工在未来 5 年内所获得的工资报酬代表他的经济价值,在理论上低估了人力资产的经济价值。

(2)竞标法　是由赫奇绵(James S.Hekimian)和琼斯(Curis H.Jones)于 1967 年在《哈佛商业评论》上发表的一篇文章中提出的。他们认为,在一个组织中,只有那些稀缺的人力资本才有价值,是各组织竞相争用的对象,其人力资本价值可由各组织或各成本责任中心经过投标竞价来确定,即竞价最高者可获得该项人力资本的使用权,这个最高竞价也就是该员工的人力资本价值,它是在劳动市场上由人力资本本身价值和市场供求关系共同决定的人力资本价值。竞标法获得的人力资本,实际上也就是合同关系而发生的人力资本的取得成本。

(3)随机报酬调整方法　是由首都经济贸易大学刘仲文教授在弗兰姆霍尔茨(Famholtz)提出的随机报酬价值模型的基础上,通过课题研究在其《人力资本会计》一书中提出的。刘仲文教授认为,根据经济学理论,一切生产过程都是由资本资源、自然资源和人力资本三种基本资源相互结合、相互作用的结果,也就是$(C+V)$的结果,三者缺一不可。其计算公式如下:

$$E(CV) = \sum_{t=1}^{n} \left[\frac{\sum_{S=1}^{m} R_S B_S P(R_S)}{(1+i)^t} \right]$$

式中:$E(CV)$——人力资本价值;

R_S——第 S 种状态下预期服务的货币表现；

$P(R_S)$——员工处于 R_S 职务下的概率；

m——工作职位状态数（含离职状态，其预期服务的货币表现为零）；

S——系列职务职位；

n——时期数；

i——利息率或贴现率；

B_S——人力资本份额系数。

$$B_S = \frac{K_1 \times \text{工资及福利费用}}{K_1 \times \text{工资及福利费用} + K_2 \times \text{设备折旧费} + K_3 \times \text{变动成本}}$$

将 K_1、K_2、K_3 看作权数，并令 $K_1 + K_2 + K_3 = 1$，而 K_1、K_2、K_3 可以根据不同的组织取不同的值。

调整后的随机报酬价值计算方法解决了随机报酬价值模型中将组织的全部收益归结为人力资本所创造价值这个问题，是对随机报酬价值模型的补充和发展，是比较理想的价值模型。但在公式计算中，与随机报酬价值模型一样，也未给出 R_S 的计量方法。同时，有些计算指标受主观因素影响较大。

4）医院人力资本价值的非货币计量方法

医院人力资本价值的非货币计量方法是以人力资本（个体或群体）的才干和运用知识的能力来决定其在医院中的价值的一种方法。影响人力资本的非货币因素主要是人力资本受教育的程度、经历、专长、技术职称（务）或技术工种、取得成果、工龄、年龄和健康状况等。人力资本价值的非货币计量就是依据上述因素，建立反映人力资本真实面貌和工作能力的人事管理档案，如人力资本技能一览表、绩效评价表等。采用非货币计量模型，人力资本的个体价值主要通过个人的工作能力、创新能力和可发展能力等方面来评定；人力资本的群体价值则主要通过医院的管理方式、组织结构、运行机制等管理行为来评定。

建立医院人力资本价值的非货币计量模型，不仅可以弥补货币性计量方法所反映总体信息不完整的局限，而且可以通过对医院人力资本情况的综合分析，反映医院的综合竞争实力，促进医院管理者进一步重视和加强人力资本管理，提高人力资本的经济效益。

思考题

1. 医院人力资本有哪些特征？针对这些特征，谈谈如何对医院人力资本进行管理。

2. 结合实际，谈谈医院如何控制人力资本的取得成本、开发成本、使用成本、保障成本和离职成本。

3. 简述经济价值法、未来薪酬折现调整法的计算过程。

4. 简述非购入商誉法的优缺点。

【案例】

让新员工入职培训规范化、制度化

新员工入职培训是医院人力资源管理的重要内容之一，对于培养新员工对医院的价值认同感至关重要。通过培训能将医院的文化理念无缝隙地灌输给新员工，让他们自觉地接受、认同、践行，成为医院文化理念的推广者与传播者；同时使新员工全面系统地了解医院的各方面情况，尽快适应新的工作岗位，将自身发展融入医院发展之中。

中日友好医院在新员工培训中的具体做法与案例背景中介绍的内容类似。首先，由主要院领导向新员工介绍医院文化、宗旨、发展沿革和取得的成就，阐明医院现状及未来发展的前景，使新员工了解医院的核心价值观，树立对医院未来发展的信心。其次，安排业务培训，内容涉及医院的法律法规、各项规章制度、医疗护理规范、医院感染管理与控制制度、医患关系沟通技巧、医院信息系统操作、科研与教学基本要求、员工福利制度和职称晋升等方面，同时根据新员工的专业不同分别进行有针对性的培训。

除以上培训内容外，为提高培训效果，中日友好医院还进行了较有特色的培训：一是业务培训之后安排新员工团队拓展训练，分组进行，每组包括医、药、护、技和行政管理等各专业的员工，通过分组参加竞技性的比赛项目、游戏或娱乐节目等，有效地促进新员工之间的交流，培养他们的团队合作精神。二是召开新员工入职培训汇报会，各专业新员工代表汇报培训收获和感受，就医院需要为员工创造什么样的发展平台、员工个人发展如何与医院发展相统一等议题进行座谈；会上发放调查问卷，对培训效果进行系统评估。三是新员工培训结束后，医院会进行新员工入职宣誓仪式，通过庄严而又隆重的宣誓仪式，激发新员工投身医学事业、忘我工作的激情，增强新员工的责任感与使命感。

实践证明，新员工入职培训是完全必要的，增加了新员工对医院的认同感及主人翁意识。中日友好医院的新员工入职培训工作已规范化、制度化，但随着时代的发展，医疗体制的改革以及新员工人员结构不断变化，对新员工入职培训工作提出了更高的要求，这项工作还需不断完善和改进。如要根据新员工的特点有针对性地安排培训内容和形式，并完善新员工入科室、入部门后的继续培训，将新员工入职培训与继续培训结合起来，使之成为系统性规范化培训，让培训效果更好。

附录

附录一　医院财务制度

第一章　总　　则

第一条　为了适应社会主义市场经济和医疗卫生事业发展的需要,加强医院财务管理和监督,规范医院财务行为,提高资金使用效益,根据国家有关法律法规、《事业单位财务规则》(财政部令第 8 号)以及国家关于深化医药卫生体制改革的相关规定,结合医院特点制定本制度。

第二条　本制度适用于中华人民共和国境内各级各类独立核算的公立医院(以下简称医院),包括综合医院、中医院、专科医院、门诊部(所)、疗养院等,不包括城市社区卫生服务中心(站)、乡镇卫生院等基层医疗卫生机构。

第三条　医院是公益性事业单位,不以营利为目的。

第四条　医院财务管理的基本原则是:执行国家有关法律、法规和财务规章制度;坚持厉行节约、勤俭办事业的方针;正确处理社会效益和经济效益的关系,正确处理国家、单位和个人之间的利益关系,保持医院的公益性。

第五条　医院财务管理的主要任务是:科学合理编制预算,真实反映财务状况;依法组织收入,努力节约支出;健全财务管理制度,完善内部控制机制;加强经济管理,实行成本核算,强化成本控制,实施绩效考评,提高资金使用效益;加强国有资产管理,合理配置和有效利用国有资产,维护国有资产权益;加强经济活动的财务控制和监督,防范财务风险。

第六条　医院应设立专门的财务机构,按国家有关规定配备专职人员,会计人员须持证上岗。

三级医院须设置总会计师,其他医院可根据实际情况参照设置。

第七条　医院实行"统一领导、集中管理"的财务管理体制。医院的财务活动在医院负责人及总会计师领导下,由医院财务部门集中管理。

第二章　单位预算管理

第八条　预算是指医院按照国家有关规定,根据事业发展计划和目标编制的年度财务收支计划。

医院预算由收入预算和支出预算组成。医院所有收支应全部纳入预算管理。

第九条　国家对医院实行"核定收支、定项补助、超支不补、结余按规定使用"的预算管理办法。地方可结合本地实际,对有条件的医院开展"核定收支、以收抵支、超收上缴、差额补助、奖惩分明"等多种管理办法的试点。

定项补助的具体项目和标准,由同级财政部门会同主管部门(或举办单位),根据政府卫生投入政策的有关规定确定。

第十条　医院要实行全面预算管理,建立健全预算管理制度,包括预算编制、审批、执行、调整、决算、分析和考核等制度。

第十一条　医院应按照国家有关预算编制的规定,对以前年度预算执行情况进行全面分析,根据年度事业发展计划以及预算年度收入的增减因素,测算编制收入预算;根据业务活动需要和可能,编制支出预算,包括基本支出预算和项目支出预算。编制收支预算必须坚持以收定支、收支平衡、统筹兼顾、保证重点的原则。不得编制赤字预算。

第十二条　医院预算应经医院决策机构审议通过后上报主管部门(或举办单位)。

主管部门(或举办单位)根据行业发展规划,对医院预算的合法性、真实性、完整性、科学性、稳妥性等进行认真审核,汇总并综合平衡。

财政部门根据宏观经济政策和预算管理的有关要求,对主管部门(或举办单位)申报的医院预算按照规定程序进行审核批复。

第十三条　医院要严格执行批复的预算。经批复的医院预算是控制医院日常业务、经济活动的依据和衡量其合理性的标准,医院要严格执行,并将预算逐级分解,落实到具体的责任单位或责任人。医院在预算执行过程中应定期将执行情况与预算进行对比分析,及时发现偏差、查找原因,采取必要措施,保证预算整体目标的顺利完成。

第十四条　医院应按照规定调整预算。财政部门核定的财政补助等资金预算及其他项目预算执行中一般不予调整。当事业发展计划有较大调整,或者根据国家有关政策需要增加或减少支出、对预算执行影响较大时,医院应当按照规定程序提出调整预算建议,经主管部门(或举办单位)审核后报财政部门按规定程序调整预算。

收入预算调整后,相应调增或调减支出预算。

第十五条　年度终了,医院应按照财政部门决算编制要求,真实、完整、准确、及时编制决算。

医院年度决算由主管部门(或举办单位)汇总报财政部门审核批复。对财政部门批复调整的事项,医院应及时调整相关数据。

第十六条　医院要加强预算执行结果的分析和考核,并将预算执行结果、成本控制目标实现情况和业务工作效率等一并作为内部业务综合考核的重要内容,逐步建立与年终评比、内部收入分配挂钩机制。

主管部门(或举办单位)应会同财政部门制定绩效考核办法,对医院预算执行、成本控制以及业务工作等情况进行综合考核评价,并将结果作为对医院决策和管理层进行综合考核、实行奖惩的重要依据。

第三章　收入管理

第十七条　收入是指医院开展医疗服务及其他活动依法取得的非偿还性资金。

第十八条　收入包括:医疗收入、财政补助收入、科教项目收入和其他收入。

(一)医疗收入,即医院开展医疗服务活动取得的收入,包括门诊收入和住院收入。

1. 门诊收入是指为门诊病人提供医疗服务所取得的收入,包括挂号收入、诊察收入、检查收入、化验收入、治疗收入、手术收入、卫生材料收入、药品收入、药事服务费收入、其他门诊收入等。

2. 住院收入是指为住院病人提供医疗服务所取得的收入,包括床位收入、诊察收入、检查收入、化验收入、治疗收入、手术收入、护理收入、卫生材料收入、药品收入、药事服务费收入、其他住院收入等。

（二）财政补助收入，即医院按部门预算隶属关系从同级财政部门取得的各类财政补助收入，包括基本支出补助收入和项目支出补助收入。基本支出补助收入是指由财政部门拨入的符合国家规定的离退休人员经费、政策性亏损补贴等经常性补助收入，项目支出补助收入是指由财政部门拨入的主要用于基本建设和设备购置、重点学科发展、承担政府指定公共卫生任务等的专项补助收入。

（三）科教项目收入，即医院取得的除财政补助收入外专门用于科研、教学项目的补助收入。

（四）其他收入，即医院开展医疗业务、科教项目之外的活动所取得的收入，包括培训收入、租金收入、食堂收入、投资收益、财产物资盘盈收入、捐赠收入、确实无法支付的应付款项等。

第十九条　医疗收入在医疗服务发生时依据政府确定的付费方式和付费标准确认。

第二十条　医院要严格执行国家物价政策，建立健全各项收费管理制度。

医院门诊、住院收费必须按照有关规定使用国务院或省（自治区、直辖市）财政部门统一监制的收费票据，并切实加强管理，严禁使用虚假票据。

医疗收入原则上当日发生当日入账，并及时结算。严禁隐瞒、截留、挤占和挪用。现金收入不得坐支。

第四章　支出管理

第二十一条　支出是指医院在开展医疗服务及其他活动过程中发生的资产、资金耗费和损失。

第二十二条　支出包括医疗支出、财政项目补助支出、科教项目支出、管理费用和其他支出。

（一）医疗支出，即医院在开展医疗服务及其辅助活动过程中发生的支出，包括人员经费、耗用的药品及卫生材料支出、计提的固定资产折旧、无形资产摊销、提取医疗风险基金和其他费用，不包括财政补助收入和科教项目收入形成的固定资产折旧和无形资产摊销。

其中，人员经费包括基本工资、绩效工资（津贴补贴、奖金）、社会保障缴费、住房公积金等。其他费用包括办公费、印刷费、水费、电费、邮电费、取暖费、物业管理费、差旅费、会议费、培训费等。

（二）财政项目补助支出，即医院利用财政补助收入安排的项目支出。实际发生额全部计入当期支出。其中，用于购建固定资产、无形资产等发生的支出，应同时计入净资产，按规定分期结转。

（三）科教项目支出，即医院利用科教项目收入开展科研、教学活动发生的支出。用于购建固定资产、无形资产等发生的支出，应同时计入净资产，按规定分期结转。

（四）管理费用，即医院行政及后勤管理部门为组织、管理医疗和科研、教学业务活动所发生的各项费用，包括医院行政及后勤管理部门发生的人员经费、耗用的材料成本、计提的固定资产折旧、无形资产费用，以及医院统一管理的离退休经费、坏账损失、印花税、房产税、车船使用税、利息支出和其他公用经费，不包括计入科教项目、基本建设项目支出的管理费用。

（五）其他支出，即医院上述项目以外的支出，包括出租固定资产的折旧及维修费、食堂支出、罚没支出、捐赠支出、财产物资盘亏和毁损损失等。

基本建设项目支出按国家有关规定执行。

第二十三条 医院从财政部门或主管部门(或举办单位)取得的有指定用途的项目资金应当按照要求定期向财政部门、主管部门(或举办单位)报送项目资金使用情况;项目完成后应报送项目资金支出决算和使用效果的书面报告,接受财政部门、主管部门(或举办单位)的检查验收。

第二十四条 医院的支出应当严格执行国家有关财务规章制度规定的开支范围及开支标准;国家有关财务规章制度没有统一规定的,由医院规定。医院的规定违反法律和国家政策的,主管部门(或举办单位)和财政部门应当责令改正。

医院应严格控制人员经费和管理费用。各省(自治区、直辖市)要按有关规定并结合管理要求制定具体的工资总额和管理费用支出比率等控制指标。

第二十五条 医院应当严格执行政府采购和国家关于药品采购的有关规定。

第五章 成本管理

第二十六条 成本管理是指医院通过成本核算和分析,提出成本控制措施,降低医疗成本的活动。

第二十七条 成本管理的目的是全面、真实、准确反映医院成本信息,强化成本意识,降低医疗成本,提高医院绩效,增强医院在医疗市场中的竞争力。

第二十八条 成本核算是指医院将其业务活动中所发生的各种耗费按照核算对象进行归集和分配,计算出总成本和单位成本的过程。

成本核算应遵循合法性、可靠性、相关性、分期核算、权责发生制、按实际成本计价、收支配比、一致性、重要性等原则。

第二十九条 根据核算对象的不同,成本核算可分为科室成本核算、医疗服务项目成本核算、病种成本核算、床日和诊次成本核算。成本核算一般应以科室、诊次和床日为核算对象,三级医院及其他有条件的医院还应以医疗服务项目、病种等为核算对象进行成本核算。

在以上述核算对象为基础进行成本核算的同时,开展医疗全成本核算的地方或医院,应将财政项目补助支出所形成的固定资产折旧、无形资产摊销纳入成本核算范围;开展医院全成本核算的地方或医院,还应在医疗成本核算的基础上,将科教项目支出形成的固定资产折旧、无形资产摊销纳入成本核算范围。

第三十条 科室成本核算是指将医院业务活动中所发生的各种耗费以科室为核算对象进行归集和分配,计算出科室成本的过程。

(一)科室区分为以下类别:临床服务类、医疗技术类、医疗辅助类和行政后勤类等。临床服务类指直接为病人提供医疗服务,并能体现最终医疗结果、完整反映医疗成本的科室;医疗技术类指为临床服务类科室及病人提供医疗技术服务的科室;医疗辅助类科室是服务于临床服务类和医疗技术类科室,为其提供动力、生产、加工等辅助服务的科室;行政后勤类指除临床服务、医疗技术和医疗辅助科室之外的从事院内外行政后勤业务工作的科室。

(二)科室成本的归集。

通过健全的组织机构,按照规范的统计要求及报送程序,将支出直接或分配归属到耗用科室,形成各类科室的成本。成本按照计入方法分为直接成本和间接成本。

直接成本是指科室为开展医疗服务活动而发生的能够直接计入或采用一定方法计算后直接计入的各种支出。间接成本是指为开展医疗服务活动而发生的不能直接计入、需要按照一定原则和标准分配计入的各项支出。

（三）科室成本的分摊。

各类科室成本应本着相关性、成本效益关系及重要性等原则，按照分项逐级分步结转的方法进行分摊，最终将所有成本转移到临床服务类科室。

先将行政后勤类科室的管理费用向临床服务类、医疗技术类和医疗辅助类科室分摊，分摊参数可采用人员比例、内部服务量、工作量等。

再将医疗辅助类科室成本向临床服务类和医疗技术类科室分摊，分摊参数可采用人员比例、内部服务量、工作量等。

最后将医疗技术类科室成本向临床服务类科室分摊，分摊参数可采用工作量、业务收入、收入、占用资产、面积等，分摊后形成门诊、住院临床服务类科室的成本。

第三十一条　医疗服务项目成本核算是以各科室开展的医疗服务项目为对象，归集和分配各项支出，计算出各项目单位成本的过程。核算办法是将临床服务类、医疗技术类和医疗辅助类科室的医疗成本向其提供的医疗服务项目进行归集和分摊，分摊参数可采用各项目收入比、工作量等。

第三十二条　病种成本核算是以病种为核算对象，按一定流程和方法归集相关费用计算病种成本的过程。核算办法是将为治疗某一病种所耗费的医疗项目成本、药品成本及单独收费材料成本进行叠加。

第三十三条　诊次和床日成本核算是以诊次、床日为核算对象，将科室成本进一步分摊到门急诊人次、住院床日中，计算出诊次成本、床日成本。

第三十四条　为了正确反映医院正常业务活动的成本和管理水平，在进行医院成本核算时，凡属下列业务所发生的支出，一般不应计入成本范围。

（一）不属于医院成本核算范围的其他核算主体及其经济活动所发生的支出。

（二）为购置和建造固定资产、购入无形资产和其他资产的资本性支出。

（三）对外投资的支出。

（四）各种罚款、赞助和捐赠支出。

（五）有经费来源的科研、教学等项目支出。

（六）在各类基金中列支的费用。

（七）国家规定的不得列入成本的其他支出。

第三十五条　医院应根据成本核算结果，对照目标成本或标准成本，采取趋势分析、结构分析、量本利分析等方法及时分析实际成本变动情况及原因，把握成本变动规律，提高成本效率。

第三十六条　医院应在保证医疗服务质量的前提下，利用各种管理方法和措施，按照预定的成本定额、成本计划和成本费用开支标准，对成本形成过程中的耗费进行控制。

医院应建立健全成本定额管理制度、费用审核制度等，采取有效措施纠正、限制不必要的成本费用支出差异，控制成本费用支出。

第六章　收支结余管理

第三十七条　收支结余是指医院收入与支出相抵后的余额。包括：业务收支结余、财政项目补助收支结转（余）、科教项目收支结转（余）。当期各类收支结余计算公式如下：

业务收支结余＝医疗收支结余＋其他收入－其他支出

其中:医疗收支结余＝医疗收入＋财政基本支出补助收入－医疗支出－管理费用

财政项目补助收支结转(余)＝财政项目支出补助收入－财政项目补助支出

科教项目收支结转(余)＝科教项目收入－科教项目支出

第三十八条　业务收支结余应于期末扣除按规定结转下年继续使用的资金后,结转至结余分配,为正数的,可以按照国家有关规定提取专用基金,转入事业基金;为负数的,应由事业基金弥补,不得进行其他分配,事业基金不足以弥补的,转入未弥补亏损。实行收入上缴的地区要根据本地实际,制定具体的业务收支结余率、次均费用等控制指标。超过规定控制指标的部分应上缴财政,由同级财政部门会同主管部门统筹专项用于卫生事业发展和绩效考核奖励。

财政项目补助收支结转(余)、科教项目收支结转(余)结转下年继续使用。

国家另有规定的,从其规定。

第三十九条　医院应加强结余资金的管理,按照国家规定正确计算与分配结余。医院结余资金应按规定纳入单位预算,在编制年度预算和执行中需追加预算时,按照财政部门的规定安排使用。医院动用财政项目补助收支结转(余),应严格执行财政部门有关规定和报批程序。

第七章　流动资产管理

第四十条　流动资产是指可以在一年内(含一年)变现或者耗用的资产。医院的流动资产包括货币资金、应收款项、预付款项、存货等。

第四十一条　货币资金包括现金、银行存款、零余额账户用款额度等。医院应当严格遵守国家有关规定,建立健全货币资金管理制度。

第四十二条　应收及预付款项是指医院在开展业务活动和其他活动过程中形成的各项债权,包括应收医疗款、预付账款、财政应返还资金和其他应收款等。

医院对应收及预付款项要加强管理,定期分析、及时清理。

年度终了,医院可采用余额百分比法、账龄分析法、个别认定法等方法计提坏账准备。累计计提的坏账准备不应超过年末应收医疗款和其他应收款科目余额的 $2\%\sim4\%$。计提坏账准备的具体办法由省(自治区、直辖市)财政、主管部门确定。

对账龄超过三年,确认无法收回的应收医疗款和其他应收款可作为坏账损失处理。坏账损失经过清查,按照国有资产管理的有关规定报批后,在坏账准备中冲销。收回已经核销的坏账,增加坏账准备。

第四十三条　存货是指医院为开展医疗服务及其他活动而储存的低值易耗品、卫生材料、药品、其他材料等物资。

购入的物资按实际购入价计价,自制的物资按制造过程中的实际支出计价,盘盈的物资按同类品种价格计价。

存货要按照"计划采购、定额定量供应"的办法进行管理。合理确定储备定额,定期进行盘点,年终必须进行全面盘点清查,保证账实相符。对于盘盈、盘亏、变质、毁损等情况,应当及时查明原因,根据管理权限报经批准后及时进行处理。

低值易耗品实物管理采取"定量配置、以旧换新"等管理办法。物资管理部门要建立辅助明细账,对各类物资进行数量、金额管理,反映低值易耗品分布、使用以及消耗情况。低值易耗品领用实行一次性摊销,个别价值较高或领用报废相对集中的可采用五五摊销法。低值易耗品报废收回的残余价值,按照国有资产管理有关规定处理。

医院要建立健全自制药品、材料管理制度,按类别、品种进行成本核算。自制药品、材料按成本价入库。

第八章　固定资产管理

第四十四条　固定资产是指单位价值在 1 000 元及以上(其中:专业设备单位价值在 1 500 元及以上),使用期限在一年以上(不含一年),并在使用过程中基本保持原有物质形态的资产。单位价值虽未达到规定标准,但耐用时间在一年以上(不含一年)的大批同类物资,应作为固定资产管理。

医院固定资产分四类:房屋及建筑物、专业设备、一般设备、其他固定资产。

图书参照固定资产管理办法,加强实物管理,不计提折旧。

第四十五条　固定资产按实际成本计量。

(一) 外购的固定资产,按照实际支付的购买价款、相关税费、使固定资产达到预定可使用状态前所发生的可归属于该项资产的运输费、装卸费、安装费和专业人员服务费等相关支出作为成本。

以一笔款项购入多项没有单独标价的固定资产,按照同类或类似资产价格的比例对购置成本进行分配,分别确定各项固定资产的成本。

(二) 自行建造的固定资产,按照国家有关规定计算成本。

(三) 融资租入的固定资产,按照租赁协议或者合同确定的价款、运输费、运输保险费、安装调试费等作为成本。

(四) 无偿取得(如无偿调入或接受捐赠)的固定资产,其成本比照同类资产的市场价格或有关凭据注明的金额加上相关税费确定。

大型医疗设备等固定资产的购建和租赁,要符合区域卫生规划,经过科学论证,并按国家有关规定报经主管部门会同有关部门批准。

第四十六条　在建工程是指医院已经发生必要支出,但按规定尚未达到交付使用状态的建设工程。

医院除按本制度执行外,还应按国家有关规定单独建账、单独核算,严格控制工程成本,做好工程概、预算管理,工程完工后应尽快办理工程结算和竣工财务决算,并及时办理资产交付使用手续。

第四十七条　医院原则上应当根据固定资产性质,在预计使用年限内,采用平均年限法或工作量法计提折旧(固定资产折旧年限见附1)。计提固定资产折旧不考虑残值。计提折旧的具体办法由各省(自治区、直辖市)主管部门会同财政部门规定或审批。当月增加的固定资产,当月不提折旧,从下月起计提折旧;当月减少的固定资产,当月仍计提折旧,从下月起不提折旧;已提足折旧仍继续使用的固定资产,不再计提折旧。

第四十八条　为增加固定资产的使用效能或延长其使用寿命而发生的改建、扩建或大型修缮等后续支出,应当记入固定资产及其他相关资产;为维护固定资产的正常使用而发生的修理费等后续支出,应当计入当期支出。大型修缮确认标准由各省(自治区、直辖市)财政部门会同主管部门(或举办单位)根据当地实际情况确定。

第四十九条　医院应设置专门管理机构或专人,使用单位应指定人员对固定资产实施管理,并建立健全各项管理制度。

建立健全三账一卡制度，即：财务部门负责总账和一级明细分类账，固定资产管理部门负责二级明细分类账，使用部门负责建卡(台账)。

大型医疗设备实行责任制，指定专人管理，制定操作规程，建立设备技术档案和使用情况报告制度。

医院应当提高资产使用效率，建立资产共享、共用制度。

第五十条　医院应当对固定资产定期进行实地盘点。对盘盈、盘亏的固定资产，应当及时查明原因，并根据规定的管理权限，报经批准后及时进行处理。

固定资产管理部门要对固定资产采取电子信息化管理，定期与财务部门核对，做到账账相符、账卡相符、账实相符。

第五十一条　医院出售、转让、报废固定资产或者发生固定资产毁损时，应当按照国有资产管理规定处理。

第九章　无形资产及开办费管理

第五十二条　无形资产是指不具有实物形态而能为医院提供某种权利的资产。包括专利权、著作权、版权、土地使用权、非专利技术、商誉、医院购入的不构成相关硬件不可缺少组成部分的应用软件及其他财产权利等。

购入的无形资产，按照实际支付的价款计价；自行开发并依法申请取得的无形资产，按依法取得时发生的注册费、聘请律师费等支出计价；接受捐赠的无形资产，按捐赠方提供的资料或同类无形资产估价计价；商誉除合作外，不得作价入账。

无形资产从取得当月起，在法律规定的有效使用期内平均摊入管理费用，法律没有规定使用年限的按照合同或单位申请书的受益年限摊销，法律和合同或单位申请书都没有规定使用年限的，按照不少于十年的期限摊销。

转让无形资产应当按照国有资产管理规定处理。

第五十三条　开办费是指医院筹建期间发生的费用，包括筹建期间人员工资、办公费、培训费、差旅费、印刷费以及不计入固定资产和无形资产购建成本的其他支出。

开办费在医院开业时计入管理费用。

第十章　对外投资管理

第五十四条　对外投资是指医院以货币资金购买国家债券或以实物、无形资产等开展的投资活动。

对外投资按照投资回收期的长短分为长期投资和短期投资。投资回收期一年以上(不含一年)的为长期投资。

第五十五条　医院应在保证正常运转和事业发展的前提下严格控制对外投资，投资范围仅限于医疗服务相关领域。医院不得使用财政拨款、财政拨款结余对外投资，不得从事股票、期货、基金、企业债券等投资。

投资必须经过充分的可行性论证，并报主管部门(或举办单位)和财政部门批准。

第五十六条　医院投资应按照国家有关规定进行资产评估，并按评估确定的价格作为投资成本。

医院认购的国家债券，按实际支付的金额作价。

第五十七条　医院应遵循投资回报、风险控制和跟踪管理等原则，对投资效益、收益与分配等情况进行监督管理,确保国有资产的保值增值。

第十一章　负债管理

第五十八条　负债是指医院所承担的能以货币计量,需要以资产或者劳务偿还的债务。包括流动负债和非流动负债。

流动负债是指偿还期在一年以内(含一年)的短期借款、应付票据、应付账款、预收医疗款、预提费用、应付职工薪酬和应付社会保障费等。

非流动负债是指偿还期在一年以上(不含一年)的长期借款、长期应付款等。

第五十九条　医院应加强病人预交金管理。预交金额度应根据病人病情和治疗的需要合理确定。

第六十条　医院应对不同性质的负债分别管理,及时清理并按照规定办理结算,保证各项负债在规定期限内归还。因债权人特殊原因确实无法偿还的负债,按规定计入其他收入。

第六十一条　医院原则上不得借入非流动负债,确需借入或融资租赁的,应按规定报主管部门(或举办单位)会同有关部门审批,并原则上由政府负责偿还。

医院财务风险管理指标和借款具体审批程序由各省(自治区、直辖市)财政部门会同主管部门(或举办单位)根据当地实际情况制定。

第十二章　净资产管理

第六十二条　净资产是指医院资产减去负债后的余额。包括事业基金、专用基金、待冲基金、财政补助结转(余)、科教项目结转(余)、未弥补亏损。

(一)事业基金,即医院按规定用于事业发展的净资产。包括结余分配转入资金(不包括财政基本支出补助结转)、非财政专项资金结余解除限制后转入的资金等。

事业基金按规定用于弥补亏损,用于弥补亏损的最高限额为事业基金扣除医院非财政补助资金和科教项目资金形成的固定资产、无形资产等资产净值。

医院应加强对事业基金的管理,统筹安排,合理使用。对于事业基金滚存较多的医院,在编制年度预算时应安排一定数量的事业基金。

(二)专用基金,即医院按照规定设置、提取具有专门用途的净资产。主要包括职工福利基金、医疗风险基金等。

职工福利基金是指按业务收支结余(不包括财政基本支出补助结转)的一定比例提取、专门用于职工集体福利设施、集体福利待遇的资金。

医疗风险基金是指从医疗支出中计提、专门用于支付医院购买医疗风险保险发生的支出或实际发生的医疗事故赔偿的资金。医院累计提取的医疗风险基金比例不应超过当年医疗收入的 1‰~3‰。具体比例可由各省(自治区、直辖市)财政部门会同主管部门(或举办单位)根据当地实际情况制定。

医院应加强对职工福利基金和医疗风险基金的管理,统筹安排,合理使用。对于职工福利基金和医疗风险基金滚存较多的医院,可以适当降低提取比例或者暂停提取。

其他专用基金是指按照有关规定提取、设置的其他专用资金。

各项基金的提取比例和管理办法,国家有统一规定的,按照统一规定执行;没有统一规定的,由省(自治区、直辖市)主管部门(或举办单位)会同同级财政部门确定。

专用基金要专款专用,不得擅自改变用途。

（三）待冲基金，即财政补助收入和科教项目收入形成的资本性支出净值。

（四）财政补助结转（余），即医院历年滚存的有限定用途的财政补助结转（余）资金，包括从业务收支结余转入的基本支出结转以及项目支出结转（余）。

（五）科教项目结转（余），即医院尚未结项的科教项目累计取得科教项目收入减去累计发生支出后，留待以后按原用途继续使用的结转资金，以及医院已经结项但尚未解除限制的科研、教学项目结余资金。

（六）未弥补亏损，即事业基金不足以弥补的亏损。

第十三章　财务清算

第六十三条　医院发生撤销、划转、合并、分立时，应当进行清算。

医院清算时，应由各级政府授权主管部门（或举办单位）、财政部门负责按有关规定组成清算机构，并在相关部门的监督指导下开展工作。清算机构负责按规定制订清算方案，对医院的财产、债权、债务进行全面清理，对现有资产进行重新估价，编制资产负债表和财产清单、债权清单、债务清单，通知所有债权人在规定期限内向清算机构申报债权，提出财产作价依据和债权、债务处理办法，做好国有资产的移交、接收、划转和管理工作，并妥善处理各项遗留问题。清算期间，未经清算机构同意，任何组织机构和个人不得处理医院财产。

医院财产包括宣布清算时的全部财产和清算期间取得的财产。

清算期间发生的财产盘盈、盘亏或变卖，无力归还的债务，无法收回的应收账款等按国有资产管理有关规定处理。

第六十四条　在宣布医院终止前六个月至宣布终止之日，下列行为无效：

（一）无偿转让财产。

（二）非正常压价处理财产。

（三）对原来没有财产担保的债务提供财产担保。

（四）对未到期的债务提前清偿。

（五）放弃应属于医院的债权。

第六十五条　医院撤销时清偿的顺序为：

（一）清算期间发生的费用。

（二）应付未付的医院职工的工资、社会保障费等。

（三）债权人的各项债务。

（四）剩余资产经主管部门和财政部门核准后并入接收单位或上交主管部门。

医院被清算财产不足以清偿的，应先按照规定支付清算期间发生的费用，再按照比例进行清偿。

第六十六条　医院清算完毕，清算机构应当提出清算报告，编制清算期间的收支报表，验证后，报送主管部门（或举办单位）和财政部门审查备案。

第六十七条　经国家有关部门批准宣布医院划转、合并、分立时，其资产按照国有资产管理规定处理。

第十四章　财务报告与分析

第六十八条　财务报告是指反映医院一定时期的财务状况和业务开展成果的总括性书面文件，包括资产负债表、收入支出总表、业务收入支出明细表、财政补助收支明细情况表、基本建设收入支出表、现金流量表、净资产变动表、有关附表、会计报表附注以及财务情况说明书。

财务情况说明书主要说明医院的业务开展情况、预算执行情况、财务收支状况、成本控制情况、负债管理情况、资产变动及利用情况、基本建设情况、绩效考评情况、对本期或下期财务状况发生重大影响的事项、专项资金的使用情况以及其他需要说明的事项。

第六十九条 医院应通过相关指标对医院财务状况进行分析,具体分析参考指标详见附2。

第七十条 医院应当按月度、季度、年度向主管部门(或举办单位)和财政部门报送财务报告。

医院年度财务报告应按规定经过注册会计师审计,具体办法另行规定。

第七十一条 医院在办理年度决算前,应对财产物资、债权、债务进行全面清查盘点,并编制盘存表,对盘盈、盘亏、报废、毁损等按本制度规定及时处理。

第十五章 财务监督

第七十二条 财务监督是根据国家有关法律、法规和财务规章制度,对医院的财务活动及相关经济活动所进行的监察和督促。

第七十三条 财务监督的主要内容包括:预算管理的监督、收入管理的监督、支出管理的监督、资产管理的监督和负债管理的监督等。

第七十四条 医院的财务机构履行财务监督职责。医院应当建立健全内部监督制度和经济责任制。

第七十五条 医院财务监督应当实行事前监督、事中监督、事后监督相结合,日常监督与专项检查相结合,接受财政、审计和主管部门(或举办单位)的监督。

第十六章 附 则

第七十六条 医院举办非独立法人分支机构的收支是医院财务收支的一部分,必须纳入医院财务统一管理。

第七十七条 医院必须在取得行医资格之日起 30 日内,持批准文件向主管部门(或举办单位)进行财务登记,并由主管部门(或举办单位)向财政部门备案。

第七十八条 医院基本建设投资财务管理除按照本制度执行外,还应执行国家基本建设投资方面的财务管理制度。

第七十九条 各省(自治区、直辖市)财政部门和主管部门可依照本制度,结合本地实际情况,制定具体实施办法,并报财政部、卫生部备案。

第八十条 本制度由财政部、卫生部负责解释。

第八十一条 企业事业组织、社会团体及其他社会组织举办的非营利性医院可参照本制度执行。

第八十二条 本制度自 2011 年 7 月 1 日起在公立医院改革国家联系试点城市执行,自 2012 年 1 月 1 日起在全国执行。1998 年 11 月 17 日财政部、卫生部发布的《医院财务制度》(财社字[1998]148 号)同时废止。

附录二　医院药品收支两条线管理暂行办法

为了控制药品费用不合理增长，促进医院合理用药，根据国务院办公厅转发国务院体改办等八部门《关于城镇医药卫生体制改革的指导意见》（国办发〔2000〕16号）对医院药品收入实行收支两条线管理的有关精神，制定本办法。

一、县及县以上公立非营利性医院（以下简称医院）执行本办法。

农村卫生院、民办非营利医院和只经销由省级卫生、药品监管部门审定的常用和急救用药的社区卫生服务组织、诊所以及药品收入占医院业务收入比例在30％以下的医院不执行本办法。

二、医院要严格执行《医院财务制度》、《医院会计制度》。对医疗收支、药品收支进行分开核算。医院要在严格界定各项业务收入性质基础上，分别将各项业务收入计入医疗收入和药品收入科目中。医疗服务和药品经销的各项直接费用，要分别列入医疗支出和药品支出。医院的管理费用，要按制度的规定合理摊入医疗成本和药品成本。要依据有关规定严格控制费用支出，严禁乱摊费用、扩大成本。卫生行政部门要加强对医院成本核算管理的监督检查。

三、医院药品收入扣除药品支出后的纯收入即药品收支结余，实行收支两条线管理。医院药品收支结余上交卫生行政部门，统一缴存财政社会保障基金专户，经考核后，统筹安排，合理返还。

四、卫生行政部门根据医院上报的会计报表核定医院药品收支结余上交金额。具体核定方法，可按医院的功能及用药特点进行分类，分别计算平均药品收支结余率，确定药品收入上交比例，并据以核定各医院的药品收支结余上交金额；也可按各医院实际药品收支结余核定上交金额。

五、卫生行政部门集中的药品收支结余资金，主要用于弥补医院的医疗成本和发展建设，也可根据需要用于社区卫生服务和预防保健事业。在核定返还金额时，应考虑中医医院、民族医院和部分专科医院的特点，给予照顾，具体办法由各地自定。

用于弥补医疗成本的资金总额，按不同类别医院的医疗收入、离退休人员经费（由财政补助的）减医疗支出确定。可以根据不同类别医院的平均医疗收支亏损率分别测算确定统一的医疗收入返还比例，也可以根据不同类别医院的业务工作量分别测算确定统一的单位业务量返还定额，结合考核情况核定各医院的返还金额。考核的主要依据是医院会计报表和相关资料。考核的主要内容是医院药品收入占业务收入比重、平均门诊人次费用、平均住院床日费用等。卫生行政部门要制定具体考核办法，并按药品收支两条线管理范围对医院进行考核。

用于医院发展建设的资金实行项目管理，要按照区域卫生规划的要求，充分考虑区域内不同类别、级别医院的功能、学科发展和技术进步等因素，通过立项论证等与财政专项补助统筹安排。

用于社区卫生服务和预防保健事业的资金可按不超过弥补医疗成本后的药品收支结余的 10％提取，并实行项目管理。

六、医院药品收支结余按季上交。用于弥补医疗成本的资金按季返还，用于医院发展建设和社区卫生、预防保健的资金，按项目支出的实际需要，一次或分次核拨。

上报医院季度会计报表、核定下达上交金额、上交药品收支结余、缴存财政专户、返还医院等具体工作时间由卫生行政部门与财政部门协商按高效、及时的原则确定。

七、卫生部门、工业及其他部门医院以及军队、武警医院对社会开放部分的药品收支结余按财务隶属关系与属地管理相结合的原则进行管理，具体管理方式由省级卫生、财政部门按照区域卫生规划原则与有关部门协商确定。

卫生部、国家中医药管理局、教育部所属在京医院的药品收支结余按财务隶属关系管理；所属京外医院委托医院所在地的卫生、财政部门管理，与当地医院统一考核，资金统一管理。上交的药品收支结余资金除按地方规定提取用于社区卫生服务和预防保健事业外，按第五条的原则全部返还上述医院。

卫生、财政部门在安排委托管理医院发展建设返还资金时，应征求医院上级卫生主管部门的意见，并将考核结果和资金分配情况及时报医院上级卫生行政主管部门备案。

八、药品收支结余的会计处理。医院上交药品收支结余时，借记"结余分配—待分配结余"科目，贷记"银行存款"科目。收到返还款时，按用途分别核算：用于弥补医疗成本，借记"银行存款"科目，贷记"结余分配—待分配结余"科目；用于医院发展建设，借记"银行存款"科目，贷记"专用基金"科目。

九、医院必须按规定的时间上交药品收支结余，逾期不交的按违反财政纪律论处。集中的药品收支结余资金应全部用于卫生事业，任何部门不得以任何理由截留或挪作他用，也不得抵顶和减少预算拨款。卫生、财政部门应按规定及时返还，无故拖延返还时间的，追究有关人员的责任。

十、本办法自 2000 年 7 月 1 日起执行。卫生部、财政部原印发的《医疗机构"医药分开核算、分别管理"暂行办法》（卫规财发〔1999〕552 号）同时废止。

本办法由卫生部、财政部负责解释。

附录三　货币时间价值系数表

附录 3.1　复利终值系数表

$n\backslash i(\%)$	1	2	3	4	5	6	7	8	9	10	11
1······	1.010	1.020	1.030	1.040	1.050	1.060	1.070	1.080	1.090	1.100	1.110
2······	1.020	1.040	1.061	1.082	1.103	1.124	1.145	1.166	1.188	1.210	1.232
3······	1.030	1.061	1.093	1.125	1.158	1.191	1.225	1.260	1.295	1.331	1.368
4······	1.041	1.082	1.126	1.170	1.216	1.262	1.311	1.360	1.412	1.464	1.518
5······	1.051	1.104	1.159	1.217	1.276	1.338	1.403	1.469	1.539	1.611	1.685
6······	1.062	1.126	1.194	1.265	1.340	1.419	1.501	1.587	1.677	1.772	1.870
7······	1.072	1.149	1.230	1.316	1.407	1.504	1.606	1.714	1.828	1.949	2.076
8······	1.083	1.172	1.267	1.369	1.477	1.594	1.718	1.851	1.993	2.144	2.305
9······	1.094	1.195	1.305	1.423	1.551	1.689	1.838	1.999	2.172	2.358	2.558
10······	1.105	1.219	1.344	1.480	1.629	1.791	1.967	2.159	2.367	2.594	2.839
11······	1.116	1.243	1.384	1.539	1.710	1.898	2.105	2.332	2.580	2.853	3.152
12······	1.127	1.268	1.426	1.601	1.796	2.012	2.252	2.518	2.813	3.138	3.498
13······	1.138	1.294	1.469	1.665	1.886	2.133	2.410	2.720	3.066	3.452	3.883
14······	1.149	1.319	1.513	1.732	1.980	2.261	2.579	2.937	3.342	3.797	4.310
15······	1.161	1.346	1.558	1.801	2.079	2.397	2.759	3.172	3.642	4.177	4.785
16······	1.173	1.373	1.605	1.873	2.183	2.540	2.952	3.426	3.970	4.595	5.311
17······	1.184	1.400	1.653	1.948	2.292	2.693	3.159	3.700	4.328	5.054	5.895
18······	1.196	1.428	1.702	2.206	2.407	2.854	3.380	3.996	4.717	5.560	6.544
19······	1.208	1.457	1.754	2.107	2.527	3.026	3.617	4.316	5.142	6.116	7.263
20······	1.220	1.486	1.806	2.191	2.653	3.207	3.870	4.661	5.604	6.727	8.062
25······	1.282	1.641	2.094	2.666	3.386	4.292	5.427	6.848	8.623	10.835	13.585
30······	1.348	1.811	2.427	3.243	4.322	5.743	7.612	10.063	13.268	17.449	22.892
40······	1.489	2.208	3.262	4.801	7.040	10.286	14.974	21.725	31.409	45.259	65.001
50······	1.645	2.692	4.384	7.107	11.467	18.420	29.457	46.902	74.358	117.39	184.57

$n\backslash i$（%）	12	13	14	15	16	17	18	19	20	25	30
1……	1.120	1.130	1.140	1.150	1.160	1.170	1.180	1.190	1.200	1.250	1.300
2……	1.254	1.277	1.300	1.323	1.346	1.369	1.392	1.416	1.440	1.563	1.690
3……	1.405	1.443	1.482	1.521	1.561	1.602	1.643	1.685	1.728	1.953	2.197
4……	1.574	1.630	1.689	1.749	1.811	1.874	1.939	2.005	2.074	2.441	2.856
5……	1.762	1.842	1.925	2.011	2.100	2.192	2.288	2.386	2.488	3.052	3.713
6……	1.974	2.082	2.195	2.313	2.436	2.565	2.700	2.840	2.986	3.815	4.827
7……	2.211	2.353	2.502	2.660	2.826	3.001	3.185	3.379	3.583	4.768	6.276
8……	2.476	2.658	2.853	3.059	3.278	3.511	3.759	4.021	4.300	5.960	8.157
9……	2.773	3.004	3.252	3.518	3.803	4.108	4.435	4.785	5.160	7.451	10.604
10……	3.106	3.395	3.707	4.046	4.411	4.807	5.234	5.696	6.192	9.313	13.786
11……	3.479	3.836	4.226	4.652	5.117	5.624	6.176	6.777	7.430	11.642	17.922
12……	3.896	4.335	4.818	5.350	5.936	6.580	7.288	8.064	8.916	14.552	23.298
13……	4.363	4.898	5.492	6.153	6.886	7.699	8.599	9.596	10.699	18.190	30.288
14……	4.887	5.535	6.261	7.076	7.988	9.007	10.147	11.420	12.839	22.737	39.374
15……	5.474	6.254	7.138	8.137	9.266	10.539	11.974	13.590	15.407	28.422	51.186
16……	6.130	7.067	8.137	9.358	10.748	12.330	14.129	16.172	18.488	35.527	66.542
17……	6.866	7.986	9.276	10.761	12.468	14.426	16.672	19.244	22.186	44.409	86.504
18……	7.690	9.024	10.575	12.375	14.463	16.879	19.673	22.091	26.623	55.511	112.46
19……	8.613	10.197	12.056	14.232	16.777	19.748	23.214	27.252	31.948	69.389	146.19
20……	9.646	11.523	13.743	16.367	19.461	23.106	27.393	32.429	38.338	86.736	190.05
25……	17.000	21.231	26.462	32.919	40.874	50.658	62.669	77.388	95.396	264.70	705.64
30……	29.960	39.116	50.950	66.212	85.850	111.07	143.37	184.68	237.38	807.79	2620.0
40……	93.051	132.78	188.88	267.86	378.72	533.87	750.38	1051.7	1469.8	7523.2	36119
50……	289.00	450.74	700.23	1083.7	1670.7	2566.2	3927.4	5988.9	9100.4	70065	497929

附录 3.2　复利现值系数表

n\i(%)	1	2	3	4	5	6	7	8	9	10	11	12
1……	0.990	0.980	0.971	0.962	0.952	0.943	0.935	0.926	0.917	0.909	0.901	0.893
2……	0.980	0.961	0.943	0.925	0.907	0.890	0.873	0.857	0.842	0.826	0.812	0.797
3……	0.971	0.942	0.915	0.889	0.864	0.840	0.816	0.794	0.772	0.751	0.731	0.712
4……	0.961	0.924	0.888	0.855	0.823	0.792	0.763	0.735	0.708	0.683	0.659	0.636
5……	0.951	0.906	0.863	0.822	0.784	0.747	0.713	0.681	0.650	0.621	0.593	0.567
6……	0.942	0.888	0.837	0.790	0.746	0.705	0.666	0.630	0.596	0.564	0.535	0.507
7……	0.933	0.871	0.813	0.760	0.711	0.665	0.623	0.583	0.547	0.513	0.482	0.452
8……	0.923	0.853	0.789	0.731	0.677	0.627	0.582	0.540	0.502	0.467	0.434	0.404
9……	0.914	0.837	0.766	0.703	0.645	0.592	0.544	0.500	0.460	0.424	0.391	0.361
10……	0.905	0.820	0.744	0.676	0.614	0.558	0.508	0.463	0.422	0.386	0.352	0.322
11……	0.896	0.804	0.722	0.650	0.585	0.527	0.475	0.429	0.388	0.350	0.317	0.287
12……	0.887	0.788	0.701	0.625	0.557	0.497	0.444	0.397	0.356	0.319	0.286	0.257
13……	0.879	0.773	0.681	0.601	0.530	0.469	0.415	0.368	0.326	0.290	0.258	0.229
14……	0.870	0.758	0.661	0.577	0.505	0.442	0.388	0.340	0.299	0.263	0.232	0.205
15……	0.861	0.743	0.642	0.555	0.481	0.417	0.362	0.315	0.275	0.239	0.209	0.183
16……	0.853	0.728	0.623	0.534	0.458	0.394	0.339	0.292	0.252	0.218	0.188	0.163
17……	0.844	0.714	0.605	0.513	0.436	0.371	0.317	0.270	0.231	0.198	0.170	0.146
18……	0.836	0.700	0.587	0.494	0.416	0.350	0.296	0.250	0.212	0.180	0.153	0.130
19……	0.828	0.686	0.570	0.475	0.396	0.331	0.277	0.232	0.194	0.164	0.138	0.116
20……	0.820	0.673	0.554	0.456	0.377	0.312	0.258	0.215	0.178	0.149	0.124	0.104
25……	0.780	0.610	0.478	0.375	0.295	0.223	0.184	0.146	0.116	0.092	0.074	0.059
30……	0.742	0.552	0.412	0.308	0.231	0.174	0.131	0.099	0.075	0.057	0.044	0.033
40……	0.672	0.453	0.307	0.208	0.142	0.097	0.067	0.046	0.032	0.022	0.015	0.011
50……	0.608	0.372	0.228	0.141	0.087	0.054	0.034	0.021	0.013	0.009	0.005	0.003

$n\backslash i(\%)$	13	14	15	16	17	18	19	20	25	30	35
1……	0.885	0.877	0.870	0.862	0.855	0.847	0.840	0.833	0.800	0.769	0.741
2……	0.783	0.769	0.756	0.743	0.731	0.718	0.706	0.694	0.640	0.592	0.549
3……	0.693	0.675	0.658	0.641	0.624	0.609	0.593	0.579	0.512	0.455	0.406
4……	0.613	0.592	0.572	0.552	0.534	0.516	0.499	0.482	0.410	0.350	0.301
5……	0.543	0.519	0.497	0.476	0.456	0.437	0.419	0.402	0.320	0.269	0.223
6……	0.480	0.456	0.432	0.410	0.390	0.370	0.352	0.335	0.262	0.207	0.165
7……	0.425	0.400	0.376	0.354	0.333	0.314	0.296	0.279	0.210	0.159	0.122
8……	0.376	0.351	0.327	0.305	0.285	0.266	0.249	0.233	0.168	0.123	0.091
9……	0.333	0.300	0.284	0.263	0.243	0.225	0.209	0.194	0.134	0.094	0.067
10……	0.295	0.270	0.247	0.227	0.208	0.191	0.176	0.162	0.107	0.073	0.050
11……	0.261	0.237	0.215	0.195	0.178	0.162	0.148	0.135	0.086	0.056	0.037
12……	0.231	0.208	0.187	0.168	0.152	0.137	0.124	0.112	0.069	0.043	0.027
13……	0.204	0.182	0.163	0.145	0.130	0.116	0.104	0.093	0.055	0.033	0.020
14……	0.181	0.160	0.141	0.125	0.111	0.099	0.088	0.078	0.044	0.025	0.015
15……	0.160	0.140	0.123	0.108	0.095	0.084	0.074	0.065	0.035	0.020	0.011
16……	0.141	0.123	0.107	0.093	0.081	0.071	0.062	0.054	0.028	0.015	0.008
17……	0.125	0.108	0.093	0.080	0.069	0.060	0.052	0.045	0.023	0.012	0.006
18……	0.111	0.095	0.081	0.069	0.059	0.051	0.044	0.038	0.018	0.009	0.005
19……	0.098	0.083	0.070	0.060	0.051	0.043	0.037	0.031	0.014	0.007	0.003
20……	0.087	0.073	0.061	0.051	0.043	0.037	0.031	0.026	0.012	0.005	0.002
25……	0.047	0.038	0.030	0.024	0.020	0.016	0.013	0.010	0.004	0.001	0.001
30……	0.026	0.020	0.015	0.012	0.009	0.007	0.005	0.004	0.001	0	0
40……	0.008	0.005	0.004	0.003	0.002	0.001	0.001	0.001	0	0	0
50……	0.002	0.001	0.001	0.001	0	0	0	0	0	0	0

附录 3.3　年金终值系数表

n\i（%）	1	2	3	4	5	6	7	8	9	10	11
1……	1.000	1.000	1.000	1.000	1.000	1.000	1.000	1.000	1.000	1.000	1.000
2……	2.010	2.020	2.030	2.040	2.050	2.060	2.070	2.080	2.090	2.100	2.110
3……	3.030	3.060	3.091	3.122	3.153	3.184	3.215	3.246	3.278	3.310	3.342
4……	4.060	4.122	4.184	4.246	4.310	4.375	4.440	4.506	4.573	4.641	4.710
5……	5.101	5.204	5.309	5.416	5.526	5.637	5.751	5.867	5.985	6.105	6.228
6……	6.152	6.308	6.468	6.633	6.802	6.975	7.153	7.336	7.523	7.716	7.913
7……	7.214	7.434	7.662	7.898	8.142	8.394	8.654	8.923	9.200	9.487	9.783
8……	8.286	8.583	8.892	9.214	9.549	9.897	10.260	10.637	11.028	11.436	11.859
9……	9.369	9.755	10.159	10.583	11.027	11.491	11.978	12.488	13.021	13.579	14.164
10……	10.462	10.950	11.464	12.006	12.578	13.181	13.816	14.487	15.193	15.937	16.722
11……	11.567	12.169	12.808	13.486	14.207	14.972	15.784	16.645	17.560	18.531	19.561
12……	12.683	13.412	14.192	15.026	15.917	16.870	17.888	18.977	20.141	21.384	22.713
13……	13.809	14.680	15.618	16.627	17.713	18.882	20.141	21.495	22.953	24.523	26.212
14……	14.947	15.974	17.086	18.292	19.599	21.015	22.550	24.215	26.019	27.975	30.095
15……	16.097	17.293	18.599	20.024	21.579	23.276	25.129	27.152	29.361	31.772	34.405
16……	17.258	18.639	20.157	21.825	23.657	25.673	27.888	30.324	33.003	35.950	39.190
17……	18.430	20.012	21.762	23.698	25.840	28.213	30.840	33.750	36.974	40.545	44.501
18……	19.615	21.412	23.414	25.645	28.132	30.906	33.999	37.450	41.301	45.599	50.396
19……	20.811	22.841	25.117	27.671	30.539	33.760	37.379	41.446	46.018	51.159	56.939
20……	22.019	24.297	26.870	29.778	33.066	36.786	40.995	45.762	51.160	52.275	64.203
25……	28.243	32.030	36.459	41.646	47.727	54.865	63.249	73.106	84.701	98.347	114.41
30……	34.785	40.588	47.575	56.085	66.439	79.058	94.461	113.28	136.31	164.49	199.02
40……	48.886	60.402	75.401	95.026	120.80	154.76	199.64	259.06	337.89	442.59	581.83
50……	64.463	84.579	112.80	152.67	209.35	290.34	406.53	573.77	815.08	1163.9	1668.8

$n\backslash i(\%)$	12	13	14	15	16	17	18	19	20	25	30
1……	1.000	1.000	1.000	1.000	1.000	1.000	1.000	1.000	1.000	1.000	1.000
2……	2.120	2.130	2.140	2.150	2.160	2.170	2.180	2.190	2.200	2.250	2.300
3……	3.374	3.407	3.440	3.473	3.506	3.539	3.572	3.606	3.640	3.813	3.990
4……	4.779	4.850	4.921	4.993	5.066	5.141	5.215	5.291	5.368	5.766	6.187
5……	6.353	6.480	6.610	6.742	6.877	7.014	7.154	7.297	7.442	8.207	9.043
6……	8.115	8.323	8.536	8.754	8.977	9.207	9.442	9.683	9.930	11.259	12.756
7……	10.089	10.405	10.730	11.067	11.414	11.772	12.142	12.523	12.916	15.073	17.583
8……	12.300	12.757	13.233	13.727	14.240	14.773	15.327	15.902	16.499	19.842	23.858
9……	14.776	15.416	16.085	16.786	17.519	18.285	19.086	19.923	20.799	25.802	32.015
10……	17.549	18.420	19.337	20.304	21.321	22.393	23.521	24.701	25.959	33.253	42.619
11……	20.655	21.814	23.045	24.349	25.733	27.200	28.755	30.404	32.150	42.566	56.405
12……	24.133	25.650	27.271	29.002	30.850	32.824	34.931	37.180	39.581	54.208	74.327
13……	28.029	29.985	32.089	34.352	36.786	39.404	42.219	45.244	48.497	68.760	97.625
14……	32.393	34.883	37.581	40.505	43.672	47.103	50.818	54.841	59.196	86.949	127.91
15……	37.280	40.417	43.842	47.580	51.660	56.110	60.965	66.261	72.035	109.69	167.29
16……	42.753	46.672	50.980	55.717	60.925	66.649	72.939	79.850	87.442	138.11	218.47
17……	48.884	53.739	59.118	65.075	71.673	78.979	87.068	96.022	105.93	173.64	285.01
18……	55.750	61.725	68.394	75.836	84.141	93.406	103.74	115.27	128.12	218.05	371.52
19……	63.440	70.749	78.969	88.212	98.603	110.29	123.41	138.17	154.74	273.56	483.97
20……	72.052	80.947	91.025	102.44	115.38	130.03	146.63	165.42	186.69	342.95	630.17
25……	133.33	155.62	181.87	212.79	249.21	292.11	342.60	402.04	471.98	1054.8	2348.8
30……	241.33	293.20	356.79	434.75	530.31	647.44	790.95	966.70	1181.9	3227.2	8730.0
40……	767.09	1013.7	1342.0	1779.1	2360.8	3134.5	4163.21	5519.8	7343.9	30089	120393
50……	2400.0	3459.5	4994.5	7217.7	10436	15090	21813	31515	45497	280256	165976

附录 3.4 年金现值系数表

$n\backslash i(\%)$	1	2	3	4	5	6	7	8	9	10	11	12
1······	0.990	0.980	0.971	0.962	0.952	0.943	0.935	0.926	0.917	0.909	0.901	0.893
2······	1.970	1.942	1.913	1.886	1.859	1.833	1.808	1.783	1.759	1.736	1.713	1.690
3······	2.941	2.884	2.829	2.775	2.723	2.673	2.624	2.577	2.531	2.487	2.444	2.402
4······	3.902	3.808	3.717	3.630	3.546	3.465	3.387	3.312	3.240	3.170	3.102	3.037
5······	4.853	4.713	4.580	4.452	4.329	4.212	4.100	3.993	3.890	3.791	3.696	3.605
6······	5.795	5.601	5.417	5.242	5.076	4.917	4.767	4.623	4.486	4.355	4.231	4.111
7······	6.728	6.472	6.230	6.002	5.786	5.582	5.389	5.206	5.033	4.868	4.712	4.564
8······	7.652	7.325	7.020	6.733	6.463	6.210	5.971	5.747	5.535	5.335	5.146	4.968
9······	8.566	8.162	7.786	7.435	7.108	6.802	6.515	6.247	5.995	5.759	5.537	5.328
10······	9.471	8.983	8.530	8.111	7.722	7.360	7.024	6.710	6.418	6.145	5.889	5.650
11······	10.368	9.787	9.253	8.760	8.306	7.887	7.499	7.139	6.805	6.495	6.207	5.938
12······	11.255	10.575	9.954	9.385	8.863	8.384	7.943	7.536	7.161	6.814	6.492	6.194
13······	12.134	11.348	10.635	9.986	9.394	8.853	8.358	7.904	7.487	7.103	6.750	6.424
14······	13.004	12.106	11.296	10.563	9.899	9.295	8.745	8.244	7.786	7.367	6.982	6.628
15······	13.865	12.849	11.938	11.118	10.380	9.712	9.108	8.559	8.061	7.606	7.191	6.811
16······	14.718	13.578	12.561	11.652	10.838	10.106	9.447	8.851	8.313	7.824	7.379	6.974
17······	15.562	14.292	13.166	12.166	11.274	10.477	9.763	9.122	8.544	8.022	7.549	7.102
18······	16.398	14.992	13.754	12.659	11.690	10.828	10.059	9.372	8.756	8.201	7.702	7.250
19······	17.226	15.678	14.324	13.134	12.085	11.158	10.336	9.604	8.950	8.365	7.839	7.366
20······	18.046	16.351	14.877	13.590	12.462	11.470	10.594	9.818	9.129	8.514	7.963	7.469
25······	22.023	19.523	17.413	15.622	14.094	12.783	11.654	10.675	9.823	9.077	8.422	7.843
30······	25.808	22.396	19.600	17.292	15.372	13.765	12.409	11.258	10.274	9.427	8.694	8.055
40······	32.835	27.355	23.115	19.793	17.159	15.046	13.332	11.925	10.757	9.779	8.951	8.244
50······	39.196	31.424	25.730	21.482	18.256	15.762	13.801	12.233	10.962	9.915	9.042	8.304

$n\backslash i$（%）	13	14	15	16	17	18	19	20	25	30	35	40
1……	0.885	0.877	0.870	0.862	0.855	0.847	0.840	0.833	0.800	0.769	0.741	0.714
2……	1.668	1.647	1.626	1.605	1.585	1.566	1.547	1.528	1.440	1.361	1.289	1.224
3……	2.361	2.322	2.283	2.246	2.210	2.174	2.140	2.106	1.952	1.816	1.696	1.589
4……	2.974	2.914	2.855	2.798	2.743	2.690	2.639	2.589	2.362	2.166	1.997	1.849
5……	3.517	3.433	3.352	3.274	3.199	3.127	3.058	2.991	2.689	2.436	2.220	2.035
6……	3.998	3.889	3.784	3.685	3.589	3.498	3.410	3.326	2.951	2.643	2.385	2.168
7……	4.423	4.288	4.160	4.039	3.922	3.812	3.706	3.605	3.161	2.802	2.508	2.263
8……	4.799	4.639	4.487	4.344	4.207	4.078	3.954	3.837	3.329	2.925	2.598	2.331
9……	5.132	4.946	4.472	4.607	4.451	4.303	4.163	4.031	3.463	3.019	2.665	2.379
10……	5.426	5.216	5.019	4.833	4.659	4.494	4.339	4.192	3.571	3.092	2.715	2.414
11……	5.687	5.453	5.234	5.029	4.836	4.656	4.486	4.327	3.656	3.147	2.752	2.438
12……	5.918	5.660	5.421	5.197	4.988	4.793	4.611	4.439	3.725	3.190	2.779	2.456
13……	6.122	5.842	5.583	5.342	5.118	4.910	4.715	4.533	3.780	3.223	2.799	2.469
14……	6.302	6.002	5.724	5.468	5.229	5.008	4.802	4.611	3.824	3.249	2.814	2.478
15……	6.462	6.142	5.847	5.575	5.324	5.092	4.876	4.675	3.859	3.268	2.825	2.484
16……	6.604	6.265	5.954	5.668	5.405	5.162	4.938	4.730	3.887	3.283	2.834	2.489
17……	6.729	6.373	6.047	5.749	5.475	5.222	4.988	4.775	3.910	3.295	2.840	2.492
18……	6.840	6.467	6.128	5.818	5.534	5.273	5.033	4.812	3.928	3.304	2.844	2.494
19……	6.938	6.550	6.198	5.877	5.584	5.316	5.070	4.843	3.942	3.311	2.848	2.496
20……	7.025	6.623	6.259	5.929	5.628	5.353	5.101	4.870	3.954	3.316	2.850	2.497
25……	7.330	6.873	6.464	6.097	5.766	5.467	5.195	4.948	3.985	3.329	2.856	2.499
30……	7.496	7.003	6.566	6.177	5.829	5.517	5.235	4.979	3.995	3.332	2.857	2.500
40……	7.634	7.105	6.642	6.233	5.871	5.548	5.258	4.997	3.999	3.333	2.857	2.500
50……	7.675	7.133	6.661	6.246	5.880	5.554	5.262	4.999	4.000	3.333	2.857	2.500

参 考 文 献

1. 荆新,王化成,刘俊彦.财务管理学.北京:中国人民大学出版社,2002

2. 赵德武.财务管理.北京:高等教育出版社,2000

3. 王庆成,郭复初.财务管理学.北京:高等教育出版社,2000

4. 王玉春.财务管理.南京:南京大学出版社,2008

5. 财政部注册会计师考试委员会办公室.财务成本管理.北京:经济科学出版社,2008

6. 杜乐勋,郝秀兰,衷兴华.医院资本运营.北京:中国人民大学出版社,2007

7. 陈洁.医院管理学.北京:人民卫生出版社,2005

8. 申俊龙,汤少梁.新编医院管理教程.北京:科学出版社,2009

9. 许文新.金融市场学.上海:复旦大学出版社,2007

10. 周文贞,秦永方,王金秀.医院财务管理.北京:中国经济出版社,2001

11. 王善臻.非营利医疗机构财务会计.北京:中国财政经济出版社,2002

12. 孟杰.新编医院财务管理.上海:第二军医大学出版社,2002

13. 张先治.财务分析.大连:东北财经大学出版社,2008

14. 卫生部规划财务司.卫生事业财务管理.北京:中国财政经济出版社,2002

15. 中华人民共和国财政部社会保障司,卫生部财务司编.医院财务制度讲座.北京:中国财政经济出版社,1998

16. 中华人民共和国财政部社会保障司,卫生部财务司编.医院会计制度讲座.北京:中国财政经济出版社,1998

17. 张远妮,姜虹.广州市某三甲医院托管帮扶基层医院管理模式的实践与思考[J].医学与社会,2016(1):83—85.

18. 张山凤.新财会制度下我院成本核算的实践与启示[J].现代经济信息,2016(7):254—256.

19. 张利岩,郑艳芳,李超平,江峰,高歌,韩淑贞,宋慧娜,管晓萍.平衡计分卡在台湾医院中的应用[J].武警医学,2012(5):439—441.

20. 宋燕,卞鹰.公私合营模式在医疗领域中应用的探讨——以镜湖医院在澳门的发展为例[J].医学与哲学(A),2012(10):54—55.

21. 梁志强.公立医院的医院文化与医院商誉:案例分析[J].中国医院管理,2015(2):71—72.

22. 闫华,郝梅,刘帆,武亚琴,陈思宇,王力华,王杉.基于 HRP 构建医院固定资产全生命周期管理体系[J].中国医院管理,2015(4):53—55.

23. 林益群.非营利性医院集团的合并与托管研究——基于厦门大学附属第一医院的案例分析[J].财经界(学术版),2011(12):282—283.

24. 冯笑山,牛牧青.医院"1 院 n 区"总分管理模式研究——以河南科技大学第一附属医院为例[J].中小企业管理与科技(下旬刊),2013(2):45—48.

25. 韩萌萌.新医院会计制度改革对大型公立医院财务分析的影响研究[D].山东大学,2013.